本书作者自十六岁起拜师访道，跻身于中医行列。迄一九九三年先后从师十一位。诸师在医术上既有共通认识点，又各具独到之处。他们给予作者的不仅仅是孜孜不倦的教诲，而且将医术、医诀、验方、秘方，以及终身在握的爱籍毫无保留地传授给了作者，对作者的医术日益精进具有很大的帮助。为了感谢恩师的教诲，作者惟恐这十一位恩师的医疗经验、家传秘籍有所湮没，故将诸恩师传授的秘要予以编述，间或将师之所传予以论释发挥。为了纪念恩师，起书名为《十一师秘要》。

十一师秘要

【张大昌先生弟子个人专著】

赵俊欣 编著

张大昌先生有诗曰：『好持慈悲念，人我命总同；大怖无过死，最幸又重生；仁惠岂望报，福德性中隆；良医匹良相，勉尔为上工！』

——《赠小徒赵俊欣》

学苑出版社

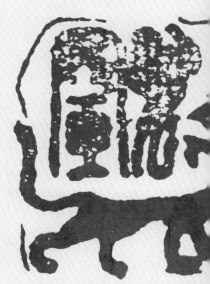

图书在版编目（CIP）数据

十一师秘要 / 赵俊欣编著. —北京：学苑出版社，
2008.7(2021.8 重印)
（张大昌先生弟子个人专著）
ISBN 978-7-5077-3100-2

Ⅰ. 十… Ⅱ. 赵… Ⅲ. 中医学临床-经验-中国-
现代 Ⅳ. R249.7

中国版本图书馆 CIP 数据核字(2008)第 095962 号

责任编辑：付国英
出版发行：学苑出版社
社 址：北京市丰台区南方庄 2 号院 1 号楼
邮政编码：100079
网 址：www.book001.com
电子信箱：xueyuanpress@163.com
电 话：010-67603091(总编室)、010-67601101(销售部)
印 刷 厂：北京市京宇印刷厂
开本尺寸：890×1240 1/32
印 张：10.75
字 数：259 千字
版 次：2009 年 8 月第 1 版第 1 次修订
印 次：2021 年 8 月第 10 次印刷
定 价：48.00 元

前　言

　　中医药学，历史悠久，源远流长，灿烂的光辉烁古耀今，这是古哲先贤历经数千年传承，撰以数万计著作，贡献给人类的巨大而宝贵的财富。我少年时期酷爱文学，自16岁跻身于中医行列，便与祖国医学产生了强烈共鸣。为了探索其中奥秘，寻求其中真谛，多年拜师访道，矢志不渝，迄1993年先后从师十一位。诸师在医学上既有共通认识点，又各具独到之处，如同朵朵奇葩，汇聚一处，便繁花似锦。他们给予了我深切的教诲，并将秘方验术、医诀医籍毫无保留地传授给我，照亮了我前进的征程。师恩难酬，兹将他们每人简历附志于此，以作为铭记。

　　张大昌（1926～1995），河北省威县人，1943年从医，1960年受聘为河北省《中医通讯》研究员，1979年执教于邢台医校。学究秦汉之奥，论倡由源及流，擅疗内伤杂病。

　　释圆通（约1910～?），河北省威县人，少入五台山为僧。"文化大革命"始，被逐归故里，不久潜入终南山一带独修。精医，善用单方，倡将方证辨证与法证辨证贯通运用。

　　释妙定（1951～　），河南省南阳人，1972年在桐柏山为僧，1987年住持河北威县普济寺，2000年于佛教名刹正定临济寺设立门诊部。曾遍历丛林，寻师访道，脉诊精湛。

释仁善（1923～　），山西省灵丘县人，曾执教于故里学校，1977年为僧，1990年住持河北威县开元寺。处方以谨细慎微见长。

陈心明（1953～　），湖北人，武当山道士，1981年在桐柏山从师郝道人学疡科，擅用升炼药。同释妙定为挚友。

释妙一（1920～　），山东省曲阜人，于五台山普化寺为僧，1985年住持河北省巨鹿县金阁寺。用方以方大药重见长。

邢桂林（1922～2001），河北省威县人，1940年从医，1967年中止医疗工作，1981年起到本县城关镇诊所工作。

刘振怀（1928～2002），河北省邱县人，1950年从医，1958年参加省中医培训班，1960年始工作于本县香城固医院，1993年调至县中医院工作。

王春堂（1929～2002），河北省威县人，1945年从医，1965年始工作于本县西中营合作医疗所，1981年到本县城关镇诊所工作。同刘振怀为挚友，两人俱擅长治疗外感急性热病。

周远（？～1996），在河北省安国一带行医，20世纪50年代公私合营后到国营医院工作，"文化大革命"期间受陷害被下放到河北省广宗县农村，"文革"后得到平反。

治学善将经方、时方以及单验方结合化裁运用。

赵真（1916～1998），河北省邢台市人，1940年从医。治学重客观实效，精腹诊术。

1996年，我应聘到北京同力医院工作。我的学术思想再次产生飞跃，由从前的纯中医之路转而走向中西医结合研究的道路。

当我即将跨上新的征程之时，唯恐前十一位恩师的医疗经验、家传秘籍有所湮没，于是发愤将诸师秘要予以编述，于一九九七年撰书一部曰《十一师秘要》，间或将诸师之所传予以论释发挥，以表我的心衷。

赵俊欣

目　　录

第一章　十一师秘方

第二章 辨证论治要旨

第三章　家传抄本

第四章　个人经验体会

第一章　十一师秘方

第一节　张师秘验方

一、治血崩秘方"石硷煎"

石硷煎方：石硷 15 克，黄酒 120 毫升，煎数沸，放温服下，出血即止。如果口服后身麻，勿惧，自愈。

中华民族是世界上有史记载且可考证的最古老的民族。南怀瑾先生谓其历史之悠久，据典籍所志可追溯到一百多万年之前。在漫长的岁月里，在寒来暑往的环境中，在源远流长的生活经验前提下，人们对天地间的各种各样、千奇百怪的植物、动物和矿物，接触由疏而密，运用由少到多，认识由浅及深，见解由微至著，由量变而质变，经验上升到理论，桑叶变为丝绸，沙中淘出黄金，日常蔬食可成为治疗疾病的良药，点滴经验的长期积累终于飞跃成为系统的中医药学术。这是中华民族为人类做出的伟大贡献。其中，蒿、蓼之类植物，自古至今一直为人们的蔬食用品，人们在食用过程中逐渐发现了它们的种种药效，如青蒿。

蒿无处不有，为菊科植物青蒿或黄花蒿的全草，含有苦味质、挥发油和青蒿碱、维生素 A。《诗经》谓之蒿，《神农本草经》谓之青蒿，又谓之草蒿、方溃，《蜀本草》谓之狐蒿，《履巉岩本草》谓之三庚草，《现代实用中药》称它做野兰蒿，《山东中药》叫它黑蒿，《闽东本草》叫它白染艮。青蒿其味苦微辛，性寒，无毒。它的药效，《本经》谓："主疗瘑痂痒，恶疮，杀虱，留热在骨节间，明目。"《唐·本草》谓："生捣敷金疮，大止血，生肉，止疼痛。"《日华子本草》谓："长毛发，发黑不老，兼去蒜发，心痛热黄，生捣汁服并敷之。"《生草药性备要》谓："治小儿食积，洗疥癞。"《圣惠方》谓："治聤耳脓血出不止，青蒿捣末，绵裹纳耳中。"《济急仙方》谓："治牙齿肿痛，青蒿一握，煎水漱之。"《补缺肘后方》谓："治蜂螫人，青蒿捣敷之。"《肘后方》谓："治金疮扑损，青蒿捣封之，又青蒿、麻叶、石灰等分，捣和晒干，临时为末搽之。"《重庆堂随笔》谓："为女子淋带，小儿疼痫痄𪘂神剂。"陶弘景说："草蒿，处处有之，即今青蒿，人亦取杂香菜食之。"《梦溪笔谈》载："蒿之类至多……蒿丛之间，时有一两株，迥然青色，土人谓之香蒿，茎叶与常蒿悉同，但常蒿色绿，而此蒿色青翠，一如松桧之色，至深秋，余蒿并黄，此蒿独青，气稍芬芳。恐古人所用，以此为胜。"现代医学试验证明，青蒿水浸剂在试管内对某些皮肤真菌有抑制作用。

　　再说蓼。《本草纲目》上有："蓼，《本经》中品"、"弘景：此类多人所食"、"时珍：古人种蓼为蔬，后世饮食不用，人亦不复栽，惟造酒曲者用其汁耳"等记述。通过陶氏"此类多人所食"之言，可知此蓼也是灰蓼之类。灰蓼的名称，首见于《雷公炮炙论》，《救荒本草》名之金锁天、灰蓼、水落藜，《野草谱》名之灰条，《本草纲目》名之灰涤菜，《医林纂要》名之灰蓊、灰苋，《草木便方》名之灰苋菜，《四川中草药志》名之灰灰菜，为蓼科植物小蓼的全草，3～4月采，鲜用或晒干，味甘，性平，无毒。其药效，《本草拾遗》谓："主恶疮，虫、蚕、蜘蛛等咬，捣碎和油敷之；亦可煮食；亦做浴汤，去疥癣风瘙；烧为灰，口含及内齿孔中，杀齿䘌甘疮；取灰三四度淋汁，蚀息肉，除白癜风，黑子面𪒟，箸肉作疮。子，炊为饭，香滑，杀三虫。"《圣济总录》谓："治紫癜风，灰蓼（不拘多少，烧灰，用纸衬淋取汁，炼令如膏约两匙许）、雄黄、丹砂、腻粉、麝香、虾蟆灰、石硫黄、矾石灰各一钱，上八味，将七味同研如粉，与炼了灰蓼浓汁捣煎如膏涂之，干即易，膏硬以醋润之。"

如前所述，蒿之与蓼，在古代乃是人们的日常蔬食，到后世，只在兵荒马乱或者风雨不调的年代，还是时时作为食品，后来在丰衣足食的和平年代里，也时时采之食之，以作为一种点缀丰馔美肴的野味，这种情景一直延及今日，确实别有一番风味。

人们很早即发现了蒿和蓼具有涤秽消毒的种种功能，早在唐宋之间，便运用当时先进的科学方法提取出其有效成分，精制成为结晶品，即"石硷"，从而更好地利用其功效。

就我个人所知，在19世纪中叶，我的少年时代，乡亲们还在把石硷作为常用的洗涤用品，而且在制作面点的时候，在里面放些许食碱，具有使面点松软、帮助消化、增进食欲、清洁肠胃的作用。所以，那时候，石硷这味药本是家家必备的日用品，但是大家想不到它经黄酒煎煮后服用，竟可迅止子宫大出血（即中医之"血崩"），可惜"百姓日用而不知"，今将此师传秘方开诚布公，也可谓来之于民而归之于民吧！

石硷，为灰硷之别名，又名食碱。《本草纲目》首录："时珍曰：状如石类硷，故亦得硷名。石硷，出山东济宁诸处。彼人采蒿蓼之属，开窖浸水，漉起晒干烧灰，以原水淋汁，每百引入粉面二三斤，久则凝淀如石，连汁货之四方，浣衣、发面，甚获利也。""又名石碱、花碱、水碱。"乃是从蒿、蓼类草灰中提取之碱汁，和以面粉，经加工而成的固体。味咸苦，性温。功能软坚、消积、杀虫，去湿热。可用于治疗目翳、积块、痈疽、瘰疬、噎膈、反胃、痣鼢、疣赘、痔核、虫牙痛等疾病。食碱主要含碳酸钾、碳酸钠等无机物质，又含淀粉及蛋白质等。

黄酒，由秫米酿成。秫米，又名糯秫、糯粟、黄米。古诗中有"春种一粒粟，秋收万颗子"之句，诗句中的粟即是秫米。现在的黄酒，有的是用粳米或者大米酿制而成，甚悖古人之制，用于治病恐难取得可靠疗效。秫米，为秫科植物粟的种子，主产于华北各地。味甘，性微寒，一谓性温，质稠黏，补气和血，健胃益脾，治胃气不和、夜不得眠，胃肠虚而久泻，崩漏下血。

我自少年时跟随名医张大昌先生学习，陪侍于张师的身边，日同食，夜共卧，3年未离师室。3年后，连着7载的冬季，也都是在张师家中度过的。师徒之义，父子之情，至今思之，潸然泪落。师有诗赠我，其一《赠小徒赵隆晞（隆晞，是张师赐我的入室名号）》曰：履履登门叩医仙，金录玉函信有缘；几世种下长命福，今生聆受无生诠；十句甘露总持义，九阶莲座品后先；欲入导师大誓海，一心称名不唐捐。其二《赠门人赵隆晞》曰：好持慈悲言，人我命总同；大怖无过死，最幸又重生；仁惠岂望报，福德性中隆；良医匹良将，勉尔为上工。字里行间，可看到张师他老人家对我的成长与处世的关怀。

一日夜半，师我同炕共卧，兴至难眠，师将这首治疗血崩的秘方口传给我，并且向我讲述了此方的来历。张师出生于官宦人家，诞生于武昌，故名大昌，自幼聪慧敏悟，琴棋书画无所不能，坟典传奇无所不读，一度皈依释门，法名唯静，精研佛法和医学，后矢志大乘，"小隐在山林，大隐在市朝"，返俗悬壶，活人为业。师善谈好交，广结众缘，凡三教九流辈往来游艺者不胜枚举。有一梨园艺人每与师相坐，话无不谈。艺人说，她在平乡（河北省的一个县）某村演出，适身恙漏下之疾（功能性子宫出血），正在台上，漏卒然作崩（阴道大出血），不得不停止演出，幸而这村中一独身老翁有秘方擅治崩症，于是向老翁求治，给药面一包，依法煎服后遂愈。一年后，在广宗（平乡县的一个邻县）演出，崩症复发，仓促之间，想到了老翁，于是速派其弟子某去平乡老翁处求药，弟子既至，见老翁蜷卧在炕上，奄奄一息状，老翁自叹："患痨（结核）病，久治不愈，看来就要见阎王爷去了。我独身一人，没有近亲，平时自恃有一秘方在身，胜过万贯家财，不愁吃喝，逍遥自在，不善跟穷街坊来往，弄得现在孤苦伶仃的。马上就要魂成清风肉变泥了，我还死藏着方子有啥用？也不给你药了，就把方子说给你，让你老师自己配制去用吧！"便将此方告与弟子，弟子返而告师，按方配制，服后即愈。艺人就把方子传给了张师。自此张师每遇崩症，用这张方子治疗，无不迅速得愈。诚如朱熹所道"向来枉费推移力，今日中流自在行"。

我的一位同学的姐姐漏下不已，渐成崩，在县人民医院输血，止血，治之，大出血不止，血脱欲死。急来寻我，为配成此药一剂。患者服下，出血随即停止，生命得救。真是"大怖无过死，最幸又重生"啊！这是我第一次用此方治此病。直到今天，同学谈到十几年前的这件事情还赞叹不已呢！今张师您已往生了，愿将这一功德，再次回向与您老人家！

另一例为我本家族中的一位嫂子，漏下，当时乡卫生院的几个医生诸术施尽，没有疗效，病情变重，渐成崩，正好我从张师处暂还家两日，就向我寻治，也为她配制石硴煎一剂，服后即愈。

我到今天只治疗过以上两例崩症患者，所以也只用过石硴煎方两次，虽然仅仅两例，但是两次用药都取得了可靠的迅速的治疗效果，且痊愈后没有一例复发。

希望同道们在今后的临床工作中验证此方的疗效，也希望制药界的人士将此方药予以试验，制作成剂，推广运用。

这首方子，自老翁到艺人再到张师，本来没有方剂名称，为便于叙述，我为它命名为"石硴煎"。方中石硴消积通瘀，黄酒质黏性敛，补益胃气，二者合用则通而不脱，收而不滞，宣敛并行，用于止崩乃百姓在生活实践中率真躬得。方剂天然自成，不假造作，如风吹水，自成文理，法尔自然，石硴煎即此类也。徐灵胎言"非此方不能治此病，非此药不能成此方"。于石碱煎的来历，可悟及古代经方之由来。又，卤碱，有时也被某些书籍、某些人称作石碱，但卤碱为氯化物类矿物，能够刺激肠壁，使肠液分泌增加而导致泻下，与我们石碱煎方中所用的这种运用蒿蓼类草灰制作而成的石碱不是一物，所以临床注意辨别使用。

二、治皮肤癌秘方"柏子壳散"

柏子壳散：柏子壳，不拘多少，焙，研为细面，每次取适量，以香油调敷患处，日一次。

张师说：从容（河北省威县一个村庄）一男，患皮癌于眉上，求治于乡野市井惘效。一天，一个赶驴车的搬运工人路途经过其栅门前，向他讨水喝，看见他的眉癌，说："你得的这病，是翻花疮，我给你说个方子吧！"即为说此方。患者依法用之，得到痊愈。

《本草别说》载言"以柏枝节烧油膏，敷恶疮（即皮肤癌）久不瘥，有虫者"。《本草纲目拾遗》云"治诸般癣，多年近日痛毒：生柏油一瓶，涂患处，后用年老枯桑柴火熏烤，待好即止"。《积德堂经验方》云"治黄水湿疮：真柏油二两，香油二两，熬稠搽之"。《圣惠方》云："（治）身面疣目，同松脂研匀涂之，数夕自失。"

至于柏子壳，古代的本草书籍，乃至近代的《中国药典》、《中药志》，俱未见录。其性味、功用、主治，据我个人的推测，大抵与柏脂（又叫做柏油）相同或相近。柏油味甘性平，清热解毒，祛腐敛疡，外用于治疗癣、疥、疮、丹毒等疾病。

柏，《本经》之上品。寇宗奭曰："登高望柏，千万株皆一一西向。盖此木至坚，不畏霜雪，得木之正气，他木不及。"《论语》："子曰，岁寒知松柏之后雕。"而柏子壳，乃柏实藏娇之处，故尤蕴柏木至正之气。常谚道："一正压一邪"，因而柏子壳可以用来治疗邪气酷聚的恶疮（皮肤癌）。此方，我虽然没有亲自运用过，但是想到张师生前所谈到的从容验案，想到张师谈到柏子壳眉飞色舞的情姿，其疗效，我是深信不疑的。说未曾用过此方，也并不是没有用过，给患者说了此方，人家嫌它太平淡了，不用。对这种平平淡淡的方剂，一如《老子》所叹："上士闻道，勤而行之；中士闻道，若存若亡；下士闻道，大笑之，不笑，不足以为道。"

司马光言："有兹事必有兹理！"古哲曰："虽小道必有可观者。"世界上，万事万物，都是有一定的条件和关系构成的。某些事情，虽然今天的科学一时还不能够阐明其原理，但来日或许可以予以昌明。扁鹊谓："人之所病，病疾多；医之所病，病道少。"对于这一类小小的单方，我们在今后确实有注重的必要。章太炎先生说过："不贵儒医，下问铃串。"乃是教导我们，对于医学这门应用技术科学，不应当效仿儒医（指过去日攻举子业，闲暇逞乐兼著医书的儒仕之辈）钻在象牙塔中凭空杜撰，而应当效法日夜同广大患者打成一片的临床工作者，注重实践运用。柏子壳散，即是来自基层群众的一张"铃串"方剂。

谈到治疗皮肤癌，附带说一下自己和其他老师治疗皮肤癌或其他种类癌瘤的经验。《周礼》曰："凡疗疡以五毒攻之。"东汉郑玄对此疏证说："止病，曰疗。攻，治也。五毒，五药之有毒者。今医方有五毒之药，做之合黄堥，置石髓、丹砂、雄黄、矾石、慈石其中，烧之三日三夜，其烟上著，以鸡羽扫取之，以注创，恶肉（肿瘤乎）败骨则尽出。"《图经本草》云："故翰林学士杨亿尝笔记直史馆杨嵎，有疡（肿瘤溃破，即中医古籍称之曰恶疮、翻花疮者之类乎）生于颊，人语之，依郑法合烧，药成，注之疮中，遂愈。信古方攻病之速也。"在当代的一些医学杂志中也见到用郑玄方治愈皮肤癌的报道。我故里一翁，唇生肿瘤，后溃烂，某市医院取病理组织检验诊断为皮肤癌，治之不效。返回家乡，我同我的另一位医学和佛学老师释妙定共筹治策，议用郑司农方治之，药制成，每日撒布药粉于疮中 0.1 克，烂肉数日脱尽，新肉自生，乃用牛黄、珍珠、血竭各等分做末以香油调抹新肉生处，以助其生肌并解毒，仅十余日，疮平疡敛而愈，一直到现在（1997 年）没有复发。

又，治疗颜面部位的皮肤癌用枯痔散也有效。枯痔散方：矾石 60 克、蟾酥 6 克、轻粉 12 克、砒石 30 克、天灵盖 12 克，五味烧二炷香（的时间），极末，（取适量）贴痔上（治皮肤癌则贴肿瘤上）即落。

又，我的另一位老师王春堂先生尝用《验方新编》上所载的降痛活命饮一方治好过数例鼻咽癌、口腔癌患者。降痛活命饮方：当归 25 克，黄芪、金银花各 15 克，甘草 10 克，黄酒煎浓汁温服。毒在上者加川芎 6 克；在中者加桔梗 6 克；在下者加牛膝 6 克。泄泻者，加苍术、白术各 6 克。呕吐恶心者，加陈皮、半夏各 3 克。不思饮食者，加白术 10 克，陈皮 3 克。气虚，加党参、黄芪各 15 克。阴疽（即肿瘤）肉白色淡，无论冬夏，加陈皮、麻黄各 1 克，肉桂、炮姜各 5 克（这一条切须著目，治肿毒，首要辨其属阳证或阴证，能够明辨而分别施治者，无偾事之虞，否则差之毫厘，谬之千里。经方药精效宏，但是人们很少能够正确运用，所以就不能够取得疗效，致使有人竟谓古方不能治今病。要知道，运用经方于临床，不可有丝毫浮泛不切之处，因为经方一药之变则方治迥异，脉腹略逆则方证随移，致使一部司命经典，曲高和寡，被大多数医家束之高阁，思之不胜感慨）。排脓，加白芷 5 克。欲破，加皂刺 5 克。

又，王师和我另一位恩师刘振怀先生一起偿用《三因极一病证方论》的控涎丹治好过一例色素细胞癌患者。控涎丹方：甘遂、大戟、白芥子各等量，研末，面糊为丸，每日服 1 克，姜汤送下。

又，曾目睹刘师用《伤寒杂病论》葛根汤治愈一例皮肤癌且已溃为翻花疮的患者。当时，刘师对患者予以诊察，发现脉浮紧，项背强，疮流脓水，于是疏方葛根汤（此时疮疡流脓水，举身上下内外没有津液枯燥的现象，所以未忌疮家不可发汗之说，故临证一定要知常达变，不然即落赵括谈兵之弊。然而此时，如果患者脉不浮紧而浮弱或弱，乃至身上汗出，或者其疮不流脓水而周身或身体中的一部有表现为枯燥状者，为营卫乖离，津液耗损，则葛根汤务必禁用，当更方与桂枝加葛根汤治之），服后3～5日，病情显著好转，共服药20余剂，愈。

又，师兄周连淼（师赐给他的入室名号为"隆普"）曾用仲景桃花汤治愈晚期直肠癌患者一例。

又，一妪，肝癌，患者是首都医科大学附属医院的医师，曾服过中药半枝莲、鳖甲、炮山甲、白花蛇舌草、蜈蚣、虎杖、丹参等等，也运用过现代医学的种种疗法，但是病情未见好转，反而与日加重。起初，只是乙型肝炎，十几年治疗不愈，后来怀疑已迁变为肝癌。到我诊治她的时候，已经由医大断定为肝癌。一望之下，瘦骨嶙峋，白发脱落，面色萎黄，皮肤晦暗。脉微细，胸胁胀满，右胁下痞硬，时饥而不能食，咽干口渴，惊悸忐忑，烦躁失眠。炎热的夏季，她的两只手却冰一样凉。对此，疏方柴胡桂枝干姜汤合理中汤加斑蝥0.03克。此后，我去海南岛，也记不清过去了几多光阴，忽然接到她的电话（她从另一个患者那里听到了我的情况，并且打听到了我的住地、电话）说："服用你的处方后，病情很快好转，一个月后如同换了一个人似的，5个月后再检查不出肝癌、肝炎了，直到现在还在坚持服用着呢！"哦，又是一次侥幸的收获吗？！

又，我曾治疗一例曾经西医治效，但一年多后又复发的子宫癌患者，望之面色、唇色苍白，形销骨立，脉关芤尺沉微，腹软弱，下腹触痛，以六君子汤合四物汤和右归丸料加半枝莲、三棱、莪术、五灵脂、蒲黄治之，服用半月大效，续服数十日痊愈。

上述纵然是侥幸之得，至少也可以多多少少的说明中医可治愈一些被现代医学宣布为不可救药的病人，所以不惜婆口，拈来供同道参考。从容治验方，原来本没有方剂名称，为了在这里记述的方便，我名之"柏子壳散"。

三、治慢性肾炎秘方"甜瓜子丸"

甜瓜子丸方：甜瓜子 500 克，二丑 30 克，香附子 300 克，茯苓 300 克，甘草 30 克，白芷 30 克。共为细末，以益母草膏适量调和药末，丸如枣大，每服 1 丸，日 3 服。

这是张师治疗慢性肾炎屡用屡验的秘方，一生只传了一个人——就是我，并嘱：慎勿外传。张师言下之意是传人要谨慎，以妨落入江湖骗子、游医、匪徒等不良之人的手中，致使仁术变做魔术，医事成为鬼事。所以，"慎传"，不是不可传，今拈出此方，让众尽知之后，则纵使那些招摇撞骗者，恃方欺世者得到它，也无以藏奸弄巧了。

河北省南宫市一位年轻妇人，患肾炎，经当地医院治疗几个月效果不佳。3 年来，又求治于省内外很多家医院，不愈。我诊之，脉不浮不数，面目下肢浮肿，面色苍白，腰酸痛，周身乏力。与甜瓜子丸，服一料，各种症状消失，尿蛋白消失。寻访 3 年，再没有复发。

山东省临清市一位女教师，患肾炎已数年，求治过很多地方，疗效不好。她的妹妹，因为我用苓桂味甘汤治好了其严重的神经衰弱，所以也介绍其姐来我这里诊治。患者脉沉，面目浮肿，手足厥冷，恶寒，腰酸痛而不耐久行久立久坐，乏力，面色晦如覆着尘埃。方值初秋，已穿上了过冬的衣服，两只手总是抄在衣服口袋里，只有在我为她诊脉的时候，才肯将手掏出来，才诊毕，便又瑟瑟然地装入口袋里去了。对此，与甜瓜子丸，兼服真武汤。半月后，复诊，一进诊室，就看到她面色变得有光泽，浮肿消失，目光有神，两只手露在外面。脉略有力，中寻即可以得到。效不更方，嘱继续服用。共服用 3 个月，尿蛋白转阴。寻访数载，没有复发。

多少年来，我运用甜瓜子丸治愈慢性肾炎病员有 32 人。我的经验，凡是慢性肾炎，用甜瓜子丸，无汗的患者，加白芷 100 克，服后辄愈。有汗的患者，兼服防己黄芪汤，服后辄愈。脉微弱或者沉迟、恶寒者，兼服真武汤则辄愈。如果患者脉不浮不沉，但用甜瓜子丸原方即可。张师治慢性肾炎，一般只用原方。

在张师生前，我问："此方能够治愈慢性肾炎，药理何在？"师说："慢性肾炎等多种脏腑炎症，为患既久，病灶则化脓成疡，故西医用抗菌剂等药物消炎徒劳。今方中甜瓜子、白芷排脓敛疡，生肌长肉，二丑利水消肿，益母草益气和血，交泰丹恢复肾功，七物合和，病去肾强，故于慢性肾炎可奏卓效焉。"

我长时期跟随张师。他临证处方，不拘一格，善用经方、偏方，疏方只是数味，而寓意隽永，奇正相生，美不胜收。一如王孟英赞《洄溪医案》："其穿穴膏肓，神施鬼设之伎，足以垂医鉴而活苍生。"这里拾起医案点滴，与大家共同来赏心悦目吧。

张某，头痛，阳痿，治疗半年不效，病情加重。求治于张师。师诊之，说："斯膀胱气化失司，利其下窍，宣畅经络即瘳矣。"处方：王不留 30 克（微妙），小茴香、甘草各 10 克，共末，每服一大捏，日 3 服，温水送下。患者一料药没有服完即愈。

贾某，面左侧痛，久治不效。师诊之，说："此小恙，局部浅表之络失畅耳。"以皂角、白芥子各 3 克，为末，用炼蜜调敷患处，痛如手拈而去。

河北省广宗县的一个妇人，妊娠，时发子痫，医院治疗无效，而且遍体浮肿，下肢如瘫如痿，不能行走。师谓："斯乃妊娠致地道下闭，血气上逆，故面赤如朱，痛，肿，瘫仆，降逆行血，有故无损。"疏桂茯丸方，3服即起，又3服病症悉瘳。

巨鹿一翁，恶寒，不食，夏月被袄。师曰："小便不利，阴气弥漫，利尿即是兴阳，不食岂宜行滞，消下适足益阴，益阴无异助邪，慎乎几微间也。"与五苓散治之旋瘳。

巨鹿一媪，饮食噎塞，时复呕哕。师曰："锅漏铁补。人老脏皱，补须同类。"令媪自觅猪食道一具，蚕帛一尺见方，俱于瓦上焙焦，末之服。速奏奇功。

高某的母亲，癌痛不止。师踏罡步，吸日光3口，诵咒书符，剑指触其疼痛部位，患者疼痛消失，呻吟立止。这是张师妙用《素问》移精变气之古法，取得的效果。近代的心理疗法、暗示疗法，与此道理大同小异。

一日，我随师去师邻村出诊。师入病人住室，凝视患者片刻，拽我而去。行到村外，师说："我正注视着病人，他的眼珠卒然变成深蓝色，乃速死之兆。"师刚说到这里，听到村中传来啼哭哀嚎之声。果如师言。

一少年，睾丸肿大，久治不愈，师疏方麦芽30克，水煎顿服。少年数服愈。我问师取效的原因，师对曰："男睾丸女乳腺，俱以通为用，经络郁乃肿大，二者可一理贯之。麦芽消疏乳腺之功卓，则消疏睾丸功亦卓焉。"

冬日，一男蜷缩在阳光里。师途经其地，见之，对他说："身拘拘然，感冒风寒尔。你不见田中吃麦苗之羊、马，皆通身热气蒸腾乎？俚语谓：'羊马比君子'，去采麦苗两把，煮汤热服，覆被取汗，必愈。"

夏天，一妇咽喉肿痛，面赤如火，滴水不能咽下。师以竹筷杵其鼻孔，令出血数杯。师拿西瓜让她吃，她认为吃不下，师说："吃吧，能吃得下。"果如师言。

　　一妇子宫脱垂，久服补中益气、升提举陷、强肾补血之药不应。师谓："口渴，下脱。口渴者，里热也。下脱者，下部迫急也。仲景曰：'热利下重。'热利者，肠中郁热也，下重者，下部迫急也。悟义达理，柳暗花明。"师疏白头翁汤方，患者服用仅数日，长年脱垂的子宫不觉间收入。我曾依据张师的这次经验，用白头翁汤治愈一例遍治不效的习惯性流产患者。

　　一儿百日咳，久治不效，病状殆危。师曰："咳阵作即已，此痉咳耳，以蜈蚣、天麻、天虫各10克末之，每服一捏，蜜水调抹其母乳头上，让儿吮之。"即愈。

　　有妇人和丈夫争吵后小便不下，下腹部胀满。师说："此气郁尔，郁者达之。"以皂角末搐入患者鼻孔中少量，妇人立刻喷嚏连连，涕泪俱出，尿不觉自下，衣裤湿透。

　　一翁痴呆，语无伦次，举止无常，西医诊断为脑萎缩。师曰："植物之中，其形肖脑者，其惟胡桃肉乎。"令患者家属日日让病人吃核桃仁，一年，志醒神明。张师善于格物致知，于此昭然可鉴。

　　甜瓜子丸，原来没有方剂名称，为了叙述上的方便，我名之曰"甜瓜子丸"。

四、治肠胃急症秘方"走马散"

　　走马散方：马粪30克（炒黑），研为细末，每次用热黄酒送服15克。不效，4小时后再服15克。

　　在跟随张师的岁月里，一天，河北省平乡县乞村有患者派家人请师往诊。师命我应诊。病者是一个50余岁的汉子，昨天晚上在县医院诊断为肠套叠，由于手术复杂，建议到邢台市医院治疗，但又说恐时间一久，患者有死于途中的危险。病人病已发作两天，腹中绞痛、胀满，欲吐不得吐，欲泻不得泻，痛苦而不敢用力挣扎，呻吟不已。我治之，先刺其少商、商阳、三里诸穴，无效；再于其曲泽、委中穴部位刺络放血，无效；复以大葱、生姜、白萝卜各一把，切碎，炒热，布包熨腹，亦无效；开走马汤，一时巴豆无处得。我一时间无奈，心情沉重，忽然想到张师偿传一方，用马粪一枚烧灰，温黄酒冲服，治疗干霍乱。此时患者肠套叠的症状，与中医干霍乱的症状同。立即以法制药，让患者服下，不到10分钟，肠鸣，矢气，上吐下泻，于是肠绞痛、肠胀满、欲呕不呕，欲泻不泻等各种急迫症状尽消。只一服，患者病愈。数日后，病人自己步行近百里到师门致谢。至今，其情其景历历在目。

通过这个病例，我认识到：中医治病取效虽然多赖于复方，但是单方也不可忽略。作为一个医疗工作者，一定要做到处方奇正不拘，大小不弃，凡有用于临床治疗的方法都应当博采广收。同时，还认识到：治疗疾病能否取得效果，关键在于对于病因单纯的疾病，对证下药；对于病情变化的疾病，随证治之；不可执一方一药。总之，一定要做到方与病、证相符合，才能够药到病除。所以治疗病因复杂、病情变化的疾病，要如孙子用兵，病无常势则治无常方，随机应变，而遣方施药，无往不适。所以治疗病因单一的、病情固定不变的疾病，要治以对症专方，如同一个神箭手，一矢中的。所以治疗疾病如同开锁，用巨斧劈之不开，以小小钥匙启之即开，又如同度岁，寒时披棉，热时减衣，湿则烘干，燥则膏润，岂可执一法而误性命，挟一方而灭魂魄。

此方可用于治疗：①霍乱；②干霍乱；③绞肠痧；④肠套叠；⑤肠梗阻；⑥肠痉挛等病症。方剂原来没有名称，因为具有走马汤一样的功效，并且为了在这里便于叙述，所以我名之曰“走马散”。

马粪，又叫做马通。李时珍说：“凡屎必达胴（胴，即广肠也）肠乃下也，故曰通。”《肘后备急方》载：“卒中恶死，吐利不止，马粪一丸，绞汁灌之，干者水煮汁亦可。”《本草纲目》治“绞肠痧痛欲死者，用马粪研汁饮之，立愈”。陈藏器用马粪“绞汁服，治产后诸血气，伤寒时疾，当吐下者"。《串雅内编》治"绞肠痧，马粪炒黑一两，入黄土一撮微炒，黄酒趁热服五钱，即痛去如失，非吐即泻，气一通辄定矣"。张师曾经用此方奏功，说与我，我用之复验，可证这个方剂颇有应用价值。

五、张师秘验方录要

（一）卒中风

1. 雄黄、硝石各 30 克，冰片、麝香各 3 克，头发炭 15 克，共为细末，打糊调和为丸，每服 3 克。

2. 柏叶 10 克，水煎服。

3. 足心呈紫黑色，挑破出血即好。

4. 生半夏、生南星等分，为末，吹入鼻中少许。

（二）半身不遂

1. 核桃仁捣烂如泥，蜂蜡，各 10 克，以热黄酒冲服。

2. 草乌头、木鳖子仁、白胶香、五灵脂各 100 克，当归 30 克，斑蝥去翅足（醋煮熟）15 克，共为细末，糊为丸，如鸡头大，每服 1 丸，酒磨下。

3. 黄芪 10 克，木耳 10 克，续断 15 克，全蝎 10 克，地龙 10 克，川芎 6 克，云母 12 克，杏仁 12 克（打如泥），土鳖虫 3 枚，天虫 10 克，蜈蚣 3 条，蝉蜕 3 克，壁虎 3 只（焙黄），水煎服。

4. 红花、天虫、白芍、甘草各 10 克，水煎服。

（三）口眼歪斜

1. 蜈蚣 3 条，柏白皮 30 克，防风 3 克，共为细末，水泛为丸，朱砂（研、水飞）为衣，每服枣大。

2. 全虫（酒洗，焙）、天虫、白附子各 25 克，共为细末，早晚各 3 克，黄酒调服。

（四）癫痫

1. 防风、天麻、天虫、白附子（面煨）各 30 克，全虫（炒）、木香各 15 克钱，牙皂 30 克（炒），南星 30 克，半夏 75 克，枯矾 15 克，白矾水、皂角水各等量浸一宿，捞出，为细末，姜汁打糊为丸，如梧子大，朱砂为衣，每服 70～80 丸，食后薄荷汤送下。气血虚者加入人参、当归各 30 克，有火者加黄芩、黄连各 30 克。

2. 赤石脂 30 克，活磁石 15 克，清半夏 12 克，朱砂 6 克，共为细末，每日早晚各服 3 克。

3. 全蝎、僵蚕、白附子、南星、朱砂、清半夏、蜈蚣、雄黄、皂角、白矾各等分，共为细末，水泛为丸，如绿豆大，每服 3 次。忌辛辣及油腻。

4. 朱砂 3 克，煤面 15 克，半夏 3 克，猪心 1 个（剖为 7 片），将前 3 物研细末，撒在每片猪心上，麦面做饼、包住、蒸熟，空心食之。1 次吃下。有恶心等副作用时，饮白开水即解。治口出涎沫症亦效。

5. 红萆麻根 60 克，鸡蛋 2 个（打壳裂纹），以水加醋适量煎之，蛋熟取出，每日吃此蛋 1 个。

（五）鸡爪风

鸡骨（打碎）不拘量，水煮服汤。

（六）摇头风

小柴胡汤加防风，水煎服。

（七）触电型癫痫

卜子 30 克，白胡椒 15 克，共为细末，每服 6 克。茶水送下不呕恶。

（八）破伤风

1. 防风、荆芥穗、丹皮、陈皮各 10 克，清水煎服。

2. 半夏、草乌、巴戟天各 3 克为末，每服 1 克。

3. 羊矢、杏仁各 7 枚，俱炒焦，共为细末，黄酒调，1 次服下。日可连服数付。

4. 线麻 10 克（焙），血余炭 10 克，山羊矢 7 枚（焙），棉花种子 1 岁 1 枚（炒），四味放木板上，以面杖擀之，但令向前，勿令后退，共为细末，白水送下，顿服，覆被令汗出。

5. 公鸡矢白 10 克（焙干），烧酒冲服。

6. 槐树皮 30 克，水煎服。

（九）疯狂

1. 苦参 30 克，水煎服。

2. 郁金、白矾、木香各等分，共为细末，水泛为丸，如绿豆大，每服 10 丸。

3. 朱砂、白矾、火硝、赭石各等分，共为细末，蒜膏为丸，如绿豆大，每服 30 丸，食后荆芥汤下，日 3 服。

（十）祟魅*

雄黄 10 克，雌黄 6 克，矾石、鬼箭羽各 3 克，羚羊角 6 克，捣为散，三角绛囊贮之。令其佩带。

---

* 祟魅，大致相当于今之癔病。

（十一）癫痫

干姜、五味子、桂枝、山药各 10 克，水煎服。

（十二）失眠

1. 酸枣树根、丹参各 30 克，水煎，临睡前服。
2. 秫米不拘量，水煎服。
3. 每晚睡前，服淡醋水 1 杯。
4. 茯神 15 克，生鸡子黄 1 枚，先将茯神煮好，少停，兑生鸡子黄搅匀，睡前以热汤洗足，后将药服下。
5. 半夏 15 克，红高粱米 30 克，栀子 10 克，豆豉 12 克，丹参 30 克，酸枣树根 30 克，水煎服。

（十三）心虚动惊不安

石膏（煅）30 克，赭石、肉桂、朱砂各 6 克，共为细末，每服 6 克，白糖水送下，日 2 服。

（十四）心动缓

鹿茸 30 克，酒 300 克，浸 7 日后，每服 1 杯，日 3 服。

（十五）心动速

苦参 15 克，水煎服。

（十六）长叹气

核桃（打）、藕头各数枚，水煎服。

（十七）梅核气*

五灵脂（姜汁炒）、甘草（烧酒炒），共为细末，每晨起涂掌心，徐徐舔服。

（十八）伤寒

1. 甘草6克，冰片12克，共为细末，男左女右，点两眼角。
2. 辛夷、薄荷冰、马勃各等分，共为细末，男左女右，搐鼻。
3. 水调芥子末，填脐内，汗出则愈。

（十九）瘟疫

1. 麻黄、桔梗、白芷、杏仁、石膏、葛根各10克，细罗茶15克，水煎服。
2. 苏叶、大青叶各30克，水煎服。

（二十）预防时疫

1. 牛蒡子10克，桔梗6克，薄荷4.5克，青黛4克，土贝10克，食盐1捏，共为细末，分3服，1日服完。连服3日。
2. 每值时疫，日用雄黄末，抹鼻中少许。
3. 罗麻果壳、紫苏各30克，公英、桑叶各15克，水煎服。
4. 艾叶、苍术、雄黄等分，研为细末，加香面适量，制作香，日燃之。

（二十二）无名高热

1. 疥蛤蟆胆3枚，取胆汁，凉开水送下，日1服。

---

* 中医之梅核气，相当于西医的咽喉神经官能症。

2. 石膏、地骨皮、生地各 30 克，水煎服。

（二十三）低热不退

白果仁 3 枚（打），温水送下，日 2 服。

（二十四）疟疾

1. 明矾 4.5 克，白胡椒 3 枚，发酵老面 3 克，共为细末，水和为丸，于疟发前 3 小时顿服之。

2. 樟脑、阿魏各 10 克，为细末，酒调为膏，贴脐上。并可治积痞、癥瘕。

3. 黄丹，大蒜汁和丸，每日清晨服小枣大 1 丸。

4. 白胡椒 1 枚，从中切开。在疟发前 1 时许，刺印堂穴微见血津，取一瓣胡椒断面紧扣住针刺处，胶布固定，疟不复发。

5. 青蒿面，临发 1 小时内，浓茶水调服 15 克。

（二十五）痄腮*

1. 葱汁调大黄末，抹患处。

2. 黄丹、雄黄、枯矾、冰片、朱砂各 3 克，为细末，蜜调抹。

（二十六）肺痨

1. 黄蜡、矾石各 30 克，雄黄 10 克，熔蜡，下白矾和雄黄末，丸如黄豆大，顿服，急嚼吃大葱数颗，则无呕恶。

2. 百合、白及各 6 克，猪肺 1 个，水炖烂，吃肺喝汤，分 3 天吃完。

3. 蛤粉 60 克（煅），白及 60 克，甘草 60 克（炒），青黛 30

---

* 中医之痄腮，相当于西医的腮腺炎。

克，红升丹1克，共为细末，每服1克，日3服，忌烟酒。此方用于吐脓血者。

4. 白及120克，炒甘草、牡蛎各60克，为末，水送服30克，日3服。

（二十七）瘰疬*

1. 泽漆100克，鸡蛋2枚，煮至蛋变酱油色，吃蛋。并治荨麻疹。

2. 蜈蚣、白芥子、全蝎等分，共为细末，夏枯草膏为丸，如大枣大，每服1丸，日3服。

（二十八）痢疾

1. 地锦草、马齿苋各30克，水煎服。

2. 豆豉30克，栀子20克，薤白30克，水煎分3服。

3. 陈白萝卜1个（切），焦山楂120克，红白糖各15克，水煎，分2服。

4. 苍术10克，大黄、乌头（制）、杏仁、羌活各3克，共为细末，每服4.5克，日2服。

5. 栀子、豆豉、枳实、大黄各10克，水煎服。

（二十九）泄泻

1. 枯矾、滑石各等分，共为细末，每服6克，日3服。

2. 老枣树皮30克，水煎服。

3. 山药不拘量，煮粥吃。

4. 巴豆、鳖子各15克（打碎），用香油30克炸枯，去滓，入黄蜡10克，冷为膏，摊布上贴脐。小儿尤宜。

---

* 中医之瘰疬，相当于西医的颈部结核等病症。

（三十）五更泄

1. 故纸（炒），为末，每空心服 10 克，日 3 次。并治肠息肉验。

2. 故纸（炒），15 克，薏米 30 克，共为细末，每服 10 克，日 3 服。

（三十一）暑日上吐下泻

大蒜 1 头，雄黄 4.5 克，共打如泥，温水送下。

（三十二）肝脾肿大

1. 栀子、杏仁、白胡椒、桃仁各 7 枚，芒硝 100 克，葱 1 头，蜜适量，白面看稀稠加，大枣 3 枚（去核），鸡蛋 1 枚（去黄用清），共捣膏，摊布上贴患部。

2. 甲珠、柴胡、白术各 10 克，水煎服。

（三十三）荨麻疹

1. 大蜂房 1 枚，生姜、红糖各 30 克，水煎服。

2. 苍术 15 克，焦山楂、浮萍草、杏仁各 10 克，水煎服。

3. 蜣螂 2 个（焙黄），为末，白水送下。

4. 麻黄加术汤。

（三十四）黄疸

1. 黑矾 120 克，核桃 7 枚（用仁），猪板油 120 克，大枣 8 枚（去皮、核），白面适量，共砸为丸，每丸重 12 克，每服 1 丸，日 3 服。

2. 青黛、明矾等分，为末，每日清晨鸡子清调服 3 克。

3. 土木贼 30 克，水煎服。

4. 茵陈、节节草各 10 克，白矾 3 克，水煎前 2 物，冲矾末服。

5. 甜瓜把，为末，徐徐吸入鼻中少许，喷嚏，流黄水，水尽即愈。

（三十五）急黄

1. 郁金、白矾等分，为末，每服 6 克，日 2 服。
2. 白丁香 3 克，白水送下。

（三十六）臌胀

1. 明矾 60 克，青矾 30 克，白面 150 克，同炒令赤，醋煮糊为丸，枣汤下 30 克。

2. 黑矾、甲珠、甘草、麦芽各等分，共为细末，枣泥为丸，每丸重 6 克，黄酒送下 1 丸，日 3 服。

3. 蚧蛤蟆 12 只，鸡子 12 枚，生姜片 100 克，黄酒 210 克，水煮 8 个小时。只吃鸡子，不拘时候，将 12 枚鸡子吃完，即愈。

4. 白芷全草 30 克，水煎服。

5. 豆豉、姜皮、韭菜根、葱根、砂糖各等分，和温酒拌捣成膏，敷腹上。

6. 西瓜 1 个（当中切开）、红皮大蒜 5 头（去皮分瓣），将蒜瓣一一纳入西瓜内，并加入糖水，再把瓜合住，24 小时后，将汤蒜共食之。

7. 独头蒜 1 岁 1 头（去皮），糯米酒 7 份，黄酒 3 份，以酒浸过蒜为度，蒸熟，如夏日露一宿，再温服，冬月趁热连酒服完。

8. 猪板油 500 克，血余炭 1 团，甘遂、大戟、半夏各 3 克，麝香 0.3 克，为面，调和，每 10 克，日 3 服。

9. 鸡矢白 30 克（炒焦），水酒各半煎服。

（三十七）水肿

1. 葶苈子、椒目、茯苓各 100 克，吴茱萸 60 克，末之，蜜和丸，梧子大，每服 10 丸，日 3 服。

2. 葶苈子、吴茱萸等分，为末，蜜丸如梧子大，饭前服 2 丸，以小便利下为候。若得下者，可清晨 1 服，若不下者，日可 3 服。

3. 地狗子 7 只（焙）、为末，鸡子 7 枚，黄酒 250 克，共和搅匀，文水煎沸，再加白水，于上午顿服，汗出佳，连用 3 日。

4. 蝼蛄（去头爪翼，焙焦），为末，每日 6 克，分 3 服，开水送下。连用 7 天。

（三十八）诸淋

1. 绿豆芽 50 克，红糖 10 克，水煎服。

2. 蜈蚣、蟋蟀各 7 只，打烂，温酒冲服。

3. 蜈蚣 1 条，全虫 1 只，地龙 2 条，川军 10 克，泽泻 30 克，共为细末，黄酒 120 克冲服。

4. 大黄 210 克，胡椒 15 克，猪脊髓 1 条，前二物为末，猪脊髓为丸如黄豆大，分 15 包，每日早晨空心服 1 包，井水送下。

（三十九）遗精滑精

1. 韭菜子 60 克，核桃 1 枚（用仁），黄酒 30 克，水煎服。

2. 刺猬皮 100 克（焙焦），为末，用黄酒冲顿服。

（四十）虚劳自汗

麸子 60 克，布包，水煎，加红糖 50 克，服之。

（四十一）阳强

地龙 30 克（焙），为末，每服 6 克，日 3 服。

（四十二）诸出血症

1. 甘草 500 克，盐 120 克，先将盐放水中化开，再入甘草，文火煎之，令水尽去，甘草即如糊状，再捻做丸子，如梧子大，早晚各服 30 丸。

2. 蚕丝或蚕茧，烧存性，水冲服 10 克，日 3 服。

（四十三）吐血

紫皮大蒜 1 岁 1 枚，白糖（蒜多少、糖用多少），水煎蒜熟，令患者以纸 1 张卷做喇叭筒状，一端对砂锅中药，另一端对鼻，吸其气，待凉，将药渣并汤 1 次吃了喝尽。

（四十四）肺咳血

1. 七星蜘蛛网，吞下 7 枚。

2. 白及末，每服 6 克，日 3 服。

3. 桃花散（欣按：方见《医宗金鉴》），每服 6 克，日 3 服。

（四十五）鼻出血

1. 地榆 30 克，水煎服。

2. 五灵脂（炒）、阿胶（烊）、艾叶、干姜各 10 克，水煎服。

（四十六）大便下血

1. 丝瓜蔓（炒焦），研细末，每夜服 5 克，黄酒送下。

2. 地榆 30 克（炒炭），研末，每服 6 克，日 3 服。

（四十七）尿血、血淋

1. 豆豉 15 克，水煎服。

2. 制桃花散时所筛出之大黄，研末，每服 6 克，日 3 服。

（四十八）消渴

1. 海带 120 克，鸡冠花 7 朵，瘦猪肉 120 克，同煮熟，去鸡冠花，将肉、海带食之（欣按：此方为我伯父传给张师方，治疗糖尿病初期者验）。

2. 白浮石、蛤粉、蝉蜕等分，共为细末，鲫鱼胆 7 枚调服药末 10 克，不拘时候。

3. 蚕茧、山药、熟地黄各 30 克，砂仁、炮附子各 15 克，共为细末，炼蜜为丸，每丸重 6 克，每服 1 丸，日 3 服。

（四十九）肺痈

白石榴花 10 枚，夏枯草 10 克，水煎服。

（五十）肝炎

1. 青蒿 10 克，石韦、木香、滑石、木通、薏米、丹皮各 6 克，水煎服。食不消者加乌梅，虚者可与理中汤合用。

2. 黑矾（煅）21 克，甲珠、麦芽各 10 克，为末，每服 0.6 克，日 2 服。

3. 羊肝炖冬瓜吃，不拘量任其食。

（五十一）哮吼

1. 豆豉 30 克，枯矾 10 克，白砒 3 克，共为细末，水和为丸，绿豆大，每服 5～7 枚，发作时服下。

2. 麦芽糖 500 克，浸入白酒 500 克内，待化，冬至日起，每日随量饮之，不可断，不可醉，酒尽乃止。痊后，每年九九饮之。

3. 老南瓜 1 个（去子），大麦芽糖 500 克，将糖放瓜内，冬至日蒸 1 时辰，早晨取之调羹，以滚水冲服。

4. 麦苗 1 把，核桃 5 枚（用仁），水煎服。尤宜小儿。

5. 米壳、阿胶、麻黄、甘草各 3 克，石膏、杏仁各 6 克，水煎服。

（五十二）咳喘

1. 蝼蛄 1 枚，装鸡子内，烧熟，每日 1 个，连吃 30 日。

2. 乌药、党参、枳实、沉香、麻黄、杏仁、甘草、石膏、当归、木香、香附、神曲、生地、杜仲各 12 克，水煎，分 2 服。

3. 胡桃肉 15 克，水煎服。

（五十三）咳嗽

1. 花生仁 60 克，水煎服。

2. 苏叶、五味子、半夏各 10 克，甘草 6 克，水煎服。

3. 烧酒、猎脂、蜜、麻油、茶叶末各 120 克，煮如膏，每日随意挑食，以茶水下之。

（五十四）顿嗽

1. 天龙 1 条（焙），朱砂 3 克，川贝 6 克，为末，每用蜜水调服 3 克。

2. 蛤粉 30 克（煅），青黛 15 克，为末，每取 3 克，滴入麻油、蒜汁各数滴服下。

（五十五）胸胁痛

1. 桔梗、枳壳、元胡、川贝各 10 克，水煎服。

2. 莱菔子（炒），为末，每服 3 克。

（五十六）心绞痛

枪药 6 克，烧酒送下。

（五十七）心脏病

1. 百合、乌药、丹参各 30 克，水煎服。

2. 火硝、硫黄等分，为末，姜汁打糊为丸，每服枣大 1 丸，日 3 服。

（五十八）胃脘痛

1. 丹参 30 克，砂仁、檀香各 5 克，水煎服。

2. 良姜、栀子、郁金各 10 克，水煎服。

3. 7 个胡椒 1 个枣，7 个杏仁一同捣，1 口热醋送下去，9 种心（欣按，此处心指胃脘）痛立时好。

4. 吉祥子 7 枚，血余炭 1 团，烧灰酒服。

（五十九）腹痛

1. 广木香、柴胡各 120 克，甘草 100 克，共为细末，加碳酸氢钠粉 500 克，每服 3 克，日 3 服。

2. 7 个胡椒 1 个枣，1 个乌梅一块捣，1 口热酒送下去，寒热腹痛都能好。

3. 白芷、苍耳子、辛夷、薄荷各 3 克，水煎服。先与瓜蒂散吹鼻中，接服上方尤佳。

（六十）肥胖

荷叶不拘量日日泡水当茶饮之。

（六十一）疝气

1. 蜈蚣（焙），为末，每日晨空心，酒送下 1 条。

2. 乌药 30 克，升麻 20 克，水煎，露 1 宿，空心服。

3. 丹皮、防风各 30 克，桂心 10 克，研细末，每空心服 6 克，日 3 服。

（六十二）痔漏

1. 黄明胶若干，以烧酒化开，候稍冷，加入冰片少许，做成锭子。外漏以烧酒化开抹之。内痔以锭子纳入即可。

2. 桦树皮炭，为末，每服 10 克，日 3 服。

3. 紫皮蒜 10 头，川椒 30 克，水煎熏洗之。

4. 蜂房 1 个，泡水作茶饮。

5. 雄黄末，猪胆汁调末。

（六十三）关节痛

1. 丹皮、防风各 10 克，酒煎服。

2. 木瓜、灵仙各 45 克，甜瓜子 60 克，乌蛇 15 克，共末，酒打面糊为丸，如梧子大，每服 30 丸，日 3 服。

3. 生川乌 3 个，全虫 21 只，黑豆 6 克，麝香 0.3 克，地龙 30 克，共为细末，糯米糊为丸，如绿豆大，每服 9 丸，临睡温酒送下。

（六十四）肩背痛

1. 薏苡仁 30 克，附子 6 克，水煎服。

2. 槐米、核桃仁、细茶叶、芝麻各 15 克，水煎服。

（六十五）气串痛

1. 狗脊、贯众各 500 克，煅存性，为末，清晨酒下 10 克。

2. 没药、辰砂、血竭各 30 克，木香 150 克，麝香 30 克，共为细末，甘草不拘量，在瓷器中熬成膏，和前五物药和为丸，如皂荚子大，姜盐汤送下。

（六十六）腿痛

1. 丝瓜根（焙），为末，每服 6 克，水酒各半冲服。

2. 黄柏、苍术、川牛膝各 30 克，水煎服。

3. 核桃 4 个（用仁），葡萄干 5 个，透骨草 10 克，斑蝥 1 只（去头、翅、足），水煎服。

（六十七）腰痛

1. 杜仲（炒）、故纸（炒）、核桃仁各 15 克，为末，每服 6 克，日 3 服。

2. 薏苡仁 60 克，白术 30 克，水煎服。

3. 枳实、白芍各 10 克，水煎服。

（六十八）便秘

1. 半硫丸（欣按：方见《太平惠民和剂局方》）。

2. 皂角、大黄等分，为末，每服 6 克。

3. 芒硝末 150 克，火麻仁 30 克，蜂蜜 100 克，拌匀，每喝 10 克，日 3 服。

（六十九）癌痛

1. 乌头 10 克，甘草 10 克，水煎服。

2. 郁金、元胡、儿茶各 10 克，山豆根 30 克，为末，每服 6

克，日 3 服。

（七十）脏腑癌症

1. 砒石、雄黄、硼砂、黄丹、火硝、矾石各等分，共为细末，甘草膏为丸，丸重 3 克，每服 1 丸，日 2 服，酒送下。

2. 香附 30 克（生炒各半），朱砂 10 克（另研），五灵脂 21 克，（生炒各半），良姜、白芷各 15 克，共末，醋为丸，如豆大，每服 30 丸，白水送下，日 3 服。

3. 蜂蜡、麻油各等分，松香适量，共捣为膏，摊布上，外贴患处，日数易。

4. 花椒、乌头、生半夏、生南星、细辛、血余、松香、蛇蜕各 15 克，上药纳入桐油、柏油各 250 克，熬焦去渣，再入四季葱 8 根，广丹 120 克，熬至滴水成珠为度，出火气，再入麝香 3 克，搅匀为膏，贴于病处皮肤。

5. 斑蝥 1 只，装入鸡蛋内，外固以泥，烧熟，空腹时绿茶水送下。日 1 服。

（七十一）乳癌

1. 白头翁 120 克熬成膏，加冰片 3 克，外贴。

2. 胆草 6 克，茯苓 6 克，公燕屎 15 克，血竭 10 克，为末，用热酒送下，顿服。服后，遍身生出红疹，勿惧，乃血中毒向外透泄。

（七十二）骨癌

五倍子炒半熟，研末，醋调敷患处。

（七十三）食道癌

1. 白豆蔻 15 克，硼砂、广木香、乌梅肉、白及各 10 克，黄丹 7.5 克，雄黄 3 克，共为细末，炼蜜为丸，重 3 克，每服 1 丸，日 2 服。

2. 山慈姑 120 克（破开），蜜 120 克，水煎慈姑取浓汁去渣，加蜜炖为膏，每服 15 克，日 3 服。

3. 蜈蚣 2 条（炒），冰片 10 克，共末，分装入 3 个鸡蛋内搅匀，外包以泥，火上煨熟，顿服之，干嚼下。

4. 象牙屑 2 克，紫硇砂 1 克，玉枢丹（欣按：即市售玉枢丹）3 克，冰片 1 克，共为细末，以生半夏 5 克，生姜 10 克，浓煎，和上药末顿服，日 1 服。

（七十四）白癜风

1. 大黄 10 克，泽泻 30 克，生姜 15 克，黄酒 150 克，煎服，覆被出汗。

2. 麻油 250 克，生柿楂 2 枚（捣烂），二味入锅内炸焦黑，去渣留油，外抹。

3. 核桃仁蘸烧酒，日日食之。

（七十五）鹅掌风

1. 乌鸡矢 30 克，蛇床子 15 克，雄黄 3 克，芒硝 15 克，水煎熏洗，日 2 次。

2. 苍术、艾叶各 60 克，水煎熏洗，日 2 次。

（七十六）头癣

1. 剃净头发，用芦荟末，胆汁调抹。

2. 大黄、艾各 60 克，水煎洗。

（七十七）风癣

1. 苦参 100 克，麻黄、石灰各 15 克，硫黄 21 克，以水

2000 毫升，煎前 2 物至 1000 毫升，再入石灰、硫黄，水即变为红色，澄清备用。外洗患处。日 2 次。

（七十八）手脱皮、皲裂

1. 黄芪、白术、甘草各 15 克，水煎服。
2. 防己黄芪汤（欣按：即《金匮要略》方）。
3. 装麸子两口袋，时时将手装入口袋搓抓之。

（七十九）裂脚

1. 白芷、甘草各 30 克，煎汤洗足，再以白及末敷之。
2. 以猪板油时时抹之。

（八十）诸癣

1. 榆白皮时时擦之。
2. 石榴花炭末，麻油调抹，日 3 次。
3. 槐角炭、白丁香（炒）等分，为末，麻油调抹。
4. 韭根 30 克（晒干为末），麻油调抹，日 1 次。
5. 取熟棉油，用鲜白萝卜沾油擦之。
6. 皂角（去皮弦），醋熬膏涂之。
7. 川楝皮、苦参、槟榔各 10 克，大黄、红花、轻粉、樟丹各 6 克，斑蝥 7 只，共为细末，酒精 500 克，漫泡 7 日后，每日以棉花团球蘸药酒擦之。
8. 蓖麻子、巴豆仁各 30 克，潮脑、甲珠、斑蝥、木鳖子、大风子各 10 克，白矾 3 克，共为细末，麻油浸泡，用油抹患处，稍时大痛起泡，皮破结痂而愈。
9. 白萝卜蘸蜜抹之。

（八十一）秃疮

松香30克，雄黄15克，头发灰10克，共末，将药做一纸淋子，加入麻油淋下，入瓦瓯中。把头洗净，再抹此油。

（八十二）黄水疮

1. 松香（制）、枯矾、黄丹、雄黄、滑石、黄柏各等分，共末，以蜜调抹。
2. 蛇骨为末，水调抹。

（八十三）水火烫伤

1. 裤裆阴处布、柏叶、黑牛粪各等分，冰片少许，将前3物各焙黄，再加冰片研末，麻油调抹患处。
2. 桃花散，麻油调抹。
3. 大黄、寒水石、赤石脂、黄柏各30克，细辛10克，共为细末，麻油调抹。
4. 大米、大盐等分，湿纸包裹，火上烧炭，研末，麻油抹患处。

（八十四）疔疮

1. 生蜜与大葱捣膏，先刺破患处，涂之。
2. 雄黄、枯矾、黄丹、滑石、硫黄各等分，研为细末，瓶贮备用。用时以蜜调抹。并治痈疽肿毒。

（八十五）痈疽溃烂

1. 元参、白芷、当归、肉桂、赤芍、大黄、生地黄各30克，用麻油浸之，春五日、夏三日、秋七日、冬十日。煮至药黑去渣，入黄丹360克，熬至滴水成珠为度。外贴时，临时将阿魏、乳香、没药，研末加入。

2. 当归、桂心、人参各 30 克，川芎、川朴、桔梗、甘草（炒）、防风、白芷各 10 克，杵为散，酒服 3 克，每日 3 次，每晚 1 次。

（八十六）痛疽

马前子、巴豆、苏子、芥子、蛇床子、葶苈子、蓖麻子、木鳖子、桃仁、杏仁、乳香、没药各 30 克，麻油 1000 克，将前十物炸枯去渣，看剩油多少下黄丹（2 份油 1 份丹）和乳香、没药，不住手地搅动，待煎至滴水成珠为不老不嫩。用时，取适量，摊布上贴患处。

（八十七）诸疮走毒

柳枝炭，加红糖少许，水调抹。

（八十八）积聚痞块

1. 栀子、杏仁、胡椒各 7 枚，葱 1 头，蜜适量，芒硝 15 克，共捣膏，摊布上贴患处。

2. 麝香 0.3 克，蜈蚣（炒）1 条，银珠 3 克，阿魏 12 克，独头蒜 7 枚，黑西瓜仁 7 枚，共捣如泥，摊布上贴患处。

（八十九）头痛

1. 茵陈 150 克，麻黄、煅石膏各 60 克，共末，每服 3 克，腊茶水送下，食后服，服后即仰卧片刻，日 3 服。

2. 蔓荆子、牛蒡子（炒）、苍耳子（炒）各 30 克，为细末，每以白糖水冲服 10 克。又，做汤服亦佳。

3. 蔓荆子、牛蒡子（炒）、苍耳子（炒）、天虫各 10 克，水煎服。若太阳头痛加葛根，若阳明头痛加白芷，若少阳头痛加柴胡。

4. 川芎 10 克，茶叶 10 克，水煎服。

5. 苍耳子 60 枚（打），白糖 30 克，水煎服。

6. 川芎、牛蒡子（炒）各 30 克，水煎服。

（九十）偏头痛

1. 皂角为末，醋熬膏，贴太阳穴。

2. 牛蒡子（炒），为末，每服 10 克，日 3 服。

（九十一）头痛眩晕

天麻 100 克，香附（炒香）30 克，茯苓 30 克，甘草 15 克，共为细末，枣泥为丸，丸如枣大，早晚各空心服 1 丸。

（九十二）头痛便秘，或经来不利

川芎、大黄（酒浸、炒）各等分，为末，每服 10 克，日 3 服。

（九十三）鼻息肉

1. 辛夷、木通、通草、白芷、杏仁、细辛各 3 克，共为细末，用猪羊骨髓油 100 克搅匀，入冰片 3 克，麝香 3 克，为丸，如黄豆大，蚕茧包裹塞鼻内，日 1 次。

2. 蝴蝶不拘多少，绵裹纳入鼻中。

3. 轻粉、白矾各 6 克，杏仁 7 枚，共末，吹鼻中少许，日 1 次。

4. 木鳖子 2 枚（去壳），甘遂 3 克，共捣烂为丸，塞鼻，日 1 次。

（九十四）鼻塞

1. 苍耳子（炒香），为末，每服 1 匙，日 3 服。

2. 苍耳子（炒香），泡水喝。

（九十五）鼻流浊涕

1. 辛夷、白芷、防风、川芎各 30 克，苍耳子（炒）、薄荷冰各 10 克，共为细末，每服 6 克，日 3 服。

2. 皂角（去籽、弦，微炒），为末，醋调敷太阳穴。

3. 辛夷、苍耳子、薄荷冰各等分，为细末，每日早晚吹入鼻中少许。

（九十六）中耳炎

1. 柿蒂 7 枚（炒），冰片 3 克，鸡子清 1 枚，铜勺内焙做焦饼，共末，吹耳内。

2. 蛇床子（炒）、黄连各 45 克，轻粉 15 克，共末，吹耳内。

3. 七星蜘蛛 7 枚，白矾鸡子大，将矾溶化，放入蜘蛛，待成枯帆，倾出，放凉研末，吹入耳内。

（九十七）胬肉攀睛*

人指甲、山甲、蝉蜕、蛇蜕、鸡蛋壳内白皮各等分，炒焦，研末。令患者口含冷水，每取少许，吹鼻孔内。病左吹右，病右吹左。

（九十八）牙痛

1. 姜黄、细辛、白芷各等分，为末，取少许以白酒调抹

---

* 中医之胬肉攀睛，相当于西医的翼状胬肉。

痛处。

2. 丹皮、桑白皮、夏枯草、香附各 30 克，水煎服。

3. 细辛、石膏、葛根各 10 克，水煎服。

4. 鸡子清 1 个，烧酒 1 杯，调匀，顿服。周身出红点，乃血中邪毒外出之征。

5. 轻粉 1 克，杏仁 3 枚，捣敷内关穴上。

（九十九）蛀牙痛

1. 卤碱，塞蛀孔中。

2. 石灰面，砂糖和丸如米粒大，塞蛀孔中。

3. 地骨皮 15 克，煎漱口。

4. 韭菜子，打烂，醋调抹牙孔中。

（一百）咽喉痛

1. 苏叶、山豆根各 15 克，水煎服。

2. 白矾 10 克，铜勺内化开，投巴豆仁 5 枚，候矾干，去巴豆仁，将矾研面，吹之。

3. 桔梗、甘草、山豆根各 10 克，水煎服。

4. 蛇床子 100 克，放入瓶中，点燃，以其烟熏口中咽喉。

（一零一）鹅口疮

桑枝，火烤取汁抹。

（一零二）牙龈出血

竹茹 10 克，醋浸 1 夜，以醋频频含口中。

（一零三）骨折疼痛

绿豆粉芡（研细，炒黄），用醋熬为膏摊贴。

（一零四）口舌疮

1. 五倍子（焙）、冰片各等分，为末，吹疮上。

2. 蒲黄 3 克，黄连 3 克，干姜 3 克，冰片 0.3 克，人中黄 0.3 克，共为细末，撒患处。

3. 五倍子（炒）10 克，蒲黄 3 克，冰片 3 克，冰片 3 克，黄柏 3 克，共为细末，撒患处。

4. 黄连 30 克、干姜 15 克，共末，每取适量抹疮上。

5. 黄柏、细辛各等分，共末，唾调脐中。

（一零五）冻疮

1. 大蒜烧熟，打为泥，外抹。

2. 尿，暑天晒热，洗患处，冬天即不犯冻疮。

（一零六）垫碱、鸡眼

补骨脂 150 克（打），酒浸 7 日，抹之。

（一零七）肠痈

1. 蛇皮 1 条，甜瓜子 15 克，芒硝 10 克，当归 6 克，水煎服。

2. 大黄、芒硝各 60 克，为末，水调稠糊状。用白面和水做一条状圈于痛处，将药敷入圈中，气通痛止。

（一零八）岔气

1. 硼砂，唾沫调少许，左痛点右眼角，右痛点左眼角，目痒泪下，再点之。

2. 白芷、桔梗、贝母各 6 克，为末，分 3 服，1 日服完。

3. 栀子 14 枚，为末，加白面适量，水调敷痛处。

（一零九）闪腰

卜子（炒）、王不留行（炒），为末，温酒送下 15 克。

（一一零）跌打伤处红肿青紫疼痛

谷草烧灰，轧末，烧酒和泥状摊涂伤处，外用塑料薄膜包之，约 2 时许，青紫即消，肿气渐小。

（一一一）雀斑

菟丝子 30 克，研末，面脂霜 30 克拌匀，每日 3 时洗脸，以此抹之。

（一一二）疣、痣

1. 鼠妇，搽之，日 3 次。
2. 鲜芝麻花，日日涂擦之。

（一一三）祛腐肉

铜钱 1 枚，核桃 1 枚（用仁），捣末，麻油调抹。

（一一四）脱发

佛手、干地黄各 15 克，水煎服。连服 20 剂。

（一一五）斑秃

当归、柏子仁各 500 克，为末，炼蜜为丸，丸如枣大，每服 1 丸，日 3 服。

（一一六）白发

1. 甜瓜子 500 克（微炒），白芷、当归、川芎各 60 克，炒甘草 30 克，共末之，每服 6 克，日 3 服。

2. 九制首乌、侧柏叶、黑芝麻、核桃仁各 500 克，共为细末，炼蜜为丸，丸重 6 克，每服 1 丸，日 3 服。

（一一七）男子不育

1. 辛夷、苍耳子（炒）各 30 克，防风 15 克，川芎、桔梗各 10 克，何首乌 60 克，共为细末，每服 10 克，日 3 服。

2. 八味丸加桑螵蛸。

（一一八）小儿腹虫痛

生葱 60 克（打烂），麻油 60 克搅和吃。

（一一九）小儿疳积

栀子、杏仁、白胡椒各 7 枚，芒硝 10 克，大枣 3 枚（去核），葱白 1 头，蜜 150 克，白面适量，捣膏摊布上，星星出全贴腹部，翌晨揭下。

（一二零）小儿针刺

1. 腹泻，刺商阳、二间、三间各出血少许。
2. 夜啼，刺百会、足三里。
3. 惊厥，刺百会、素髎。

（一二一）小儿蛲虫

1. 百部 30 克，水煎，当痒时洗肛中。
2. 醋 500 克，每吃饭时，呷醋一口。

（一二二）小儿麻痹

杜仲炭（末之）、榆面各等分，每服 6 克，日 3 服。

（一二三）小儿发热而腹胀者

白术（土炒）、焦山楂各 10 克，砂仁、甘草各 5 克，诃子 10 克，水煎服，日 3 服。

（一二四）小儿遗尿

1. 菟丝子苗煮鸡蛋吃。

2. 鸡内金 2 枚（焙），鸡肠 1 具（焙），猪胞 1 具（炙焦），共为细末，每服 6 克，温水送下，日 2 次。

3. 猪膀胱 1 具（洗净），入小米 150 克，放屋檐下通风处晾干，然后将小米焙黄，研末，每空心服 3 克，日 3 服。

（一二五）妇人乳痈

1. 北来真桦木皮（烧），为末，用温酒送服 10 克。

2. 南瓜把（焙），为末，黄酒送服 10 克。

3. 枯矾 30 克，黄蜡、蜜各 60 克，化和为丸，服之。

4. 半夏 6 克，葱头 1 头，捣为丸，塞对侧鼻孔中。

5. 槐米 30 克（炒），为末，每服 10 克，热黄酒冲服。

（一二六）白带

1. 海硝、山药各等分，为末，每服 10 克，黄酒送服，日 2 服。

2. 蛇床子、枯矾等分为末，绵裹纳阴道中。

3. 山药、山茱萸肉、桑螵蛸各等分，为末，每服 10 克，日 3 服。

（一二七）漏下

1. 海硝、贯众炭各等分，为末，每服 6 克，黄酒送下，日

3 服。

2. 五灵脂（炒）、阿胶、干姜、艾叶各 10 克，水煎服。

3. 黑木耳炭、头发炭各等分，黄酒调服 15 克，日 2 服。

（一二八）子宫脱垂

地龙 3 克，木鳖子仁 1 枚，共末，纳子宫内。

（一二九）月经不净

五灵脂 30 克（炒一半），地榆 15 克（炒炭），共末，每服 6 克，日 3 服。

（一三零）妇人不孕

柴胡、木香、当归、红花各 21 克，浸酒 500 克，7 日后，每饭前服 1 杯。

（一三一）肥胖不孕

艾叶包裹鸡子 1 枚，点燃艾叶，俟艾叶燃尽，去艾灰，再去蛋壳，吃之。并吃无灰酒 10 毫升，日进 1 服，至 49 服为度。

（一三二）乳房结核

血竭花、乳香、胆草、公燕屎（炒）各 6 克，共末，用烧酒 1 次服下，以微醉为度，一晌时，周身出红点为佳。日 1 服。

（一三三）痛经

1. 当归、白芍各 10 克，卷柏 15 克，海硝、甘草各 6 克，水煎服。若下重者，加醋炒大黄 6 克。

2. 酸梨 2 枚，火上煨熟，空腹吃下。

3. 南瓜把（焙），为末，黄酒送服。

（一三四）恶阻

1. 葱白 5 寸长 1 枚，草豆蔻 6 克，水煎服。
2. 大麦汁和淡醋水服 1 口。

（一三五）滑胎

墨鱼斤许 1 尾，老母鸡 1 只（去毛、脏腑），炖熟，吃肉喝汤。

（一三六）跌打伤胎

1. 天茄子 1 棵，水煎服。
2. 当归、川芎各 10 克，水煎服，胎未死即安，死即下。

（一三七）经闭

1. 大黄 21 克，五灵脂 10 克，红花 10 克，百草霜 21 克，共末，水打为丸，每服 10 克，日 3 服。
2. 蚕沙、苏木各 120 克，黄酒 500 克煮，每日晨服 1 剂。
3. 柏子仁、川牛膝、卷柏各 15 克，泽兰、熟地黄、丹参各 20 克，水煎服。

（一三八）血崩

破故纸、韭菜子各 3 克，水煎，加红糖 30 克，顿服。

（一三九）妊娠胎动不安。

葱白 3 头，水煎服。

（一四零）胎气上攻

苏叶、葱白须各 10 克，水煎服。

（一四一）子肿

葡萄枝 100 克，水煎服。

（一四二）产后昏厥、风气百疾

当归、川芎、荆芥穗、防风、陈皮各 10 克，水煎服。

（一四三）产后发热

小柴胡汤加当归、川芎、熟地黄、荆芥穗。

（一四四）恶露不止

泽兰 30 克，当归、白芍、生地、炙甘草各 10 克，生姜 10 克，大枣 6 枚，水煎服。

（一四五）奶水不下

1. 莴苣 5 段，水煎服。
2. 金针 1 把，水煎服。

（一四六）乳头缩入

桔梗 10 克，黄芪 15 克，水煎服。

（一四七）避孕

柿蒂 21 克（焙），为末，经净日，黄酒空腹送下。

（一四八）下疳疮

炉甘石 30 克（煅、醋淬，3 次），儿茶 10 克，为末，麻油调抹。

（一四九）蝎螫

蜗牛（打烂），抹之。

（一五零）取牙

蛇蜕、白茄子皮、茄杆皮各等分，醋煮蛇蜕化为度。用此水点之即落也。

（一五一）五疣

1. 血疣，韭叶、杏叶各 1 把，水煎服。
2. 肉疣，故纸、乌梅等分，为末，每服 6 克，日 3 次。
3. 皮疣，木贼、香附各 15 克，水煎服。
4. 骨疣，生姜 30 克，以苦酒煎服。
5. 筋疣，薏米 500 克，为末，每服 10 克，日 3 服。

（一五二）误吞铁钉

1. 剥新炭皮，研为末，调粥 1 碗食之。
2. 韭菜，沾麻油整吃。

（一五三）误吞铜钱。

嚼核桃仁吃，不拘数。

第二节　圆通上人秘验方

一、治腰腿痛秘方"枝仁汤"

枝仁汤：葡萄枝、核桃仁、薏苡仁各 30 克，以水 1500 毫升，煎取 500 毫升，温服。

圆通上人在终南山时，为了自己的保健，为了给上山来求治的群众疗疾，常自备一些药品。枝仁汤中的这3种既是食品，又是药物的植物的茎和果仁，便是当时药囊中的宠物。

上人用此方治疗湿、热两种原因导致的多种腰腿疼疾病。上人运用这个方剂的口诀是："凡腰腿疼痛，脉滑盛者，合和三物以治之，鲜不愈，然或脉无滑盛之状而获瘳者亦有矣焉。"此方原本无方名，为了叙述的方便，我名之曰"枝仁汤"，因为葡萄藤或茎，上人从来都称之为葡萄枝的，为弟子都当尊师从师。

今将自己临床运用枝仁汤的经验整理于此。我用此方主要治疗：①急性脉管炎；②坐骨神经痛；③膝关节炎；④坐骨结节滑囊炎，偶尔也用于治疗三叉神经痛、泌尿系结石、小便癃淋、肩背肌肉疼痛等病证。

以上所说所用的葡萄枝，在药物学和植物学上命名为葡萄藤，为葡萄科植物葡萄的茎，现代研究其含还原糖、蔗糖、淀粉、鞣质、黄酮类化合物以及橡胶质等。《本草纲目》谓之"甘涩，平，无毒"，"饮其汁，利小便，通小肠，消肿满"，"治腰脚肢腿痛"。《滇南本草》谓之"治咳嗽"，《陆川本草》谓之"治呕吐，恶阻，肿胀"，《孟诜本草》谓之"煮浓汁细饮，止呕吐及霍乱后恶心；孕妇子上冲心，饮之即下，胎安"，《物类相感志》云："甘草作钉，针葡萄立死；以麝香入葡萄皮内，则葡萄尽作香气。其爱憎异于他草如此……其藤穿过枣树，则实味更美也。"《三元延寿书》言："葡萄架下不可饮酒，恐虫屎伤人。"

核桃仁，又名胡桃仁、胡桃肉，为胡桃科植物胡桃的种仁。现代研究证明含脂肪油、蛋白质、碳水化合物、钙、磷、铁、胡萝卜素、核黄素、纤维素、戊聚糖、瓜氨酸、维生素 C 等。给犬喂食含胡桃油的混合脂肪饮食，可使其体重增加很快，并能使血清白蛋白增加，而血胆固醇水平的升高则较慢，它可能影响胆固醇的体内合成及其氧化、排泄。《七卷食经》谓之"味甘，温"；《本草纲目》谓之"入肾、肺"；《本草求真》谓之"入命门，兼入肺、大肠"；孟诜谓之"通经脉，润血脉，黑须发，常服骨肉细腻光润"；《本草拾遗》谓之"食之令人肥健"；《开宝本草》谓之"多食利小便，去五痔"；李时珍谓之"补气养血，润燥化痰，益命门，利三焦，温肺润肠。治虚寒喘嗽，腰脚重痛，心腹疝痛，血痢肠风，散肿毒，发痘疮，制铜毒"；《医林纂要》谓之"补肾，润命门，固精，润大肠，通热秘，止寒泻虚泻"；《本草从新》谓之"治痿，强阴"；《医学衷中参西录》谓之"为滋补肝肾、强健筋骨之要药，故善治腰疼腿疼，一切筋骨疼痛。为其能补肾，故能固牙齿，乌须发，治虚劳喘嗽，气不归元，下焦虚寒，小便频数，女子崩带诸证。其性又能消坚开瘀，治心腹疼痛，砂淋、石淋堵塞作疼，肾败不能溺水，小便不利"；《海上集验方》用"胡桃肉一升，细米煮浆粥一碗，水和顿服"治疗尿路结石。《验方新编》用"核桃肉，煮粥多食（治石淋）甚效"；《中药大辞典》谓"胡桃仁四两，用食油炸酥，加糖适量混合研磨，使成乳剂或膏状。于1～2天内分次服完。对于泌尿系全部之结石，一般在服药后数天，即能一次或多次排石，且较服药前缩小而变软，或分解于尿液中而使呈乳白色。因此认为本品可能有溶石作用"，在老家行医时，一男患肾结石，时发肾绞痛，尿血，经诸医治之不效，我用核桃仁500克、补骨脂30克（微炒），共研末捣为丸让他吃，一次口服枣大丸7枚，日3次，当天疼痛停止，五天痊愈，再未复发。《张子琳医疗经验选辑》载"开元钱，系唐玄宗时所铸'开元通宝'之治钱，乃古文钱中药效较佳之品。气味辛平，有毒。祖上传言，可治乳岩（乳腺肿瘤？）。每当傍晚月上东山之时，坐于门前，捣碎与胡桃同嚼，缓缓咽下，每次一枚。吾曾亲自与族妹治疗乳岩获效"。可见，核桃仁不仅善补肾肺，还有消坚破积之力，一物既补且消，中药的巧妙（双向调节作用，简直令人叹为观止。）《良朋汇集》录有治肩背筋骨疼痛一方，用核桃仁、芝麻、茶叶、槐米四味水煎服，云甚验。

薏苡仁，为禾本科植物薏苡的种仁。现代研究表明含蛋白质、脂肪、碳水化合物、维生素B、氨基酸、薏苡酯、三萜化合物等。薏苡仁油对蛙的横纹肌及运动神经末梢，低浓度呈兴奋作用，高浓度呈麻痹作用，能够减少肌肉之挛缩，并缩短其疲劳曲线；对癌细胞有阻止成长及伤害作用。谈到薏苡的药性，《神农本草经》谓"味甘，微寒"，《本草正》谓"味甘淡，气微凉"，《名医别录》谓"无毒"。谈到薏苡仁的药效，《神农本草经》谓"主筋急拘挛，不可屈伸，风湿痹，下气"，《名医别录》谓"除筋骨邪气不仁，利肠胃，消水肿，令人能食"，《中国药植图鉴》谓"治肺水肿，湿性肋膜炎，排尿障碍，慢性胃肠病，慢性溃疡"，《本草新编》谓"最善利水，不至损耗其阴之气，凡湿盛在下身者，最宜用之"。张大昌老师用薏苡仁治疗皮肤疣赘和肠息肉。《疾病·症状汉方处方》报道，薏苡仁煎（剂）对寻常性疣治愈率为30%，青年性扁平疣治愈率为70%。

以上3种食品，看似简单，实际上蕴涵着许多奥妙。正如《岳美中医话集》所道："草根树皮，乍看似无价值，但对救死扶伤有灵应的效验，关键在于能否为人所用，其中很小的一茎一株，实蕴藏着无穷的效力。"黄念祖先生在《无量寿大乘清净平等无上觉经解》中说："至玄妙乃在至平常中。"所以禅门宗旨标榜"平常心即道"。这确实需要我们深深品味。何时希《女科一知集》云："余学女科于程、蔡诸家，觉用药平熟，实无特异之处。尔时年少，颇以怪疾奇方为喜，似不厌所望也。及为医久，临床多，乃知名医一生，大都常用药不过三二百味，亦为常人习用之药，而能愈疾者，必于平凡中有至深之悟，观者不能领略耳。"张师论处方时强调："圣人治天下，处人事，但以平常二字。治病亦然，用方尚平不尚奇，唯平者始能合人情，切世事。

奇必失常，异必失平，而悖道之实。果能以平常之方药，治奇难之病症者，医之造诣高矣。"人们往往贱常而贵奇，难怪唐代易学大师李鼎祚在《周易集解·序》中引用《周易·系辞》之语而激言："百姓日用而不知，君子之道鲜矣。"这里聊引古哲今贤论述一二，以加深我们对葡萄枝、核桃仁、薏苡仁这类平常方药的认识和重视。

枝仁汤方中葡萄枝通络渗湿，薏苡仁清热利湿除拘祛痹，量大重用消水肿，核桃仁补肾，活血润脉，消瘀通塞，善止腰腿血脉经络之疼痛。三味合用为疗湿热痹症之良剂。

乡人张某的妻子，妊娠 3 个月时，发生左下肢剧烈疼痛，诊断为急性脉管炎，用过多种治疗方法，没能止痛。患者呼号不已，唤欲自杀，被数人捺在床上动弹不得。辗转至某大医院，经治疗也未能止痛，最后建议将患者的左下肢锯掉。危急之际，适有其亲属来探病，听说情况后，荐我治疗。将患者抬回家乡，我诊之，6 部脉滑盛，与枝仁汤，一服疼痛止，再服愈。直到现在，她和她家里人每念及此事，还感激之至呢！

王某的妻子，妊娠 3 月，坐骨神经疼痛，西医治之无效，找我，诊之脉滑，与枝仁汤一服即愈。

王某的妻子，坐骨神经痛，在家乡治疗数月不效，哀毁骨立，不能行走，丧失了劳动能力，适我回家，找我诊治，与枝仁汤，3 服疼痛止，能下床行走，又接着服了十几剂，开始参加劳动。

山东省一男，患膝关节炎，膝部浮肿疼痛，几年来服药后效果不佳，曾穿刺抽水，病情缓解一段时间，但是不久又浮肿疼痛，于是又穿刺抽水，不久又复发，连着抽水 4 次，依旧复发如初，而且效果一次不如一次好，甚至到第 4 次并没有收到疗效。来找我诊治，脉洪，膝部浮肿部位触之灼热，与枝仁汤，方中薏苡仁量用至 0.5 千克之重，服后迅速见效，共服三剂即愈，通信寻访数年没有复发。

张某的母亲患膀胱结石，服枝仁汤十余剂，再做超声波检查时，发现膀胱结石已消失无踪。

每当想到枝仁汤良好的治疗效果，就不禁想念起恩师圆通上人，想起上人对我的教导。尝闻上人言：今日中医界有三大流派，一者学院派，偏重于理论之研究；二者民间派，偏重于单方验方之运用；三者山林派，偏重于膏丹丸散之运用。三派各有短长，能将三派短长互补，融会贯通者上。上人又谓吾：学医在救人，故曰司命者。然欲为真医，一须天资敏悟，二须广拜名师，三须博览群书而深谙于见道之籍，四须广治众疾以得积累临证经验，如是千锤百炼，而后乃可为真医，否则四者缺一则无以成其器。又记上人曰：有方病，有方证，有法病，有法证。方病者，此病用此方是也；方证者，此证用此方是也；法病者，此病用此法是也；法证者，此证用此法是也。故证同，方同，法同，而有异病同方同法者也；故证别，方别，法别，而有一病多方法者也。所谓方病与法病者，病因必单纯，即俗谓专病专方专法者是也。其要者惟方证与法证，如仲景之重方证，如天士之重法证，方证者贵在客观实验而近乎科学，法证者贵在主观灵动而近乎哲学，二者兼通者谓之神。上人又曰：为医贵乎师传，得其要谛，否则易入歧途，冥行撼埴，然亦不可拘于形式之完美而不讲实际。上人又曰：秘方验术，固有一定规律须顺而不可逆，然临证之际，当整学乱用，无拘无执，放得开兮收得来，子曰："从心所欲不逾矩"，此之谓乎？吾之尚焉！上人如是等等之教言，至今徜徉耳畔，如鸣天籁，益养无涯。

二、治肝炎秘方"青白散"

青白散方：青葙子 500 克，青、白矾石各 30 克，共为细末，每次服 6 克，日服 3 次。此方，圆通上人治黄疸方，我转引发挥用以治疗多型肝炎。方剂本无名称，为叙述的方便，我姑名之曰"青白散"。

有一农民，没有读过几本书，但嘴擅纵横，性情狡黠。他患病毒性肝炎，求治于我，诊后为其说"青白散"方。他自己购药配制服用了一段时间，病就好了。后来，他到某城市打工，又用此方治好几个肝炎病人，一时间向他求药者，纷至沓来，他便自秘其方，制药出售，价以重金。不久，他贿赂市卫生局某主要领导人，竟获专家之称，得以混迹医界，并且同此领导狼狈为奸，创建了市肝病研究所，专卖其药，于是俱至富亨。报捧纸吹，一些侨胞老外也远涉重洋来购其妙药。

"假作真时真亦假，无为有处有还无"。难道"青白散"一方对所有的肝炎患者都有疗效吗？圆通上人教导过："医术辨病证以治人，病证不同则处方不同；佛道辨心念以治人，心念不同则说法不同。故医术总以无执而对证为准绳，而讲法总以无执而对机为铨钥。故世界一切事物，林林总总，因果万殊，执一应变，刻舟求剑，自误误人而已。"所以我用上人此方治疗各型肝炎，若病症单纯者，即但用原方治之；若阳虚者，则让兼服理中丸；若阴虚者，则让兼服一贯煎；若面上血丝、舌下青脉怒张（静脉流血倒置）、下腹部硬满（有陈旧性瘀血）者，则让兼服抵当丸；若阴阳并虚，寒热交错，手凉脉微，咽干口苦者，则让兼服柴胡桂枝干姜汤；若气郁不舒者，脉沉则让兼服青囊丸，脉弦则让兼服加味逍遥散；若中气虚弱下陷，寸脉不应指者，则让兼服补中益气汤；若血虚、腹拘挛、有胃停水者则让兼服当归芍药散，无胃停水者则让兼服小建中汤；若胸胁苦满，默默不欲食，口苦，咽干，目眩者，则让兼服小柴胡汤；若心下痞硬者，口苦，则让兼服半夏泻心汤，口不苦，则让兼服六君子汤；若口渴小便不利者，湿热则让兼服五苓散，肾气虚则让兼服八味丸……必使方与证符，故治疗各种类型的肝炎辄取佳效。至于这一个村夫从我这里得到青白散之后，招摇市中，挟一方治众肝炎，瞎猫碰着死老鼠，偶然相适而奏效者自不乏其例，然而在他窃自得意的同时，也会有很多与青白散证不全适宜的肝炎患者受到他的误治，此时则良药沦为鸩毒，仁术遍布杀机，生命受到残剥。

实则医虽小道，然关系性命，存亡在转掌之间，其中三昧，八纲六经，标本逆从，也并非是浅尝辄止辈所能够领略的，何况此村夫，是如此一位不学无术的滥竽充数者呢！叶天士先生弥留之际谓其后人："医可为不可为，必天资敏悟，读万卷书。吾死后，慎勿言医。"肺腑之言，以示医道之不可妄为，及《论语》"德先业后"之教，皆属不刊之论，当托诸不朽。

张师在他的《八五备忘录》中写道："医虽小道，关系人命。君子为之则大，小人为之则小。古人传方甚禁！每偿思及实有方剂不可妄传者。房中本为补益设，而小人仗以纵淫；武术本为自卫设，而盗贼恃以杀人。则传者必审人而授之可也。不然师者不能无责也。古人有言：三载访师，十年寻徒。真阅历语也。"《道藏》云："壅扼方术，绝及子孙。"孔子曰："非其人言之谓之失言，见其人不言谓之失人。"为人师者思诸！

青矾，始见于唐代《新修本草》。但是依据一些资料推测，今之青矾即是《神农本草经》中之矾石。因为在古代矾石又名涅石，郭璞云："（涅石）即矾石也"。《淮南子》云："以涅染缁。"而青矾具有染布为皂色的作用，可徵今之青矾即古之矾石。又，《金匮要略方论》硝石矾石散方云"服后大便色黑"，则其方中矾石为青矾而非白矾，因为服用白矾便色无染，服用青矾便色即黑。那么，青矾的药用史可推前至秦汉时代了。但是，又可以说，方中矾石非青矾，乃白矾，因为矾石为白矾是自古以来众人已许的事实，而且现代药理研究：白矾有利胆，治病毒性肝炎，抑制乙型肝炎表面抗原的作用，而青矾则没有这样的作用。那么仲景硝石矾石散治疗女劳疸那样的疸症，方中矾石当是白矾。不过，作为临床工作者，没有必要去辨矾石之是青是白，只要我们的青白散一方治疗肝炎有效，那么去使用它就好了，因为一切出发点均以临床取效为目的而定夺，这才是医者的本分，其他存之不论可矣。

青矾，酸、涩、凉、无毒，《新修本草》谓："本来色绿，故名绿矾、青矾。"又名皂矾，《本草纲目》："绿矾可以染皂色，故谓之皂矾。"又名绛矾，《新修本草》："烧之色赤，故名绛矾。"功效为解毒、燥湿、杀虫、补血、敛疮。白矾，酸、寒、无毒，功能为解毒、燥湿、清热、杀虫、止痒、止血、止泻、消痰。那么，对于青白散的矾石，我采用的是青矾还是白矾？遵照上人的经验，我是二者并用。

青葙子，苦、微寒、无毒。因为它功善明目，又名草决明，但是豆科植物决明子亦有时被人们叫做草决明，二者非一物，临证运用时应注意区别。其花叶似鸡冠，嫩苗似苋，故又名鸡冠苋。《神农本草经》云青葙子"主邪气"。《药性本草》云："治肝脏热毒冲眼，赤障，青盲，翳肿。"《日华子本草》云："明耳目。"《雷公炮制药解》云："入心、肝二经。"而肝开窍于目，肝炎病人每每出现眼结膜血管变化，如《医学微言》中说："肝炎患者，其血管不仅充血，而且还有如锯齿状的弯曲出现。凡是眼血管弯曲明显者，为早期象征；扩张较剧，色鲜红者，为病势演进之征；模糊或不太明显者，则为病程已长或向愈之征。其血管末端有黑点者，表示肝区疼痛较剧。病症向愈的患者，肿大的肝已缩小，或不能触及，其眼血管变化亦随之逐渐消失。"我治疗有血管攀于眼结膜的目疾时，采用青葙子辄奏良效，而且发现患有肝炎的目病患者，目病和肝炎往往同时治愈，恍然悟出上人用此三味药物治疗黄疸（包括肝炎）的用意，于是我转用此方治疗今日的各型肝炎病人，取得了一些经验与认识。想不到，寻它千百度，急得来显露；上人妙安排，早在无声处。

临床治愈乙型肝炎患者 1100 例观察

主　方	兼　服　方	病例/人次	平均服药时间/日	依据现代医学疗效标准的治疗效果
青白散		160	110	临床治愈
青白散	小柴胡汤	214	153	临床治愈
青白散	大柴胡汤	29	143	临床治愈
青白散	柴胡桂枝汤	35	180	临床治愈
青白散	柴胡加龙骨牡蛎汤	23	120	临床治愈
青白散	柴胡桂枝干姜汤	70	120	临床治愈
青白散	四逆散	7	200	临床治愈
青白散	抵当丸	191	113	临床治愈
青白散	桂枝茯苓丸	186	160	临床治愈
青白散	八味丸	3	157	临床治愈
青白散	当归芍药散	17	155	临床治愈
青白散	理中丸	60	60	临床治愈
青白散	六味地黄丸	7	260	临床治愈
青白散	一贯煎	15	272	临床治愈
青白散	逍遥散	60	190	临床治愈
青白散	丹栀逍遥散	8	170	临床治愈
青白散	补中益气汤	12	137	临床治愈

三、治消化系统疾病秘方"狗宝丸"

狗宝丸方：狗宝 15 克，牛嚼 1 枚，谷芽 100 克，各研为细末，再均匀地拌和在一块，用枣泥调和药末，捏成丸，每丸如绿豆大，每次服 10 丸，日服 3 次。

方剂功能：开郁散结，降逆和胃，健脾益气。

方剂主治：①幽门梗阻；②食道癌；③食道狭窄；④胃癌；⑤胃与十指肠炎症或溃疡所致的疼痛；⑥消化不良症；⑦各种病因所致的食欲不振、饮食不下；⑧精神性厌食症等。

这是圆通上人的经验方，原来没有名称，为便于叙述，我名之为"狗宝丸"。

狗宝是狗的胃内结石，呈圆球状，大小不一，一般直径约1.5～5厘米，表面灰白色或灰黑色，微有光泽，质重，坚实而细腻，咀嚼之有粉性而无砂性的感觉。现代药理研究表明主要成分为碳酸钙、碳酸镁、磷酸镁等。味甘而咸，性平，功能降气舒郁，化积散结，消肿解毒。

牛嚼，是牛的涎沫与食物在胃中日久天长渐渐黏聚在一块而形成的圆球状物质，一般直径约3厘米，表面灰黑色，无光泽，质轻。现代药理研究表明主要成分为各种酶，多种氨基酸，多种维生素等。味甘淡，性平。功能宣理中焦，补中益气，生肌长肉，擅疗脾胃疼痛。

谷芽，为禾本科植物稻谷的成熟果实，经加工而发芽所成。干燥的谷芽，呈长椭圆形而扁，两端略尖，长7～9毫米，宽3～4毫米，外稃包围果实，表面黄色，坚硬，具短细毛，有脉5条。基部有白色线形的浆片2枚，长约2毫米，其中由一个浆片的内侧伸出1～3条淡黄色的弯曲的须根。剥去外稃，内含白米1粒，质坚，断面白色，有粉性。用时，置锅内用文火炒至深黄色并大部分爆裂，取出放凉。味甘，性温。现代药理研究表明成分含淀粉、蛋白质、脂肪、酶、维生素B等。功能健脾开胃，下气消食，和中益气。

大枣，为鼠李科植物枣的成熟果实，呈圆形或椭圆形，长约2～3.5厘米，直径约1.5～2.5厘米。表面暗红色，带光泽，有不规则皱纹，果实一端有深凹窝，中具一短而细的果柄，另一端有一小突点，皮薄。肉质松软如海绵状，黄棕色。果核纺锤形，坚硬，两端尖锐。现代药理研究表明含蛋白质、糖类、有机酸、黏液质、多种维生素、钙、磷、铁等成分。味甘、性温。功能补气血津液，健脾胃，润心肺，益五脏，调营卫，和阴阳。将大枣用清水浸泡 1 小时，置锅内蒸熟，取出放凉，去皮、核，即成枣泥，功用与主治同大枣。

河北省广宗县一位男性老人，幽门梗阻，经各级诊所、医院治疗不愈，某几所大医院均谓只有采取手术疗法，但是患者想到要开刀，宁愿回家待死。一年来，生命赖西医静脉营养疗法得以维持。偶尔想进饮食，哪怕喝下一些稀的粥汤，不久便腹胀，接着便呕吐。大便已数月不见。求治于我，为他配制狗宝丸一料，他服后，3～4 日渐能进食，6～7 日病情大见好转。10 天过后，病人停止静脉点滴营养疗法，完全能够像正常人一样饮食了。

我曾经用狗宝丸治愈十几例胃痉挛、胃神经痛（慢性的顽固性的阵发性胃脘疼痛）患者。

有一个 4 岁男童，头发稀少、枯黄、竖长，贫血貌，四肢瘦细，腹部胀、硬、凹凸不平，不吃食品，对乳汁也不喜吮吸，异嗜纸屑、土块等秽物。曾经用过针刺疗法（刺四缝、脐轮）、刀割疗法（割掌）、贴敷疗法（将栀子、杏仁、葱、蜜等味药物捣如膏，摊布上，贴腹部）、捏脊疗法，并且曾经服过种种丸，丹，效果均不理想。西医怀疑为营养不良或内分泌紊乱。我诊之，正是中医学上称谓的"疳积"病。与狗宝丸，每次服 3 枚，日服 3 次。痊愈。

我一位朋友的老父亲患食道癌，市医院诊断后认为病已值晚期，已无法手术了。予以化疗，但是患者忍受不了用药后出现的乏力、发麻、咽干口渴、皮肤丛生血疹等毒副作用，只好回到家乡。我姑与狗宝丸试之，服用后，很快即能饮食，自觉心胸舒畅。一月后病苦若失，面色开始显露出光泽，主动到田间去劳动。我劝他到市医院复查。复查结果：食道肿瘤略缩。医院认为现在患者整体状况恢复较好，已适宜手术治疗。病人家属来找我商量手术的事情。我说，既然市医院的同仁们认为可以手术，这样，将病理组织全部切除，也许可得到根治呢！不幸的是，患者在手术过程中，心脏停止了跳动。

一日，我的诊室里来了一位高个子自谓过去很肥胖、然而现在极其瘦弱的少妇。她患的是精神性厌食症，因为怕肥胖，三年前开始故意戒食，后来，渐渐不喜欢吃东西，再后来，看见别人吃东西也厌恶，乃至现在一看到别人吃东西就恶心、腹满、呕吐。此时此刻，她坐在我的诊室里，瘦弱的身体皮包骨头，一阵风来，简直会被吹倒，萎黄、消瘦的面容，最令人醒目的是她那涂红的萎缩的口唇。她说，历经众医治疗，病情从未些许好转。对此，我予狗宝丸，患者服用数日即思饮食，且能够正常饮食。

四、治泌尿系统疾病秘方"肾精子散"

肾精子散方：肾精子、淡豆豉、赤芍药各等分，将后二味研成细末，每饭前取半匙，以米饭少许调拌，擀成小小的薄饼，将肾精子（一枚）放于其中，包裹住，捏成一丸，温水送服。

这是圆通上人的经验方，原来没有方剂名称，为便于叙述，我今姑名之为"肾精子散"。本方具有软坚散结，消肿除满，活血化瘀，利淋通窍，清热除烦，强肾益精的功能。主治：①癃闭；②尿潴留；③前列腺肥大；④尿血；⑤难产；⑥胞衣不下；⑦尿道狭窄；⑧肾结石；⑨膀胱结石；⑩胆结石；⑪儿童癫痫等病症。

方中肾精子，又名牛肾子，历代本草不载，是牛膀胱中的结石，有软坚散结、利淋通窍、强肾益精等功效。淡豆豉，人们知其能够清热除烦，但鲜知其能够活血化瘀。日人曾做过如下实验：将豆豉末放入动物刚刚凝结的血中，血很快即可溶解。赤芍药行血通滞，人所乐道，而其消肿除满之功高于群药，则知之者不多。《金匮要略》大黄牡丹汤证云治"少腹肿痞"，《伤寒论》桂枝加芍药汤证云治"腹满"，反复品味，久历临床，则会对赤芍药消肿除满的功效叹服。

接着，谈我自己运用"肾精子散"治疗疾病的验例。

我 19 岁的那一年，曾治一位男性老人。他素有小便淋沥的症状，起初，小便点滴不下。渐渐，下腹部如同充满了气的球一样，自觉窒憋得要死。1 月来，曾经诸医用过催吐法、取嚏法、滋肾通关法、宣上开中导下法、补肺肾阴法、活血化瘀法、敷脐剂、蒸腹剂等，治疗中，病情仍在加剧。治疗过程中，只有西医的导尿术有效，但只是暂缓而已，不久又依然如初了。因为尿闭的时间过久（已月余），导尿次数过频，尿道发炎、肿痛，每当给患者下导尿管时，患者嚎叫声，邻居都听得难受。后来我路过其地，闻其嚎叫而知其病，说肾精子散方，患者一服即效，两天痊愈。疗效之快速与可靠，出人意料。我也是从这一病例的治验，认识到了这首方剂的价值。

1997 年，我在海南省海口市治疗一位姓邓的男子，患慢性前列腺炎伴前列腺增生，曾治疗数年，效果不佳。我诊之，脉有力，小便日十几次，滴沥不尽，腰酸，疲倦，长年受疾病的困扰，心绪烦乱，因此睡眠也不好。我与肾精子散，他服用了 7天。痊愈。一年后，我又到海口，他听说后来访，说其病经我治好后至今没有复发。

我的学生小部，他的伯父患肾结石，曾经到河南省某专科诊所治疗不效。我让他服肾精子散，数日病瘥。

四川省德阳市的一位老年男性，患前列腺肥大数年，在当地久治不效。来北京找我治疗。小便日夜几十次，滴沥不已，常常才有小便感，而已经遗尿于衣裤之中。曾服用过前列康片、仙妮雷得冲剂、雌性激素、八味六味、左归右归等。我对此与肾精子散治之，服用两天开始见效，27 天停药，痊愈。

海南省海口市伍小强的妻子尿血，治疗于几家医院、诊所，均效果不佳。我与肾精子散，1 日血尿消失，服 7 日痊愈。

河北省威县一位汽车司机的儿子，6 岁，癫痫，一月发作7～8 次。几年来，曾经到石家庄、邢台、南宫等地求治不效。还用过不少民间流传的单方、偏方，也没有疗效。这小孩，身体肥胖，眼睛大而且炯炯放光，面色红，外表看上去很强盛，脉滑数。与肾精子散，服用 15 日，停药，再没有发作过。

家乡一妇人，肾结石，腹部阵发性疼痛，小便时尿血，诸医治疗十余日，不效。听说我回老家，来诊。与肾精子散，2 日疼痛、尿血悉消失，又过了一段时间，超声波检查：结石消失。

五、圆通上人单验方录要

（一）眼部疾病

眼肿疼痛：大黄，末之，每服 3 克，日 2 服。

又方：黄连末，以甘蔗汁浸一宿，点之，日 3 服。

目中胬肉：灵砂 2 分，日 1 服。

又方：雀矢，末之，乳汁调涂，日 1 服。

又方：杏仁 1 枚，末之，唾调涂之。日 1 服。

目赤攀睛：青葙子 30 克，水煎服，日 1 服。

眼漏：柿饼霜，涂患处，日 1 次。

迎风流泪：青盐水，注入眼角，日 1 次。

又方：桑叶 30 克，水煎洗目。

目常泪出：酸模茎汁，注眼角，日 1 次。

目中翳障：刺蒺藜，末之，每服 15 克，日 3 服。

又方：蜂房，水煎洗之，日 2 次。

又方：灵砂，每服 2 分，日 2 服。

又方：木贼 15 克，水煎服，日 1 服。

刺伤目珠：牛涎沫，时时涂之。眼目溢血：夜明砂，末之，每服 15 克，日 3 服。

又方：荆芥穗，炒，末之，每服 15 克，日 3 服。

双目失明：青皮 30 克，水煎洗之，日 1 次。

又方：决明子，末之，每服 10 克，日 3 服。

两目红，或肿痛：菊花 30 克，水煎服，日 1 服。

又方：童便洗之，日 1 次。

又方：桑叶 30 克，水煎洗，日 2 次。

又方：蒲公英 30 克，水煎洗，日 2 次。

目昼夜不闭：郁李仁 15 克，水煎服，日 1 服。

目赤昏眩：菊花 30 克，水煎服，日 1 服。

又方：决明子 15 克，水煎服，日 1 服。

目生星翳：密蒙花 30 克，泡水当茶喝。

目见云雾：白豆蔻 10 克，水煎服，日 1 服。

目赤烂眦：黄连末 10 克，以竹沥浸一宿，以沥点之，日 3 次。

偷针眼（麦粒肿）：蛇蜕 1 条，水煎洗，日 1 次。

又方：于鼻准上爆一灯火。

又方：莲芯 30 克，水煎服，日 1 服。

目昏花：枸杞子 300 克，煎如膏，每饭后服 10 克。

眼毛倒睫：五倍子，末之，蜜调敷之，日 2 次。

竹木刺目：墨，磨浓汁，注之，日 2 次。

麦芒入目：麦汁，注目中，日 3 次。

飞丝入目：陈墨磨浓，点入目内。

目珠涌出，羌活煎汤熏之，日 2 次。

又方：冷水浸渍目中，数数易水，少倾，平复如故。

夜盲：苍术 10 克，水煎服，日 1 服。

（二）耳部疾病

耳水、耳脓、耳痛：韭菜捣取汁，滴耳中，日 2 次。

耳聋：木耳 300 克，醋炒，末之，每饭后以冰糖水冲服 10 克。日 3 服。

耳鸣：蝉蜕 10 克，水煎服，日 1 服。

又方：鲜地黄，绵裹塞耳。

又方：乌头，如枣核大，塞耳，日 1 次。

耳痛：蛇蜕，末之，吹耳中少许，日 1 次。

又方：乌头，末之，麻油调涂之，日 1 次。

耳脓：柿蒂，末之，吹耳中少许，日 2 次。

又方：百草霜，吹入耳中少许，日 1 次。

又方：松脂，熔化，倒石板上，冷却后以刀刮起，末之，吹入耳中少许，日 2 次。

又方：熟鸡蛋黄，炒出油，注少许于耳内，日 2 次。

又方：枯矾，末之，吹入耳中少许，日 2 次。

又方：蛇蜕炭，末之，吹入耳中少许，日 2 次。

又方：蜂房炭，末之，吹入耳中少许，日 2 次。

耳中出血：龙骨，末之，吹入少许，日 3 次。

又方：蒲黄炭，末之，吹入少许，日 3 次。

水入耳中：水银豆许，安放耳边，水即出。

耳疮：五倍子炭，末之，麻油调涂，日 1 次。

又方：铅粉，涂之，日 1 次。

又方：制松脂：末之，涂之，日 2 次。

百虫入耳：猫尿，点入，虫即出。姜擦猫鼻，猫即尿，以容器收之。

又方：生姜汁，注入耳中。

又方：韭汁，注入耳中。

又方：麻油，注入耳中。

又方：花椒末，吹入耳中。

耳中气闭：麝香，末之，吹入耳中少许，日1次。

耳卒聋：麝香，末之，吹耳中少许，日1次。

（三）鼻部疾病

鼻痛：麻油涂鼻孔内外，日3～4次。

鼻血不止：牛粪阴干，瓦上烧黑，末之，吹入，日3次。

又方：刺委中出血。

又方：柏子仁一把，水煎服，日1服，或2服。

又方：桑白皮一握，水煎服，日1服。

又方：百草霜，吹入鼻中，日3次。

又方：血余炭，末之，吹入鼻中少许，日3～4次。

又方：白糖60克，开水1杯溶，放室外露一宿，翌日清晨服下，日1服。

又方：生地黄30克，黄酒煎服，日1服。

鼻塞：细辛，末之，蜂蜜调塞鼻中，日1次。

又方：小蓟10克，水煎服，日1服。

又方：大蒜汁，滴鼻中1～2滴，日1次。

又方：辛夷花，末之，每饭后服10克。

又方：苍耳子，麻油炸枯，以油滴鼻，日3次。

又方：瓜蒂，末之，吹入少许，日1次。

又方：鲜鱼腥草，捣汁滴鼻，日3次。

鼻渊：鱼腥草半斤，水煎服，日1服。

又方：辛夷300克，末之，羊胆汁调，为梧子大，每饭后服10丸。

又方：野菊花 10 克，水煎服，日 1 服。

鼻疮：吴茱萸 5 克，末之，醋调敷足心，日 1 次。

又方：人耳垢，敷之，日 1 次。

又方：肉桂 6 克，末之，烧酒调敷足心，日 1 次。

又方：杏仁捣泥，乳汁调涂之，日 1 次。

又方：熟鸡蛋黄，炒取油，抹入鼻中，日 2 次。

鼻流臭水：老刀豆，焙，末之，每饭后服 10 克。

又方：丝瓜藤汁，滴入鼻中，日 3 次。

又方：郁李仁 10 克，水煎服，日 1 服。

鼻息肉：轻粉，研极细末，吹入少许，日 1 次。

又方：瓜蒂，末之，吹入少许，日 2 次。

又方：藕节连须，末之，吹入少许，日 2 次。

又方：枯矾，末之，麻油调纳鼻中，日 2 次。

酒渣鼻：轻粉 1 克，麻油调涂，日 1 次。

又方：水银 3 克，唾沫调涂日 1 次。

又方：鹤矢，油调涂之，日 2 次。

又方：硫磺末，麻油调涂，日 2 次。

又方：芥麦末，麻油调涂，日 2 次。

妇人经来鼻衄：牛膝 15 克，水煎服，日 1 服。

（四）舌部疾病

舌疮：五倍子焙，末之，涂之。

又方：吴茱萸末，醋调一大捏，敷足心，日 1 次。

又方：蒲黄，涂之。

舌干：麦门冬，末之，以枣肉捣膏，每食 10 克，日 3 服。

舌裂：甘草 100 克，末之，每饭后服 3 克。

重舌：蛇蜕，焙，末之，醋调涂之，日 2 次。

又方：蜂房烧灰，醋调涂之，日 2 次。

舌伸出不收：冰片末，点之，日 3 次。

又方：吴茱萸末，醋调敷足心。

舌肿：吴茱萸末，醋调敷足心。又方：坑底泥涂之，1 辰后漱口，再涂之。

又方：蒲黄涂之。

又方：煅皂矾，末之，涂之，日 2 次。

又方：生半夏，醋煎取汁，口含之，日 2～3 次。

舌衄：蒲黄末涂之，日 3～4 次。

又方：槐花末涂之，日 3～4 次。

又方：戎盐末，涂之，日 2 次。

又方：荆芥炭 10 克，水煎服。

又方：百草霜涂之，日 3 次。

舌忽缩入：刺破舌尖，出尽恶血。

（五）身

蜂、蝎、蜈蚣螫咬：五灵脂，末之，涂之，日 2～3 次。

蛇咬：雄黄末，涂之，日 2～3 次。

头痛：川芎 30 克，茶水煎服，日 1 服。

又方：苍子炒香，末之，每饭后服 10 克。

又方：白芷，末之，每饭后服 10 克。

眉棱骨痛：白芥子 10 克，末之，以柿肉捣膏敷之。

面痛：巴豆仁一枚，末之，冷水调涂之，觉热，速洗去，日 1 次。

头痛且便秘：决明子 30 克，水煎服，日 1 剂。

偏头痛：牛蒡子，炒，末之，每饭后服 10 克。

又方：蜂房，煎水熏洗之，日 1 剂。

口吻疮：旋覆花，炒，末之，麻油调涂，日 2 次。

又方：五倍子，末之，唾调涂之，日 2 次。

喉痹：马鞭草 10 克，水煎服，日 1 剂。

牙痛：杨白皮 10 克，醋煎取汁，口含之，日 3 次。

牙动欲脱：骨碎补，末之，以鲜地黄汁为丸，梧子大，每服 50 丸，日 3 服。

眩晕，白果仁 30 克，末之，每日用热水冲服 3 克。

呕吐：伏龙肝 10 克，水煎，澄清，冷服，日 1 剂。

又方：雄黄，末之，每服 1 克，日 2 次。

又方：藿香 10 克，水煎服，日 1 剂。

又方：黄丹，以枣肉捣丸如包谷大，灯火上烧透，冷后，末之，服。

妊娠呕恶：葱白 1 枚，水煎冷服，日 1 剂。

又方：白豆蔻仁，8 枚，泡水当茶喝。

呕血、吐血：土鳖虫炭，末之，以乳汁送服 10 克，日 1 次。

咳嗽咯血：柏叶 10 克，水煎服，日 1 剂。

又方：柿饼炭，末之，每服 10 克，日 2 次。

肝热眩晕：柳枝 30 克，水煎服，日 1 剂。

面上癣：鸬鹚尿调桑灰，涂之，日 1 次。

瘰疬：槐米末，每服一匙，日 2 次。

又方：雄黄，末之，每服 6 克，日 2 次。

又方：夏枯草 100 克，水煎服，日 1 剂。

瘰疬溃烂：蜈蚣末涂之，日 2 次。

又方：桐油涂之，日 2 次。

疮疡胬肉：乌梅炭，末之，涂之，日 3 次。

疣：盐末，水调涂之，令牛舐之，日 1 次。

痣：以蜘蛛丝缠之。

水火烫伤：地榆末，麻油涂之，日 2 次。

又方：新石灰澄化，取清水同菜油调涂之，日 2 次。

喉蛾：黄柏，煎汁含漱，日 3 次。

咽喉生疮：吴茱萸末，醋调敷足心，日1次。

粗脖子：铜，放水瓮中，日日饮瓮中水。

音哑：桑叶10克，泡水喝，日2次。

白癜风：杏仁捣泥，以鸡子白调涂之，日3次。

四肢骨节痛：臭梧桐300克，末之，每服3克，日3服。

狐臭：铜屑，醋调涂之，日1次。

又方：水银少许，唾沫调涂之，日1次。

漏肩风：大乌头1枚，破8片，浸酒300克，27日后，每饭毕服1盅。

腕痛：甜瓜子，末之，每饭后服10克。

气聚腹胀疼痛：莪术30克，水煎服。

又方：乌药30克，水煎服。

老胃脘痛：羊嚼1枚，打碎，水煎服。

久咳：甘草，末之，每服10克，日2次。

久喘：椒目，末之，每服10克，日1次。

久吐、咯血：伏龙肝，末之，每服10克，日3次。

顿嗽：蜂房炭，末之，每饭后服3克。

白发转黑：旱莲草，末之，每服10克，日3次，黄酒冲服。

痄腮：赤小豆，末之，冷水调敷，日1次。

又方：葶苈子，末之，冷水调敷，日1次。

又方：蛇蜕一条，水煎服，日1剂。

面目浮肿：甜瓜蒂，焙，末之，吹入鼻中取水出。并治黄疸。

水肿：香薷15克，水煎服，日1次。

脱发、斑秃、全秃：晚蚕沙120克，黄酒煎服，日1次。

又方：黑芝麻花，末之，以芥末油调涂之，日1次。

忽然发脱尽：井底泥涂之，日1次。

老人狐疝：小茴香300克，炒，末之，每服10克，日3次，黄酒冲服。

奔豚：吴茱萸10枚，水煎服，日1剂。

脱肛：蝉蜕10克，水煎洗，日2次。

背沉：乌药，末之，每服10克，日3次。

卒腰痛：胡桃仁30克，水煎服。日1次。

劳则腰疼痛：杜仲炭，末之，每饭后服10克，日3次。

又方：续断30克，水煎服，日1剂。

水便数：益智仁，末之，每服10克，日3次。

淋痛：海金砂，每服10克，日3次。

热淋：双花30克，水煎服，日1剂。

寒淋：小茴香，焙，末之，每服10克，日3次。

尿闭：冬葵子，经霜者，30克，水煎服，日1剂。

小便不利：人指甲，煅，末之，每服10克，日2次。

饮一溲一：甘草，末之，早晚各服10克。

脚浮肿：葱子30克，水煎熏洗之。

足后跟痛：草乌头，末之，缝入鞋垫。

足痛：臭梧桐，末之，每服10克，日3次。

脚气痛：木瓜10克，水煎服，日1剂。

中风后身麻木：红花15克，水煎服，日1剂。

形肥：桃花，阴干，每饭后服3克。

荨麻疹：热粥1碗，加香菜30克，再加热微煮，食之。

乳疮：茄子，经霜者，末之，涂之，日2次。

乳痈：蜂房1枚，焙，末之，每服一匙，日3次。

石淋：鸡矢白，炒，末之，每服一匙，日3次。

梦遗：荷叶，末之，每服10克，每日3次。

盗汗：桑叶，末之，每服10克，每日3次，每晚服1次。

滑精：高粱花，末之，每服10克，日3次。

痔疮、便血、疼痛：地锦草，阴干，末之，每服10克，日3次。

血崩：甜杏仁皮，焙，末之，每服 10 克，日 3 次。

漏下：川牛膝 30 克，水煎服，日 1 剂。

胞衣不下：蝉蜕 30 克，水煎服，日 2 剂。

带下黏臭：红糖 150 克，白酒 300 克，搅和点燃，酒尽火灭，冷后，将糖研末，每服 30 克，日 3 次。

痢疾：木槿花 30 克，水煎服，日 2 剂。

腹泻：乌梅肉 30 克，水煎服，日 1 剂。

大便鲜血：椿根皮 30 克，水煎服，日 1 剂。

又方：地榆 15 克，水煎服，日 1 剂。

便秘：生半夏，末之，每以姜汤冲服少许。

闭经：蚕沙 150 克，黄酒煎服，日 1 剂。

避漆树毒：面白、黄色者，莫近其处。

又方：川椒 30 枚，末之，涂鼻孔中。

避蛇毒：佩雄黄。

解食蔬毒：绿豆 300 克，水煎，频服其汁。

金伤：以生半夏末涂之。

（六）癔

狂：胆矾 0.3 克，末之，温水调服，吐尽痰效。

又方：黄丹 0.3 克，放入鸡蛋中，煨熟去壳，食之，日 1 次。

不寐：马宝，每服 0.3 克，每晚服 1 次。

癫：甘松，末之，每服 10 克，日 3 次。

小儿摇头弄舌：蚤休，末之，每日以蜜调少许涂口中。

多恐，多梦，多疑，多虑，多惊，乏力，乏神：五味子 300 克，末之，每以干姜煎汤送服 10 克，每日 3 次，每晚服 1 次。

嗜睡：酸枣仁 30 克，水煎服，日 1 剂。

又方：甘蓝子，末之，每午时服 10 克。

精神不振：马前子，焙鼓起，末之，每服 0.3 克，日 3 次。

小儿呆：天南星，末之，每服 1 克，日 1 次。

老人呆：白果仁末之，每日服 2 枚，热黄酒冲服。

怔忡：石菖蒲 15 克，水煎服，日 1 次。

啼哭，悲伤，恍惚：徐长卿 300 克，末之，每服 10 克，日 3 次。

又方：合欢花 30 克，水煎服，日 1 剂。

小儿夜啼：朱砂末，唾调手心、足心、脐中，每晚 1 次。

第三节　妙定师秘验方

一、治血液病秘方"换髓汤"

换髓汤方：石膏 25 克，地骨皮 20 克，鹿茸（研）6 克，大青叶、双花、栀子、大黄各 6 克，水煎服。

功能：清热凉血，补血止血，泻热逐邪，填精补髓。

主治：①再生障碍性贫血合并感染者；②白血病，发热者；③鼻衄久治不愈，血热血虚者。

加减：若咽喉痛，加山豆根，马勃；若咽喉痒，加橘红；若咳嗽，加川贝母；若牙龈出血，加石斛；若鼻出血，加桑白皮；若呕血、吐血，加竹茹；若咳血、唾血，加柏叶；若便血，去大黄，加藕节；若尿血，加苎麻根；若妇人月经来量过多、不止，去大黄，加藏红花。

方解：石膏、地骨皮清热，双花、大青叶解毒，栀子凉血止血；此方配伍之妙，在于大黄与鹿茸泻补之互用，大黄泻下逐邪，可将髓血中之热毒排荡而出，复以鹿茸补髓生血填精为佐，则逐邪而不伤正，病去而人存，于此可见中医复方配伍之妙，可悟医术何以臻于至善至美之道。

方剂来源：这是释妙定师传方。妙定师，南阳人，自少年出家为僧，游遍全国名山中的寺院道观。一段时期，曾住持在我故乡附近的他所建造的一所小寺院里。师初来这里建寺，历尽艰难，我当时协助他做了一些微不足道的小事，在感情上同师心心相印，结下了深厚的师徒之谊。

妙定师所传的这首经验方剂，原来没有名称。这里，为了便于叙述，我名之为"换髓汤"。

典型病例：少年郭某，患再生障碍性贫血，求治于石家庄、北京等地的血液病专科门诊、医院，治疗无效。患者面色痿黄而消瘦，时时鼻衄、齿衄，皮肤上遍布出血斑点，低热、咳嗽、咽痛，脉数。住院病历上这样写道："……进行性贫血，出血，感染。骨髓活检：骨髓造血组织与脂肪组织比例为 2：1 以下，巨核细胞减少，非造血细胞增多。细菌培养见金黄色葡萄球菌……"对此，我给予换髓汤加川贝母、马勃、山豆根、石斛、桑白皮治之。服用后，大便日泻 5～6 次，但精神、食欲、面色变好，半月后各种症状消失。嘱去医院骨髓活检，结果揭示造血功能恢复，白细胞、红细胞、血小板客观值恢复正常。细菌培养检查：感染转阴。效不更方，坚持服用 3 个月，痊愈。

二、妙定师秘验方录要

（一）神经衰弱

草决明、白扁豆、五味子各 15 克，甘松 30 克，麦门冬 3 克，玫瑰花、合欢花、蚤休、陈皮各 10 克，水煎服。

（二）急性泌尿道感染

生地黄、北沙参各 15 克，麦门冬、赤茯苓、木通、黄柏各

10 克，甘草梢、淡竹叶各 3 克，水煎服。

（三）乙型肝炎

虎杖 500 克，炒，为末，每服 10 克，白糖水冲服，日服 3 次。

（四）颈淋巴结结核

夏枯草、浙贝母各 10 克，全蝎 3 条，水煎服。

（五）萎缩性胃炎

黄芪、五灵脂各 30 克，佛手、陈皮、白扁豆、蒲黄（包）各 6 克，水煎服。

（六）肝脓疡

当归 24 克，金银花 100 克，玄参 30 克，甘草、柴胡、龙胆草、黄芩、赤芍各 10 克，水煎服。

（七）心肌供血不良

丹参 30 克，郁金、檀香、瓜蒌、薤白、红花、元胡、党参、当归、寸冬、桂枝、炙甘草各 10 克，水煎服。

（八）血压低，吃饭后即欲睡眠

当归、川芎、白芍、熟地黄、党参、炒白术、茯苓、枳壳、肉桂粉、黄芪各 10 克，炙甘草、砂仁（杵，后下）各 6 克，水煎服。

（九）风湿性关节炎、风湿热、三叉神经痛、坐骨神经痛、骨质增生

当归、川芎、赤芍、白芍各 15 克，生地黄、熟地黄各 60

克，制首乌、党参、太子参、黄芪、羌活、独活、防风、草乌（杵）、乌头（杵）、青皮、陈皮、枳壳、枳实各 10 克，桑寄生、杜仲、续断、狗脊、木瓜、伸筋草、五加皮、透骨草、虎杖、海风藤、鸡血藤、忍冬藤、青风藤、追地风、千年健、辽细辛各 15 克，蜈蚣、全蝎各 7 条，白花蛇 3 条，乌蛇 1 条，地龙 7 条，红花 15 克，穿山龙、石楠藤、活血莲、八月札各 15 克，马前子（杵）100 克，乳香、没药各 15 克，桑枝（切）、柳枝（切）、松枝（切）、槐枝（切）各 30 克，怀牛膝、川牛膝、灵仙、桂枝、肉苁蓉、骨碎补各 17 克，白糖 500 克，红糖 500 克，用高度白酒 1000 克，浸众药 30 日，加水 2500 克，上火煎一二沸，去药渣。每服 4 毫升，日服 3 次。

（十）肝癌

八月札 30 克，斑蝥 0.03 克，鳖甲 30 克，柴胡、白芍、当归、云苓、白术、党参、黄芪、郁金、三棱、白扁豆、半枝莲、白花蛇舌草各 15 克，水煎服。

（十一）功能性子宫出血

芎䓖 30 克，白酒 1 杯，水 3 杯，浸泡 1 小时，用文火煎，分 2 次服。

（十二）各种原因所致阴道出血

阿胶、当归、冬瓜仁各 30 克，红花 20 克，水煎服。

（十三）不孕

全当归、远志肉各 100 克，以黄酒 1500 克，白酒 500 克，浸半月。每饭后饮 1 杯。

第四节　仁善师秘验方

仁善师秘验方录要

（一）普通感冒、流行性感冒

酒羌活、粉葛根、紫苏叶、鲜芦根、白茅根、荆芥穗、南防风、北柴胡、大青叶、炙麻黄、炒杏仁、薄荷叶、藿香梗各3克，牛蒡子2.5克，粉甘草1克，水煎服。

（二）慢性耳鸣、耳聋

细生地、杭白芍、当归尾、川芎片、盐知母、盐黄柏、炙全蝎、活磁石、刺蒺藜、黄菊花、枸杞果各3克，建泽泻、全蝉蜕、路路通、骨碎补、紫苏叶、广木香、牡丹皮各2.5克，水煎服。

（三）萎缩性鼻炎

苍耳子、桑白皮、白通草、黄菊花、薄荷叶、五味子、丝瓜根、北沙参、玄参片、炙甘草各3克，水煎服。

（四）过敏性鼻炎

辛夷花、荆芥穗、土白芷、冬虫草、白通草、五味子、箭黄芪、乌梅肉、北防风、炙甘草各3克，水煎服。

（五）气管炎，哮喘

炙麻黄、炒杏仁、地龙片、白果仁（捣）、炙天虫、胡桃肉、炙甘草、桑白皮各 3 克，蜀椒子 1 粒，葶苈子、冬虫草各 1.5 克，水煎服。

（六）肺气肿、喘咳

全瓜蒌、紫苏子、甜桔梗、炒枳壳、清半夏、陈皮丝、川贝母、百合片、麦门冬、太子参、云茯苓各 3 克，姜厚朴、淡泽泻、炙甘草各 1 克，水煎服。

（七）冠心病

九香虫、当归身、川芎片、酒赤芍、太子参、醋元胡、光桃仁、草红花、麦门冬、桂枝尖、参三七、酒百合、五味子、炙甘草各 3 克，水煎服。

（八）高血压

夏枯草、柳树枝、夜交藤、生龙骨、生牡蛎、淮牛膝、杭菊花、赤芍药、青木香、参三七、上党参、箭黄芪、地龙干、活磁石、绿豆衣各 3 克，水煎服。

（九）心力衰竭

炙麻黄、炒杏仁、炮附子、嫩桂枝各 3 克，炙甘草 2.5 克，辽细辛 0.3 克，太子参、麦门冬、五味子、桑白皮、葶苈子、万年青、赤芍药、木防己、灯心草、云茯苓、关木通、车前子、大白片、炙鳖甲各 3 克，水煎服。

（十）萎缩性胃炎

粟谷芽、太子参、乌梅肉、五灵脂、炒蒲黄、白豆蔻、山楂核、九香虫、生牡蛎各 3 克，马前子 1 克，水煎服。

（十一）久泻

炙米壳、乌梅肉、淮山药、枣树皮、巴豆炭、焦三仙、川芎片、炒白术各 3 克，吴茱萸 0.6 克，五味子 1 克，水煎服。

（十二）各型慢性肝炎

虎杖片、醋柴胡、炙甘草、炮山甲、生牡蛎、菟丝子、巴戟天、女贞子、炒白术、太子参、槟榔片各 3 克，水煎服。

（十三）肩背痛

北防风、川羌活、辽藁木、川贝母、桑白皮、川白芷、醋元胡、当归尾、川芎片、蔓荆子各 3 克，陈皮丝、白豆蔻各 1.5克，水煎服。

第五节 心明师秘验方

一、治血液病秘方"再生丹"

再生丹方：皂矾 90 克（煅），赤赭石 30 克（煅），禹粮石 3克（煅），砒石 1 克（炼），牛黄 30 克，鹿茸 90 克，分别研末，掺和拌匀，枣肉（不拘量）同药末捣如膏状，捏丸如豉大，每服1 枚，日 3 服。服药期间，宜冷饮冷食，禁忌酒、葱、姜、蒜、韭、辣椒、醋、茶水。

本方为桐柏山道士陈心明老师（自 15 岁入武当山，40 余岁后从桐柏山老郝道人学道家疡科医术）所传。原来方中没有牛黄、鹿茸，我依据自己治疗经验加入。

本方治疗再生障碍性贫血、白血病、骨髓异常增生、巨幼细胞性贫血等各种原因引起的，或者原因不明引起的血液病具有良好的效果。

这里指出，各种血液病，如果患者的脉搏呈滑大动弦数等阳脉者，必须兼服犀角地黄汤或增损双解散等方清热解毒、凉血泻火。

皂矾，天然品主含硫酸亚铁，因产地的不同，还时常含有或多或少的铜、铝、锌、镁等夹杂物。内服后，在胃中水解生成亚铁离子，至肠中即被肠黏膜上皮细胞吸入，于是大部分进入血液循环，而小部分被黏膜细胞氧化成为三价铁离子，并与黏膜内去铁铁蛋白结合成为铁蛋白而滞留其中。进入血液的亚铁离子，立刻被氧化成为三价铁离子，并与血浆中的转铁蛋白结合，成为血浆铁。血浆铁以转铁蛋白为载体，运转到机体各贮铁组织，并供骨髓造血使用。小量内服，补充人体铁离子的缺乏，促进红细胞的新生和增加血色素的数值，促进血液生成，而有良好的补血作用，一般治疗后第 10～14 天网织红细胞上升出现高峰，贫血越重，效果越好。

皂矾酸、涩、凉，但是一经煅炼，则凉性转变为热性。赤赭石和禹余粮也是这样，砒石，味辛酸，性热，经炼后，升华成为砒霜，则其性愈发热烈了。正因为情况如此，所以古人的经验，服用丹药的同时，宜日进冷饮冷食。

砒石，主要成分为三氧化二砷。长期吸收少量，抑制氧化，使同化作用加强，促进蛋白合成，皮肤营养改善，加速骨骼生长，使骨髓造血机能活跃，促使红细胞和血色素新生。能促进消化机能，使食欲增进。

赤赭石，也叫做代赭石，但心明师称作赤赭石，故从师。为氧化物类矿物赤铁矿的矿石，主含三氧化二铁、硅、铝、镁、锰、钙等，内服保护胃肠黏膜，吸收入血则能够促进红细胞和血红蛋白的新生，而有一定补血作用。中药学谓其味苦甘性平，一说微凉，具有良好的止血功效。

禹粮石，又名禹余粮、太一余粮，为斜方晶系褐铁矿的矿石，常由含铁质的矿物暴露在潮湿空气和碳酸或有机酸中，渐行分解，铁质沉淀而成。成分主要为三氧化二铁，尚含有少量的硅酸、磷酸、铝、锰、镁、钾、钠等。现代药理分析，吸收入血，能促进红细胞的新生。中医药学认为其甘涩微寒，具有强壮止血的功能。历代本草用时研细、水飞使用，心明师用之煅用，炮制的方法同皂矾。

牛黄，主要成分含胆酸及胆红素，并含去氧胆酸、胆固醇、麦角固醇、牛黄酸、卵磷脂及铜、铁、锌、镁等金属盐。现代药理表明，能够抑制血小管通透性而有抗炎作用。可促进造血机能，增加家兔的红细胞及血红蛋白量。中医药学谓牛黄性寒凉，而血液系统疾病常易合并感染，呈现热性症状，这时候，在一派温热药中佐以能够补血凉血的牛黄是很有必要的。

鹿茸，现代药理表明含多种氨基酸，其中以赖氨酸、脯氨酸、丙氨酸为最多。又含雌激素、雄激素、前列腺素及 26 种微量元素，其中铜、铁、锌、锰、铬、钼、镍、钴 8 种为人体必需的元素。《名医别录》谓："疗虚劳，洒洒如疟，羸瘦，四肢酸疼，腰脊痛，小便数利，泄精尿血。破瘀血在腹，散石淋痈肿，骨中热疽。养骨，安胎，下气。"《本草纲目》谓："生精补髓，养血益阳，强筋健骨，治一切虚损。"《中药学》谓：本品有强化作用，减轻疲劳，改善睡眠，促进饮食，提高机体的免疫功效，增强红细胞、血色素和网织红细胞的新生，升高白细胞，防治心律失常，提高耐缺氧能力，加快急性失血性低血压的恢复，加速骨折、伤口的愈合。

方中皂矾补血，赤赭石、禹粮石补血止血，砒霜补血，强壮，增进食欲。鹿茸补髓生血。诸药性热，故佐以牛黄之寒。尝闻妙定师说："牛黄善解一切热毒。"而且现代药物学认为牛黄造血补血，则一物两当，相佐复以相能。今将鹿茸、牛黄添足于再生丹中，望陈师谅解弟子之意怀而恕后学之妄举！

陈师曾经向我说："自谓砒攻血毒，阅反经，悟炼丹之妙；石药力笃，参同契，得再生之趣。用此方（即没有加入鹿茸和牛黄的原方）曾治愈恶性贫血者数十人。"

皂矾的炮制，一般将皂矾同等量米醋放在砂锅内，盖好，放在炭火炉上烧煅，待矾熔化，即用竹筷子搅拌，使矾与醋混合均匀，接着加热再烧煅，至全部呈赤色即得。不过陈师所传的方法，制皂矾时不加米醋，但放在炭火炉上烧煅，待变为赤色即成。

炼砒石的方法，是将白砒放在一只阳城罐内，再用另一只罐扣住，并用六一泥（6份泥1份盐）涂济封严两只罐口相接合处的缝隙，放在炭火炉上烧炼，一天一夜后，灭火，端下，揭开，则见砒霜升着于罐内，以鸡羽扫取即得。

赤赭石的炮制方法，将其放砂锅内，煅红透，倾入醋盆中淬酥，如是三度即成。

我在家乡悬壶的时候。有一位姓泮的小姑娘，11岁，乏力、发热，到乡卫生院按感冒治疗，不见好转，因发现皮肤黏膜出血斑点，怀疑他病，嘱去县医院诊治。经诊治，鼻衄又起，即转至山东省临清市医院治疗，予以清热滋阴不效，患者因贫血严重而出现休克状，予参附汤，元阳回而苏醒。怀疑再障或白血病，建议去上级医院诊治，转至河北省邢台市医院诊断为白血病，治疗无效。转至河北省石家庄市省医院诊断为白血病，治疗不愈。病情垂危，医院主任医师认为不可挽救。患者家属见事已至此，与其让孩子死在外地，不如死在家里，即速返家乡。回到家，边输血，边准备后事。这时，陈师适游至此地，应诊往治。给以再生丹原方，兼服犀角地黄汤。病情迅速好转，数日，鼻衄便血均止，低热、皮肤黏膜出血均消失。续服一月，痊愈。

一个 16 岁的男孩子，严重贫血，身体面目浮肿，诊断为原因不明性贫血，此即中医学上所谓的血虚黄胖病，治疗数月无效。找我，非阳脉，无热象（即无合并感染症状），与再生丹加鹿茸、牛黄，服用 10 日大效，1 月痊愈。

皂矾为低价铁盐，遇鞣质易生成不溶于水的鞣铁，失去疗效，故服用皂矾或含皂矾的方药期间，忌饮茶水。皂矾多服，能够引起呕吐、腹痛、泄泻、头晕等不良反应，故服用应适量。

砒石剧毒，内服不能过量，以防中毒，病愈应停服急性中毒潜伏期为 30 分钟～1 小时，轻者，眼睑水肿、目眩、皮肤发红等；重者，口咽干燥，灼热，吞咽困难，继而剧吐，腹痛腹泻，大便呈米汤样，带血丝，血压下降，少尿，发绀，四肢冷，虚脱，死亡多发生在中毒后 24 小时至数天内。亦有引起血紫质病样发作者，尿卟啉强阳性。急救之方：胆矾 0.3 克，为极细末，温水化服，可刺激胃黏膜引起呕吐中枢兴奋而催吐。服药呕吐后，饮入适量温水，再吐再饮，令胃中毒物完全排出。临床经验，此方不仅催吐，而且还有导泻作用——这一点，现在药理研究还没有发现。又方：防风 15 克，绿豆 12 克，甘草 6 克，水煎服，日 1 剂，连服 1 月，效果优于西药二巯基丙磺酸钠、二巯基丁二酸钠等西药特效解砷毒药物。又，砒石极易溶于乙醇。《本草纲目》砒石条云："若得酒及烧酒，则腐烂肠胃，顷刻杀人。"故忌以酒浸、冲服此方药，或者服药期间饮酒，以防中毒。又，陈师救砒石中毒方：黑铅 250 克，磨水灌服。

现代中药化学分析和药理实验的有关知识，对于探索中药防治疾病的原理，改进中药的炮制和制剂，提高临床疗效，固然有着重要的指导意义，但是中药品种繁多，化学成分十分复杂，一味药物所含成分少则数种，多者可达数十乃至百余种，更不要说中医治疗疾病所重视、所常用的是数味药物乃至十几味、几十味药物组成的复方了。岳美中先生说："中医治病取效多在复方。"

千万年来，中医药学对每味中药所阐明的作用，实非现代中药化学及药理实验所能尽得，所以我认为现代中药化学或者药理的研究，现在只能够阐明中药防治疾病的部分原理。清代著名医学家徐灵胎在《医学源流论》中论及中药治病的道理时说"有可解者，有不可解者"，即使是到今日，至少到今日，其言还是具有一些现实意义的。

附：心明师"再生丹"治疗再生障碍性贫血 30 例疗效观察

现代医学的再生障碍性贫血一病相当于中医学的虚劳证。早在两千年前，《金匮要略·血痹虚劳病脉证并治》即载："脉大为劳，极虚亦为劳……主渴及亡血。卒喘、悸，脉虚者，重虚也。……劳之为病，脉浮大，手足烦……妇人则半产、漏下，男子则亡血、失精。虚劳，里急，悸，衄……四肢酸痛，手足烦热，咽干燥……虚烦……五劳虚极，羸……"这里所载对今天西医学的再生障碍性贫血等血液病的贫血、出血、感染等症状，描述得相当细致精确。

我治疗再障，采用陈心明老师所传"再生丹"方剂，十几年来久经使用，疗效颇良。今将所治 30 例再障病人的疗效观察记录如下：

（一）诊断标准

1. 全血细胞减少，网织红细胞绝对值减少；

2. 一般无肝脾肿大；

3. 骨髓检查显示至少一部分减低或重度减低（如增生活跃，须有巨核细胞明显减少，骨髓小粒成分中应见非造血细胞增多）；

4. 能除外其他引起全血细胞减少的疾病。

（二）疗效标准

治愈：贫血、出血症状消失；血红蛋白达到男 120 克/升，女 100 克/升；白细胞达到 4×10^9/升；血小板达到 80×10^9/升以上，随访 1 年以上无复发。

（三）病程、例数、疗程、疗效

病程	1 年以内	10 年以内	10 年以上
例数人数	16	9	5
疗程	90 日	150 日	240 日
疗效／治愈	14 人	6 人	2 人

（四）注意事项

合并感染，高热不退，或脉数，或出血多者，兼服犀角地黄汤合升降散加减治疗。

二、治痈疡秘方“桐柏丹”

桐柏丹方：水银 60 克，白矾石、硝石各 30 克，青矾、硫磺、雄黄各 15 克，黄丹、朱砂各 10 克

炼制方法等：先将后七物纳入阳城罐内，次纳入水银，以铁盏盖住罐口，用盐水调和赤石脂粉若泥状，将罐和盖的接合处涂济封固，再用铁丝上下缠住罐和铁盏，上压以石块，放炭火上烧炼之。先文火 1 小时，后武火 1 小时，停火，放冷，去泥揭盖，取出其丹。丹色若赤金。贮存于瓷瓶中，放在阴凉处。用时，取适量，研磨成极细粉末。

方剂来源：为陈心明老师传我方。陈师得之于桐柏山上的郝

道人。郝道人，不知何许人，常年住在桐柏山上的茅棚之中，擅用所炼丹药治疗中医外科疾病，闻名山内山外。陈师曾师事之，尽得其术。本方原名"赤金丹"，后来，陈师为了不没郝师授受之恩，故名曰："桐柏郝道人丹"，简称"桐柏丹"。

用于治疗：①痈肿；②疮疡；③瘘管；④顽癣、疥疮；⑤梅毒等病症。

具体使用方法：治疗疮疡，将丹末少许薄薄地撒布在纱布上，覆盖在疮疡上面；治疗瘘管，将丹末加粳米饭共捣，捏做寸许长短的条状，阴干，用时插入管内，管小者插一条，管大者多插几条，以膏药覆盖；治疗痈肿，初起未化脓者，将丹末少许加冰片，麝香各少许，以温水调和后点在痈肿上，即消；如果痈肿已化脓而未穿口者，以丹末加斑蝥、蓖麻仁油调涂其患部当中处，1～2 日即皮破脓出，胜于手术和引流；治疗疖肿遍生身上，久治不愈者，内服丹末半分，晨起空腹服下，隔日 1 次，连用 3 日，过数日或十数日，疖肿即消，不会复发；治疗梅毒，内服，或者用芝麻油调和外涂，俱极效验。切记，内服剂量一日 1 次，1 剂量不可超过半分，且不可久服。外用也要灵活地掌握剂量，每用少许即可，且中病停药。

考桐柏丹一方，是有 8 种无机药物经过高温烧炼而成的氧化汞类的化学制剂，略杂有铁等其他物质。当其在加温过程中，药物之间发生一系列的化学变化，水银被硝石中的硝酸基以及烧炼后的氧气所氧化而生成氧化汞、硝酸汞等化合物。此等以氧化汞为主的化合物，能够消毒杀菌，促使厌氧菌等感染的痈疡坏死组织软化腐蚀。所以桐柏丹可使创伤炎症得以消退，渗出物得以减少，坏死组织得以排出，局部新组织再生，疮口愈合。桐柏丹可谓是一种治疗疮疡感染、痈肿、瘘管等外科疾病的良药，具有提脓拔毒，祛腐生肌，清创敛疮等疗效。

清代杰出的中医药学家徐灵胎，精内、外科。所著《医学源流论》论述精当、深刻，其中关于内、外科方面，曾这样写道：
"外科总以传授为主，徒恃学问之宏博无益也。有传授则较之内科
为尤易（我认为，先生斯言大义是，内科病症复杂变化，其理深
远，非学问通达则无以得其道以为其事，至于外科，相对说来病
症比较单纯、少变化，又以外治法为主，所以与内科之道重学问
宏博不同）。唯外科而兼内科之症，或其人体有宿疾，或患外症之
时，复感他气，或因外症重极，内伤脏腑，则不得不兼内科之法
治之，此必平日讲于内科之道而通其理，然后能两全而无失，若
不能治其内症，则并外症亦不可救，此则全在学问之深博矣。"

这里，我将自己运用桐柏丹治愈的典型病例拈出，供同道
参考。

3 岁儿童，因肌注西药，1 小时后注射区肌肉局部红肿，两
天后发高热，西医诊查谓尚未化脓，先静滴抗生素，待化脓后再
予以手术治疗。数日高热不退，复诊谓已化脓，于是予以手术，
然后清创、静脉营养。高热退。经过半月时间，几经剪肉、引
流、清创，伤口脓腐不已且范围扩大。转至中国未来研究会医学
委员会疑难病研究所，我对此用桐柏丹治之，2 日脓净腐去，生
出红活新肉，7 日疮口收敛而愈。

17 岁男性，自出生以来，每年夏季遍身痈疖丛生，静滴抗
生素即消失，如是年年夏季复发。我用桐柏丹治之，让他每天早
晨服用 0.3 克，隔日 1 次，服用 3 次。患者服后，脾胃略感不
舒，大便泄泻。坚持服用 3 次。从此，没有复发。

我的朋友张某，其母臀部有手掌大那么一块顽癣，患部发
痒、枯燥、落屑，曾经运用过口服中西药物、药物熏洗、外敷药
膏、外涂药液、西药局部封闭等疗法，有效者，有不效者，均未
愈。我用桐柏丹 3 克，檀香末 30 克，调匀制作燃香，让她每天
晚上点燃 1 支，以鼻徐徐地，轻轻地嗅吸香烟，数日痒止，皮损
状态好转，半个月皮损恢复正常。

我在老家县城悬壶时，北关村有一个强壮的妇人，患痔瘘出脓水、瘙痒，久治不瘥。我用桐柏丹做药捻治之，数日即愈，没有复发。

三、心明师秘验方录要

（一）妇人百病

益母草 500 克、紫河车 500 克、乌贼骨 250 克、当归 100 克、川芎 100 克、白芍 100 克、熟地黄 500 克、党参 100 克、白术 100 克、茯苓 100 克、白花蛇舌草 500 克、乳香 250 克、没药 150 克、桃仁 150 克、红花 30 克、桂枝 60 克、赤芍 60 克、陈皮 30 克、青皮 30 克、香附 500 克、乌药 100 克、柴胡 30 克、郁金 30 克、沙苑子 60 克、覆盆子 60 克、枸杞子 100 克、蛇床子 30 克、淫羊藿 60 克、贯众 60 克、鹿衔草 500 克、牛膝 250 克、蚤休 60 克、月季花 100 朵、玫瑰花 100 朵、丹参 500 克、五灵脂 250 克、蒲黄 250 克、艾叶 30 克、阿胶 100 克、巴戟天 250 克、桑寄生 100 克、续断 100 克、杜仲 100 克、吴茱萸 100 克、丹皮 60 克，水煎 3 次。每次取药液 1 盆，共 3 盆。捞出药渣，不用。将锅刷净，涂以麻油，再将药液倾入，文火煎至减半时，加入红糖 2500 克，不住手搅，煎至以竹筷子挑起滴落成条状时为度，取出放入净盆中，密封贮存。每日饭后服 10 克。

（二）贴诸癌瘤膏药

藤黄 30 克、青皮 150 克、乌头 100 克、蟾酥 30 克、乳香 30 克、没药 30 克、马前子 30 克（杵）、蜈蚣 30 条、巴豆 30 克（杵）、砒石 10 克、蓖麻子 30 克（杵）、麻黄 30 克、白芷 30 克、斑蝥 15 克、甘草 150 克、当归 150 克，上药以麻油 2500 克炸枯，去药渣，下黄丹 500 克，续熬，以铁丝不住手搅，待熬至滴水成珠时，倾入瓷盆中。密封贮存。每取适量，火上微烤，摊布上贴患部。若治乳癌，未溃者，贴药前用锋利小刀片浅划其乳房几道，微见血津后，再贴膏药。隔 3 日换 1 贴。拔出脓血，勿惧。已溃者，在膏药上撒布珍珠粉适量，然后，直接将膏药贴之。

（三）诸虚寒病

硫黄 5000 克，放入铜锅中熔化，倾进冷水中，如此 9 次，研末，放入阳城罐内，铁盏盖严，用铁丝上下缠紧，罐盏接合处，涂济六一泥。先文火煅红，后武火煅 1 时。待炉冷，取出罐中药，研极细末，以枣肉泥为丸如梧子大，每服 30 丸。小儿适当减少服用量。

（四）诸实热病

金 500 克，石膏、寒水石、磁石各 1500 克（捣，煎，去渣），犀角屑、羚羊角屑、青木香、沉香各 50 克，玄参 500 克，升麻 250 克，炙甘草 250 克，丁香 120 克（8 物入前药液中再煎，去渣），芒硝、硝石各 2000 克（入前药液中文火煎之，不住手搅），麝香末 15 克，朱砂末 100 克（和入前药液中，搅令相得），冷冻 3 日，成霜雪。每服 1 克。小儿减半。

第六节　妙一师秘验方

妙一师秘验方录要

（一）顽固性头痛

天麻、防风、细辛各 30 克，土茯苓、冰糖各 100 克，水煎服。

（二）复发性口舌疮

天冬、白芍、骨碎补、胡黄连、藿香各 30 克，熟地黄 60克，木香、甘草各 15 克，水煎服。

（三）咽喉疮

生地黄 250 克，竹茹、玄参、薄荷各 60 克，茯苓、升麻、麦门冬各 30 克，水煎，去渣，分 3 次服。

（四）内耳眩晕症

泽泻、白术、山药、大豆黄卷各 60 克，水煎服。

（五）腰痛

杜仲、桑寄生、萆薢、独活、熟地黄各 30 克，水煎服。

（六）膝关节炎

防己 30 克，黄芪、苍术、薏苡仁各 100 克，白芥子 15 克，水煎服。

（七）脉管炎

苍术 60 克，薏苡仁 200 克，肉桂 6 克，泽兰 60 克，水煎服。

（八）特发性浮肿

坤草、黄芪、赤小豆、车前子各 60 克，白术 30 克，杜仲、灯芯草各 24 克，水煎服。

（九）慢性膀胱炎、尿道炎、前列腺炎

当归、赤芍、赤茯苓、地龙、淡豆豉各 21 克，肉桂 10 克，山楂 30 克，白花蛇舌草 60 克，水煎服。

（十）老年痴呆症

人参、当归、节菖蒲各 30 克，龙骨，牡蛎、酸枣仁各 60 克，红花、甘草各 10 克，麝香 0.1 克（冲），水煎服。

第七节　邢师秘验方

邢师秘验方录要

（一）急性乳腺炎

陈皮、牛蒡子、公英各 30 克，金银花、连翘各 10 克，甘草 3 克，水煎服。

（二）急、慢性阑尾炎

连翘、双花、公英、地丁、元胡、金铃子各 15 克，枳实、枳壳、陈皮、青皮各 10 克，乳香、没药、甘草各 6 克，水煎服。

（三）胃溃疡

海硝 30 克，乳香、元胡、红豆蔻各 10 克，为末，每饭前服 3 克。

（四）咽喉神经官能症（梅核气）

苏子、半夏、陈皮、厚朴、当归、前胡各 10 克，桔梗、桂枝、甘草、沉香各 6 克，水煎服。

（五）静脉曲张

桃仁、红花、川牛膝、元胡、丝瓜络、穿山甲、赤芍、当归、地龙、黄芪、桂枝、甘草各 10 克，海藻、昆布、牡蛎、泽泻各 15 克，薏苡仁 30 克，水煎服。

欣曰：师乃西医，后来兼学中医。师一生积累了大量西医临床经验。我从先生学习 3 年，受益匪浅，在中西医结合方面给我以深入的认识。今后如果行有余力，当将师之西医临床经验，进行探讨、总结。

第八节　刘师秘验方

一、刘、王二师《治流感验方"中医解热冲剂"》

（一）中医解热冲剂

处方与制剂方法：大青叶、苏叶各 30 克，葛根、独活、柴胡、槟榔各 10 克，草豆蔻、黄芩、赤芍、知母、厚朴各 6 克，桔梗、大黄、甘草各 3 克，为 1 剂量。将各药按比例加量，用浓缩法制成粉末或颗粒均可。每 1 剂量制成粉末或颗粒后，分装为 2 包。

功能与主治：清热化湿。治四季流感，发冷发热；寒热往来；发热恶寒等症状。发热不明显者，或变成所谓低烧，无他觉症状者，可根据自觉症状用药，如：头痛、腰痛、骨节酸痛无力，胸满胁痛，心腹痛，泻痢，呕吐，喘咳，口苦，食欲不振等。如症状不具备，可以只根据口苦，或舌苔白，或食欲不振用药。

用法与用量：成人每次口服 1 包，日 2 次（15 岁以下者可按年龄酌减），白水送下。轻症 2 日愈，重症或体弱者 4～6 日愈。

注意事项：服药期间，应绝对休息，忌肉食。停药后应休息 5～6 日，以巩固疗效。

（二）治疗病毒性流行性感冒的经验认识

病毒性流行性感冒，还没有听说有可靠的特效药。我们用"中医解热冲剂"治疗病毒性流感已有 30 年的临床经验了，曾用于治疗肺型感冒、胃肠型感冒、风湿型感冒等各型病毒性感冒都是药到病除。病毒感冒常年流行，而"中药解热冲剂"治疗之，见效快，疗程短。为了人民的健康，推广我们的医疗经验，使病毒感冒不能猖狂于人间，把中药汤剂改制成为颗粒或粉末剂推而广之，以普济众生。

（三）临床治验病例

杜某，男性，83 岁。经广宗县医院诊断为前列腺炎，治疗 20 余日，病情加重，渐至小便尿血，尿道疼痛，以致小便不通，用导尿管导出之尿如鲜血。经中西医治疗不见好转，因此出院后请我们诊治。其脉每分钟 82 次，口苦，舌有白苔，食欲不振，有冷热感，全身疲劳无力，会阴部有闭塞性痛感。根据患者口苦、舌苔白等症状，诊为流感。其前列腺炎是由外感所触发的。按中医的治疗规矩先治外感，后治宿疾（前列腺炎），给予自制"中医解热冲剂"（以下称"解热冲剂"）2 日量，自觉症状减除大半，又给予 2 日量而愈。

武某，男，年近古稀，患流感，高烧 39℃，经乡医院打针输液 8 日，无效。后请我们治疗，其脉搏每分钟 90 次，口干不欲饮，舌苔白，口不苦，周身骨节酸重，腰痛，便干，小便黄，给解热冲剂 2 日量，高热退，又给予 2 日量痊愈。

刘某，男，50 岁，农民。患高烧入县医院，治疗 5 日无效。患者请我们治疗。其脉每分钟 80 余次，体温达 39℃，口苦舌苔白，周身骨节疼痛，发热恶寒，食欲不振，大便干，小便黄，诊为流感，治用解热冲剂，四日脉静身凉而愈。

济斋兄，年 86 岁，患流感。周身疲劳感，大便正常，小便黄，胸胁苦满，食欲欠佳，用解热冲剂 6 日愈。其孙患同样病，服上药 2 日愈。

葛某的三个儿子，长子 8 岁，次子 6 岁，三子 4 岁，均患流感。发热轻，咳嗽重，食欲不佳，舌苔微白，口不苦，用数种治咳嗽药无效。经我们用解热冲剂治疗，2 日愈。

王某，男，50 岁。邱县医院诊断为黄疸型肝炎，高烧 40℃，治疗 4 日不退。某医师令其转院，因经济困难而回家，请我们治疗，其脉每分钟 90 次，肤色鲜黄，舌苔四边白中间黄，口苦，周身酸重，大便干，小便红黑，用解热冲剂 2 日高烧退，4 日黄退，全身轻快而愈。

张某之女，年 25 岁，产后发高烧达 39℃，病家请广宗县医院史医师出诊，诊断为产褥热。患者之父夜间把我们请去会诊。史医生所用西药到县城才能买到，因下大雨夜间进城有困难。我们建议出个中药方子先治疗一下，今已夜晚 1 点钟，服我们处方后如高烧不退，再入院也不迟。当夜服了解热冲剂，数小时后热即退，第 2 天又给予 1 日量解热冲剂而愈。中医是证候疗法，不论其高热、低烧，只要具备口苦舌苔白或黄等解热冲剂的适应证候就可以按流感治法处理。

　　王某，女，40 岁，因头痛剧烈入广宗县医院。因用各种镇痛药无效，怀疑是脑瘤，建议转石家庄诊治。因患者不能乘车，又惧怕手术，而出院回家休养。病家请我们诊治，其人脉数，有轻微发热，食欲不振，口苦苔白，胸胁苦满，全身倦怠，头痛昼轻夜重，先给 1 日量解热冲剂，头痛减半，又给 2 日量而愈。

　　刘某之女，年 19 岁，牙痛剧烈，我们夜晚前往诊治。其人脉大而数，不冷不热，口苦舌白，腰痛腿疼，给予解热冲剂 2 日量痊愈。

　　董某次子，18 岁，从天津打工回家，发热，昏迷，经乡医院诊断是肠伤寒病，服中药 4 剂，注射氯霉素 4 日，无效。延余（王师）治疗，根据口苦舌白，按流感治法，用解热冲剂 4 日热退，神清。

　　李某之父，年 70 岁，患肝炎入广宗医院治疗 20 余日不见效果，双目失明，耳聋，小便不通，导尿管插不进去，院方建议转上级医院治疗。病家有困难，因此出院找延余（王师）诊治。病人脉数，舌白，食欲减退，认为是流感并发肝炎及前列腺肿大，大胆用流感疗法治之，给服解热冲剂，2 日小便通，继服 4 日耳聋复聪，双目复明，大小便通畅而告痊愈。

　　张某之女，30 岁，头重，四肢痛酸，全身无力，脉每分钟 80 次，舌苔白，口不苦，用流感法，给予清热冲剂 2 日量痊愈。其 10 岁，发高热，在县医院打针输液 4～5 日无效。出院请我（王师）治疗，观察小孩舌苔白，口干不苦，用流感法，给清热冲剂 2 日量痊愈。

　　李某之女，19 岁，学生，县医院诊断为功能性子宫出血。在乡医院用中西药配合治疗 200 天，无大效，小量出血不停。中、西药停用，出血就增多。后请我（王师）诊之，患者舌白，口微苦，脉数，全身倦怠，微恶寒。而经他医治疗 200 天不好，这是因为流感病是原发病，子宫出血属继发症，乃大胆用流感疗法治原发病，给解热冲剂 2 日量血止，但脉仍数，又给她 2 日药，食欲有好转，但仍有倦怠感，又给予 2 日量痊愈。共 6 日恢复常态。

孙某之子，1 周岁，每夜髋关节脱位，已半年之久。请我（王师）治疗，小孩舌白苔，手心热，手背凉，舌中心有不规则圆形苔，诊为流感夹滞，用清热冲剂成人 2 日量，分 4 日服，服药当晚关节未脱位，4 日痊愈。

武某之子，1 周岁，患阴囊肿大，经县医院诊断为疝气。不愿手术，找我（王师）诊治，患者舌上白苔而舌中间无苔，且舌苔呈地图形，手心热手背凉，亦用上法，4 日愈。

王某之妹，年 22 岁，因胸胁满，咳嗽，不能平卧，入县医院诊断为胸膜积水。放水后，用链霉素治疗。出院后 7 日胸膜又积水，不能平卧，剧烈咳嗽，又往县医院抽水，因星期日医生休息，请我（刘师）治疗。患者脉数，口苦，舌白，食欲不振，有发热恶寒，据我看就是流感合并胸膜炎，用流感法给清热冲剂，投 5 日药，服后胸水消失，诸自觉症也全部消除，从未复发。

我（王师）族弟妻，年 21 岁，未出嫁前有气管炎，稍感风寒则气短咳嗽。结婚后每发病，用清热冲剂 2 日即愈。现在 3 年之久，虽感冒也不咳嗽气短了。

孙某，年 30 岁，患精神病约 4 个月，服中西药无效。请我（王师）治疗，患者语无伦次。烦躁不安，夜不能入睡，饮食忽多忽少，昼轻夜重，汗时有时无，苔白，我（王师）按流感法治之，给予解热冲剂 4 日，病轻大半。后改用丹栀逍遥散煎剂，服 4 天病比前更重，再用流感法与解热冲剂连服 4 日，病又减去大半，再服 2 日而愈。

李某妻，年 25 岁，患精神失常 4 个月，用中西药无效，后请我（王师）诊治，病人不言不语，夜不能眠，不会主诉病情，脉搏每分钟 80 次，舌白，用流感法解热冲剂，2 日有问会答，又服 4 日痊愈。

王某母，年 64 岁，患半身不遂，西医用输液治疗不见好转。请我（王师）诊治，患者脉数，口苦，舌白，食欲不振，身重腰痛，用解热冲剂治 3～4 日愈，至今 3 年健康。

李某母，年 83 岁，年轻时有精神病，时有发生，但近些年没有犯病。于 1993 年忽旧病复发，说胡话，昼夜不停，经朱某用中药 18 剂无效，始延我（王师）诊治，病人脉数，口苦，舌白，食欲不正常，给予解热冲剂治之，逐日见轻，6 日痊愈。

伍刚头妻，40 岁，长女 16 岁，次女 14 岁，同时患感冒，发高烧。其妻心腹满，呕吐，周身酸痛，长女头痛剧烈，腰腿痛乏力，心烦欲呕，次女说胡话，不知所苦。3 人均有舌苔白，脉细数，我（刘师）诊断为病毒性感冒，给予解热冲剂，每人 2 日量。3 人 2 日皆愈。

朱某妻，年 60 岁，患胃痛呕吐，12 日，滴水不入。经县医院治疗，中西药无效。请余（王师）治疗，病人脉数，口苦，舌苔白兼黄，无冷热感，唯自觉疲劳不堪，以为是外感夹胃痛，用流感治法，给解热冲剂 3 日愈。

陈某妻，46 岁，常年头痛，时轻时重。其母因头痛双目失明，她怕重蹈旧辙，远近求医，治疗无效。请我（王师）诊治，其脉沉细不数，舌苔白，有时发生口苦，无其他自觉症状，按感冒法给解热冲剂 2 日量即效，以后每当复发即给 2 日冲剂即效，1 年后，再不复发。

冯某岳母，年 61 岁，患赤白带，腰痛腿痛，下坠，求西医治疗 2 个月未见好转。请余（王师）诊治，察病人脉数，苔白厚，腰腿酸，食欲不振，亦用外感法给解热冲剂治之，两日症状减半，6 日痊愈。

李某母，年 77 岁，患肾炎，经西医治疗效果不好。延我（王师）诊治，发现她舌苔白，口不苦，腰疼，腿疼，心悸，下肢轻度浮肿，小便黄赤，食欲欠佳，诊断是外感所致，用流感法给解热冲剂治10日愈。

钟某，女，24岁，患肾炎，在北京治疗4个月不见好转。求治于我（刘师），其脉数大，舌白苔，口不苦，腰腿疼，按流感法给解热冲剂治之，6日愈。后来信说经医院化验证明痊愈，请我放心。

关某，男，30岁，患心脏病，脉结代，主诉去年9月患感冒转成痢疾，用药止痢后，遇过劳则下痢，日久感觉心跳，下肢浮肿，医院诊断为心脏病，治疗6个月无效。患者脉数而结代，口微苦，舌白，食欲不振，乏力。我们用解热冲剂治法，4天脉不代，又4天痊愈。

朱某，男，37岁，患胆囊炎，在邱县医院治疗无效，听说我（王师）能治疗此病，立刻来我家就诊。患者右胁心下剧痛，其脉数，口苦，舌白，小便黄，给用解热冲剂4日量。服完复诊时，说服药当夜痛止。但脉仍数，又给4日量，以善其后。

田某，男，70岁，患低烧，在县医院治疗效果不巩固，屡次复发，半年不愈，延余（王师）诊治，其人脉数，口苦，无舌苔，腰腿疲软，用解热冲剂6日而愈。

张某妻，年36岁，患呕吐7日，入县医院，经医生会诊未定出病名，建议转上级医院治疗。病家经济有困难，回家延我（王师）诊治，其人脉数，舌苔白，口干不苦，不冷不热，滴水不下，看见别人饮水亦有呕意，我以解热冲剂治之，把药汁晾凉，分多次饮下，5小时喝完，呕止，但觉疲倦不堪，又给予1日量痊愈。

刘某，男63岁，患肾炎在聊城住院70天，未见好转，患者全身浮肿，脉数，早晨口苦，起床后不苦，舌苔白，食欲不振，有疲劳感，小便数赤，用解热冲剂3日肿退，又3日而愈。

周氏，年50多岁，患高血压，用中药降压，不显好转，后诊时发现她苔白口苦，腰痛腿疼无力，脉数，尿黄，食欲正常，改用流感法，给解热冲剂治之，2日症状消失而愈。

杨某，年64岁，患感冒，头痛，周身骨节痛，口苦，呕吐，脉数，不欲食。从正月初一吃药吃到正月十五无效。请我（刘师）治疗，用流感法，与解热冲剂，服1剂愈。

陈某母，年61岁，患喉痛，其兄用中药4剂无效，请我（刘师）想办法。其脉数，口苦，喉痛甚，用外感法解热冲剂治之，服药当夜痛止，4日愈。此病外感是主证，喉痛是兼证，所以用治喉痛药方无效。

张某，女，18岁，患月经不正常，一劳动子宫则出血。请我（王师）诊治，其脉数，舌苔白，口不苦，腰痛腿疼，饮食正常，用解热冲剂治之两日愈。

武某妻，年40岁，患感冒，发烧，头痛，腰腿疼，口苦，舌白，呕吐，食欲不振，脉数，用解热冲剂两日愈。

保某，65岁，患流行性感冒，头重，周身疼痛，食欲不振，口不苦，舌不白，给解热冲剂，治之9日开始好转，10日痊愈。由此可知舌无白苔者，用解热冲剂效果慢。

刘某，年70岁，患气管炎，入七级医院治疗，喘嗽一轻就发作精神病，大吵大闹。请我（王师）诊治，其人脉数，舌苔白，不知所苦，用解热冲剂治，2日轻，4月痊愈。

钟某，女，年20余，突发旧病气管炎，中西药并用，7日无效。病人脉数，口苦，舌白，用解热冲剂2日痊愈。

张某，女，年31岁，南河县水泥厂干部，1993年经石家庄医院诊断病名10余个，治疗7个月，无一见效。其亲戚尹春发医师用针灸给她治疗数日无效。请我（王师）前去诊治，患者脉数，口苦，舌白，周身乏力，有时忽然跌倒，食欲不振，失眠。经我用解热冲剂处理3天，病愈大半，又服5日量痊愈。

邱县医院院长杨某，男，41岁，发烧。经本院西医治疗8

天，高烧不退。请余（刘师）诊治，病人发烧，昏迷，脉数，口干苦，大便干，我用解热冲剂，给 3 日量，服 1 天大便通畅，高烧退，食欲正常，服完痊愈。

倪某，女，40 岁，纺纱厂工人，患白细胞过多（白细胞 36.0×10^9/升），经县医院治疗 1 个月仍不减少。请我们治疗，患者有轻度喘嗽，舌白，口不苦，乏力，按流感处理，给予解热冲剂，复诊时说经检查白细胞降至 8500，但还有轻度喘嗽，又给她 3 日药而告痊愈。

苏某，年 40 岁，主诉流涕 1 天，第 2 日右眼肿如杏大，求眼科医生治疗 10 余日肿退，瞳仁散大（与黑眼球同等大）。我们就按流感治之，给 3 日解热冲剂。复诊时瞳孔出现。又给 3 日量解热冲剂，3 诊时瞳孔近于正常。又给 3 日量痊愈。

二、刘师用方经验录要

（一）外感急性热病

1. 表热病：荆防败毒散加减治之。
2. 表里夹杂热证：三消饮加减治之。
3. 不表不里热证：小柴胡汤加味治之。
4. 里热证：白虎汤。
5. 里实热证：调胃、大、小承气汤选用。
6. 夹疹热证：荆防败毒散加减。
7. 夹气郁热证：香苏散治之。
8. 夹食滞热证：香苏散加焦三仙治之。
9. 夹痰水热证：二陈汤加味治之。
10. 夹蓄血热证：桃核承气汤、抵当汤选用。
11. 夹亡阴热证：六味地黄汤加麦门冬、玄参之属治之。

12. 夹亡阳热证：真武汤或四逆汤加味治之。

13. 夹亡血热证：犀角地黄汤合四物汤治之。

14. 夹气虚热证：独参汤加味治之。

（二）内伤慢性杂病

1. 头痛：一味川芎汤或清上蠲痛汤为基础方，对证加味或合方治之。

2. 项背强痛：葛根汤、桂枝加葛根汤、葛根黄芩黄连汤选用。

3. 颈强痛：柴胡汤类方选用。

4. 胸背痛：栝蒌薤白汤加味治之。

5. 四肢寒痛：乌头汤。

6. 四肢热痛：白虎加桂枝汤。

7. 四肢湿痛：麻黄杏仁薏苡甘草汤。

8. 四肢阳虚痛：右归丸。

9. 四肢阴虚痛：左归丸。

10. 腰痛：选对证方，加川牛膝、威灵仙治之。

11. 转筋：桂枝加芍药汤。

12. 尻痛：左归丸、右归丸选用。

13. 鸡爪风：桂枝甘草龙骨牡蛎汤。

14. 癫痫：柴胡桂枝汤。

15. 口苦：达原饮加胆草栀子治之。

16. 口甘：二陈汤加乌梅治之。

17. 口咸：左归丸或右归丸选用，加海螵蛸、五味子治之。

18. 口酸：理中丸加吴茱萸治之。

19. 泄滑：鞠芎丸。

20. 痢疾：三消饮加乌梅、山楂治之。

21. 咳嗽：蒌贝养荣汤加减治之。

22. 喘：蒌贝养荣汤加减治之。

23. 呕吐：达原饮加半夏治之。

24. 呃逆：旋覆代赭汤加味治之。

25. 眩晕：泽泻汤加味治之。

26. 狂：瓜蒂散。

27. 癫：柴胡桂枝干姜汤、苓桂味甘汤、柴胡加龙骨牡蛎汤、右归丸选用。

28. 虚烦：黄连阿胶汤、百合汤、酸枣汤选用。

29. 耳聋、耳鸣：小柴胡汤合半夏厚朴汤、八味肾气丸选用。

30. 水肿：五苓散加味治之。

31. 诸淋：猎苓汤或猪苓汤加味治之。

32. 黄疸：茵陈蒿汤加味治之。

33. 虚劳：小建中汤。

34. 牙痛：细辛 30 克，冰糖 100 克，水煎，分 3 服。

35. 足心痛：鸡鸣散加减治之。

36. 足跟痛：左归丸、右归丸选用。

37. 膝痛：防己黄芪汤、越婢加术汤选用。

38. 足浮肿：鸡鸣散加减。

39. 口舌疮疡：泻赤散、六味丸、八味丸选用。

40. 尿浊：四苓散加萆薢、菖蒲、山药、马鞭草治之。

41. 尿血：猪苓汤。

42. 尿闭：大黄甘遂阿胶汤。

43. 便血：日人乙字汤。

44. 便秘：火麻仁丸。

45. 便闭：诸承气汤选用。

46. 吐血：柏叶汤。

47. 咳咯血：蒌贝养荣汤合麦门冬汤。

48. 斑疹：升降散加减。

49. 瘰疬：玄参、贝母、牡蛎之属治之。

50. 肝大脾肿：破癖汤。

51. 鼻塞：辛夷散。

52. 鼻渊：桂枝加黄芪汤。

53. 鼻流浊涕：辛夷清肺汤加减治之。

54. 指甲病：六味丸加柴胡、白芍之属治之。

55. 肥胖：防己黄芪汤、防风通圣散选用。

56. 肠痈：大黄牡丹汤、桂枝加芍药汤、柴胡桂枝汤选用。

（三）妇人杂病

1. 痛经：桂枝茯苓丸、桃核承气汤、当归芍药散、柴胡桂枝汤选用。

2. 乳病：逍遥散加味治之。

3. 滑胎：桂枝茯苓丸、当归芍药散选用。

4. 月经不调：桂枝茯苓丸、当归芍药散、桃核承气汤方等选用。

5. 带下：桂茯丸、当归芍药散、桃承汤、龙胆泻肝汤、土瓜根散选用。

6. 不孕：当归芍药散、桂枝茯苓丸、桃核承气汤、加味逍遥散选用。

7. 阴痒：龙胆泻肝汤、大黄牡丹汤、苦参汤选用。

8. 阴疮：苦参汤、狼牙汤、黄连泻心汤选用。

（四）男子杂病

1. 阳痿，早泄：左归丸、右归丸选用。

2. 阳强：滋阴通关丸。

3. 不育：左归丸、右归丸选用。

4. 阴茎肿痛、肿痒、疮疡：黄连解毒汤合苦参汤外洗患部。

5. 遗精、滑精：桂枝汤加龙骨、牡蛎、五味子之属治之。

6. 不射精：左归丸、右归丸、抵当丸选用。

第九节　王师秘验方

一、治痈脓家藏秘方"蜡矾丸"

大蜡矾丸方：乳香（研）、没药（研）、枯矾（研）、密陀僧（研）各 30 克，雄黄 15 克（研），朱砂（研，水飞）30 克，蜂蜡 150 克。先将蜂蜡放砂锅内熔化，离火，后加入前五味药末，拌和调匀，待蜂蜡欲结皮时，急令数人丸之，每丸如黄豆大，以朱砂末为衣。每次服 30～60 丸，日 3 次。

这首方剂是王春堂老师的家藏秘方。先生用以治疗：①肺结核；②结核性骨髓炎；③颈淋巴结核；④化脓性鼻窦炎；⑤急性咽喉炎；⑥急、慢性扁桃体炎；⑦急、慢性阑尾炎；⑧急、慢性乳腺炎；⑨穿腮痈；⑩诸痈、疔、疖、丹毒；⑪痔疮、痔漏；⑫泪囊炎；⑬急慢性中、外耳炎；⑭臁疮；⑮牙龈红肿疼痛；⑯牙根炎；⑰溃疡性结肠炎；⑱肝、肾脓肿；⑲肺脓疡；⑳颌下腺炎；㉑淋巴结炎；㉒性病性淋巴肉芽肿；㉓盆腔炎；㉔宫颈炎；㉕肾、膀胱、子宫结核；㉖龟头瘘管、双瘘管；㉗急性睾丸炎；㉘囊虫病；㉙消化性溃疡；㉚咳嗽吐脓痰等病症，屡收良效。

胡庄（河北省南部一个僻远的小村庄）一少年，患结核性骨髓炎，在北京、上海、太原、西安等地的医院治疗 5 年余，不效。身体虚弱、消瘦，在家里就偎卧在床和被上，出门就偎靠在轮椅上。后来，找王师治疗，师为他配制大蜡矾丸，他坚持服用了一年，终于站立了起来，并且能够行走。至今，在王师家的陋室中，还挂着患者家属为表示感谢所赠送的题有"医术超众"四个大字的匾镜。

王师在辽宁锦州市饮料厂工作的侄子有一位工友，患穿腮痈。左侧颊部溃穿一孔，脓水淋漓，久治不见效。师用大蜡矾治之，很快痊愈。

一男患额窦炎，头痛，流脓涕，穿刺冲洗不愈。王师用大蜡矾丸治之，愈。

有个儿童，患中、外耳炎，数年来用过很多疗法，无效。王师用大蜡矾丸治之，愈。

总之，王师用大蜡矾丸治疗很多种炎症性、化脓性、溃疡性疾病取得了累累硕果。

王师是张师的至交，每当相聚到一起的时候，两个人常常因为医学上的一个典故、一条词语、一味药物、一首处方、一位人物、一本书籍、一例医案、一则医话，而谈论不休，乃至争执不已。王师性情耿直而唇枪舌剑，张师性情圆转而口若悬河。一时争持不解，王师高大、魁梧、强壮的身躯兀然奋起，张师大而明亮的眼睛光芒闪烁。可就在这充满悬念的时刻，两人各自把桌案边的盛满白酒的杯子一端而起，一饮而尽，于是王师就坐下来，张师也微笑了，接着谈论、争执便又继续下去了。王师时时说出不同寻常的奇论，张师时时谈出引人入胜的至言；又可以听到王师发出畅笑，听到张师诙谐的妙语；王师的香烟总是一支接着一支地吸，张师的旱烟枪总是一锅接着一锅地抽。屋子里烟雾袅袅——深深地铭刻在我记忆之中的，永远令我不能够忘怀的袅袅烟雾啊，在当时我年轻的心中点亮起一支又一支知识的智慧的蜡烛，一直照亮着我现在的路。每当我走在漫长的旅途上，感到前往的地方太远太远了，就回味起这些往事，不知不觉地到达了站头，这时候竟感到旅程原来并没有多么远，甚至感叹时间过得很快！我终于明白，过去和诸位恩师一起生活的日子里，他们留给我的一切，在今天都早已全然成为推动我生活、奋斗、前进的力量了。

我先后跟随过 11 位老师学医，1996 年应邀来到北京后，又从师于中西医结合的倡导者，联合国世界传统医学大会中国主席余海若老师。对我的成长起了决定性作用的前 11 位恩师各有所长：张大昌先生汪洋纵横，圆通上人博大精深，刘振怀先生平实质朴，王春堂先生见解独到，邢贵林先生中西并行，释妙定老师脉诊入微、以意疏药，陈心明老师方大丹毒，释妙一老师药重效宏，赵真老师术神见谛、腹诊深妙，释仁善老师谨言慎行，周远老师正合奇辅、奇正相生。兹整理王师验案数则录出，以见其经验，以见其独到，以裨益同道。

一老翁，先诊断为幽门梗阻，后诊断为幽门癌，某大医院治之不效，遣回家待毙。王师诊谓：尺脉细微，先天欲竭，当补命门之阳。以右归饮加干姜治之，数服大效，数十服愈。

一男失眠，四处求治不效。王师诊谓痰结，以二陈丸（即二陈汤作丸）治之，遂得安眠。

一人胃炎，服用中西药不效，王师说："怪病、难治之病、服对症方药不效之病，非疫即痰。"用三消饮加陈皮半夏茯苓苍术治之，遂愈。

一妇漏下，曾用凉血、滋阴、止血、补血、补中益气、温阳固脱、活血化瘀等法不效，卒然作崩。王师诊其脉数，苔白，谓邪踞募原，弥漫三阳，处方三消饮，一服血止。

一男狂癫，送往精神病院，治疗无效。王师诊谓"当初患痢，收涩过早，致成狂癫。今痢犹下，痢为本，狂癫乃标，治其痢，狂癫自愈"。果如其言。

一男，口腔中生肿瘤，某大医院确诊为口腔癌，治疗不愈。王师诊之谓："此即痈之类。"用降痈活命饮治之，遂愈。

　　大蜡矾丸,是王师的经验方,张师名之曰"大蜡矾丸",再后来,张师又名之曰"大蓐收丸"。称蜡矾丸(《证治准绳》、《本草纲目》均收录)为"小蜡矾丸"、"小蓐收丸"。张师在《十二神方》中写道:"西方酉,其气收,其宿奎、娄、胃、毕、觜、参,合八十度,应于秋,其神蓐收,其兽白虎。"收为西方的气,因为西方主秋,谚曰"秋收冬藏",所以收的季节是秋天。而大蜡矾丸敛疮愈疡的功能,与西方之收气有相通之处。蓐收呢,是西方的神名,为了称赞大蜡矾丸的功效,所以张师复美其名曰"大蓐收丸"。大蜡矾丸尚具有活血化瘀、消肿定痛的功效。

　　方中乳香味辛而苦,《本草拾遗》谓:"疗诸疮,令内消。"《日华子本草》谓:"止痛长肉。"《本草纲目》谓:"消痈疽诸毒,托里护心。"没药,味苦性平,《开宝本草》谓:"疗金疮,杖疮,诸恶疮,痔漏。"《本草纲目》谓:"散血消肿,定痛生肌。"李时珍说:"乳香活血,没药散血,皆能止痛消肿生肌,故二药每每相兼而用。"将白矾在砂锅中加热熔化,并煅至枯干松脆,取出剁块,即为枯矾,又名煅白矾,味酸性平,具却水燥湿、解毒杀虫、消疮收敛之功。雄黄味辛而苦,性温有毒,《神农本草经》谓:"主寒热,鼠瘘,恶疮,疽痔,死肌,杀百虫毒。"现代药理实验证明,本品对多种皮肤真菌,对结核杆菌、耻垢杆菌,对金黄色葡萄球菌、变形杆菌、绿脓杆菌均有抑制乃至杀灭作用。密陀僧,味咸而辛,性平有毒,《新修本草》谓:"主久痢,五痔,金创。"《本草纲目》谓:"止血,杀虫,消积,治诸疮,消肿毒,除狐臭。"朱砂味甘性寒,《名医别录》谓:"除中恶,腹痛,毒气,疥瘘,诸疮。"《本草纲目》谓:"解胎毒痘毒。"蜂蜡味甘性平,《神农本草经》原名之曰蜜蜡,谓:"主下利脓血,补中,续绝伤金创,益气。"诸药配伍成剂,其消肿止痛,托脓却水,生肌解毒的功能是极其显著的。

二、王师秘验方录要

（一）方剂

1. 慢性胃炎：苍术、牡蛎、延胡索各 30 克，为末，每次服 6 克，日服 3 次。

2. 胃下垂：苍术、草豆蔻、党参各 30 克，为末，每次服 6 克，日服 3 次。

3. 胃溃疡、十二指肠溃疡：生地炭、陈皮炭、瓦楞子炭、珍珠母、乌贼骨、白芍、香附、苏叶、甘草各 15 克，为末，每服 3 克，日服 3 次。

4. 高血压：桂枝、苍术、威灵仙、牛膝、木通各 10 克，用黄酒煎服。

5. 冠心病：丹参 10 克，节菖蒲 10 克，薤白 10 克，瓜蒌 15 克，威灵仙 10 克，元胡 10 克，当归 10 克，川芎 10 克，郁金 10 克，红花 10 克，水煎服。

6. 中风后遗症：乳香、没药、五灵脂各 30 克，为末，每服 6 克，日服 3 次。

7. 骨质增生：乌头（微炒）15 克，五灵脂、威灵仙各 60 克，为末，每服 3 克，日服 3 次。

8. 风湿性关节炎：乌头（微炒）、二丑（微炒）各等分，水泛为丸，丸如绿豆大，每服 0.5 克，日服 3 次。

9. 糖尿病：花粉 30 克，熟地黄 24 克，黄芪 24 克，白扁豆 60 克，升麻 3 克，地骨皮 15 克，石韦 15 克，寸冬 24 克，甘草 10 克，党参 30 克，茯苓 30 克，莲肉 24 克，薏米 60 克，柏子仁 4 克，以水 5 碗，煎至 1 碗，温服。服药期间戒房事。

10. 贫血：砒霜 0.3 克，蜂蜡 100 克，将蜡熔化，待凉欲结皮，加入砒霜，拌和匀，捏丸如黄豆大，日服1丸。

11. 男子精弱不育：制首乌、生首乌各500克，为末，每服5克，日服3次。

12. 阳痿、早泄：生地黄500克，干漆250克，甘草（炙）250克，肉桂60克，苍术60克，为末，每服6克，日服3次。

13. 遗精：芡实、山药、党参各30克，莲肉15克，枣仁10克，茯苓6克，水煎服。

14. 荨麻疹：当归6克，川芎3克，蝉蜕6克，灵仙3克，桑枝10克，寸冬10克，天冬10克，浮萍10克，天虫10克，白芍10克，生地10克，地肤子10克，苍子10克，水煎服。

15. 儿童流行性热病：天竺黄10克，胆南星10克，大黄3克，天虫6克，麝香1.5克，冰片6克，为末，炼蜜丸，芡实大，朱砂为衣，每服1丸，生姜煎汤下。

16. 乙型脑炎：蜣螂3枚，焙干，为末，1次服下。

17. 原因不明性发热：槟榔、常山、乌梅各15克，水煎服。

18. 牙痛：细辛25克，白芷25克，良姜25克，荆芥25克，冰糖60克，水煎服。

19. 淋菌性尿道炎：马齿苋60克，水煎服。

20. 慢性阑尾炎：肉桂10克，甘草10克，赤芍20克，水煎服。

21. 习惯性便秘：柴胡15克，槟榔15克，知母6克，赤芍6克，黄芩6克，厚朴6克，草果1.5克，大黄6克，麦冬3克，水煎服。

22. 肠胀气：下雨之时，收取雨沫，晒干，贮放瓷瓶中。每用时，取1匙，放入温水中，饮下即矢气不已。若矢气不止，喝冷水1杯即止。

23. 脚气（足癣）：土槿皮30克，醋、白酒各1杯，浸泡数日后，每日涂抹患处2次。

（二）针灸

1. 一切皮肤病：刺百会、曲池、阳陵泉，留针 1 小时。

2. 一切妇人病：刺合谷、气海、阴廉、三阴交，留针 1 小时。

3. 一切小儿病：刺百会、素髎、人中、地仓、承浆、脐轮、足三里、曲池、四缝。

4. 臂痛：刺条山，强刺激，不留针。

5. 腰痛：刺后溪，强刺激，不留针。

6. 四肢疼痛：刺合谷、风池、阳陵泉、悬钟、内关，强刺激，不留针。

7. 醉酒：刺素髎。

8. 失眠：刺百会、风府、风池、大椎、足三里，留针 1 小时。

9. 眩晕：刺百会、足三里、三阴交。

10. 上下肢麻木：刺八风、八邪、曲池、足三里、外关、悬钟，留针半小时。

11. 瘰疬：灸肘尖，早晚各 1 壮。

12. 腹股沟淋巴结肿痛：刺解溪，强刺激，不留针。

13. 鸡眼：刺入患处，强刺激，不留针。

14. 延年益寿、强身健体：灸足三里、三阴交。

第十节　周师秘验方

一、治尿毒症秘方"沉通散"

沉通散方：沉香、琥珀各 30 克，牛黄、麝香各 3 克，二丑 50 克，共同粉碎成粉末状，装入干净的瓷瓶中，贮存于阴凉干燥处。每次服 10 克，4 小时 1 次，服后大便出现泻下，勿惧。症状减轻后，改为日服 1～2 次。

这是周师日记本上记录的经验方，原来没有方剂名称，为了便于在这里叙述，我名之为"沉通散"。功能为通窍行血，除气开郁，利尿泻便。用于治疗尿毒症、肝硬化腹水、大小便闭结、心脏病浮肿等病症。

周师，姓周名远，曾经在河北省安国一家医院工作。"文化大革命"期间，横遭摧残，下放到农村。1996 年春天的一个子夜，他悄然与世长辞。他活了多少岁数，我不太清楚，因为在师生前，我曾几次问他诞辰，他都说："岁寒已忘年。"

他留下来的只有一本日记和两本手抄的验方集。在去世前，他将这些赐予我。日记上面，所记经验方仅几页，医论亦数页，且每论皆聊聊数句，其中多得是格言警语，充满着对世事的感慨、怅惘，乃至悲叹！他在日记里这样写道："我自幼随家父学习中医，到现在抱疾守残，其间数十年来，双亲老死，妻离朋散，男剥女欺，饱尝辛酸……事实上，一生中真正给了我温暖的，是医学——只有医学……每当治好了一个病人，我便获一次快慰。医学使我得到不少患者的信赖，我也深深地热爱医学。即使后来下放到农村，取消了我的处方权，朴实的农民白天不敢接近我，但到晚上常常找我看病，我只能向他们口头说方。他们为了回报我，把自家里甚至不够维持家计的柴、米、油、盐送给我一些，简直是雪里送炭呀！这是医学换来的硕果啊！所以，今天的我，虽然遍体鳞伤，一身痛楚，人间纷纭视如过眼云烟，世上的喧闹也早已视之淡淡，但对于医学的热爱，自以为愈老而弥笃。因为在苦难的岁月里，医学是我的唯一伴侣，因为岁月的苦难，使我更加认识到了医学的价值……我也曾想到把自己几十年的医疗经验整理一下，编纂一番，但是，人外有人，天外有天，何况世间人人皆高人，我说是者你说非，你谓得者他谓失，所以，我又何苦自作聪明，去耗人清梦呢……"我同周师相识仅数年，然而受益匪浅。和他相处时，他终日默默寡言，却使我感觉到无声胜有声，使我于其中体味出很多很多——似乎十分明白，却又难以言出的，关于世事人心的哲理。师已去了，听，窗外的风声、雨声，使我不由得吟哦：抬首欲作深深忆，却闻窗外遍风雨。

周师在日记本中写道："尿毒症是现代医学的一种病名。由于急性或慢性肾功能衰竭发展到严重阶段，使氮质及其他代谢产物贮留在血液及组织内，引起机体中毒出现的综合病症。临床上当血尿素氮高 0.6 克/升，且出现临床症状如无力、厌食、呕吐、腹泻、表情淡漠等情况时，诊断即可成立。曾用这首方剂（即沉通散）治愈此病数例，说明此方对于尿毒症患者毒素的排除有效。

又，用此方治疗肝硬化腹水数例，腹水消失后，改用小柴胡汤加味善后。又，凡大小便不通，用此方治疗，服 2～3 次即效，曾治疗肠梗阻患者数例。又，此方用于心脏病所致的水肿有效。方中麝香气窜通窍，强心利尿，增强肝、肾功能，改善脑、血液循环。牛黄可与多种有机物结合成为稳定的化合物而起到解毒作用。琥珀活血化瘀，消肿利尿。二丑通利大小便。沉香降气，生用善通便秘。所以，诸药配伍成方，用以治疗上述病症，服用方便，见效迅速，但是需要注意'中病即止'。"

在周师留给我的日记本里，他还把我在向他求教访谒时，献给他并且请他斧正的一首诗（《鳏夫的栅门》）录在上面，并眉批道："俊欣屡次上门向我求教医事。余久经磨难，到现在情性更加默纳，人生一场梦，转瞬百年空，已对世事意呆，再不愿多言多语，以妨万一招人碍人，但一读后辈此诗，不想他极通达世道人心，颇契我怀。从此，我感到应该将我一生的治疗经验传给他，不过，传给他如何处世之理也是重要的……"原来是我一首拙诗感动了周师，才能够有缘得到他的教诲。

二、益智增寿秘方"密宗黑马豆方"

方剂组成：胡桃肉、黑豆（炒香、熟）各等量，蜂蜜适量。

制剂方法：二味药粉碎成末；蜜炼；将药末与炼蜜共调和匀，制作成绿豆般大小的丸。

功能：补髓益脑，和畅气血，养智醒神，润肤秀发，安魂定志，强健体质，延年增寿。

服用方法：儿童每次服用或食用 10 粒，成人每次服用 20 粒；日服 3 次。

用于防治：①少年儿童的智能、记忆、学习能力低下，每临课堂、考场精神紧张、情绪不安，注意力不能够集中等；②中青年人的神经衰弱，多虑好疑，惊悸失眠，多梦健忘，头昏晕痛，心悸气短，食欲不振，神困体倦，皮肤粗涩，未老发白，未老先衰等；③老年人的痴呆，智能衰退，记忆障碍，精神恍惚，语无伦次，举止无常等；④ 用于治疗坐骨神经痛、三叉神经痛、神经性头痛、血管性头痛，有时亦可奏奇效；⑤本药是一种具有极佳药效的食疗方剂，性平味美，不寒不热，无毒、副作用，服之疗效迅速，有病则治病；无病则健身益智，延年增寿，预防癌症、脑功能障碍等，健美皮肤。

三、周师秘验方录要

（一）急性扁桃体炎

桃仁 10 克，大黄 10 克，桔梗 6 克，甘草 15 克，金银花 30 克，水煎服。

（二）骨髓炎、肋软骨炎、淋巴腺炎、甲沟炎、指头炎、疖、肿痛

黄芩、黄连、黄柏、大黄、公英各 30 克，水煎，浸洗。

（三）妇女不孕

鸡蛋 1 枚，于尖端打一孔，放入红花 3 克，蒸熟，去壳，早晨空腹吃，日 1 次。每经期吃三五次，以愈为度。

（四）男性不育

沙苑子、枸杞子、菟丝子、肉苁蓉、覆盆子各 15 克，淫羊藿 10 克，蛇床子 3 克，水煎服。

（五）神经炎

麦冬 250 克，熟地 500 克，元参 210 克，五味子 30 克，水 20 碗，煎取 6 碗，早晨服 3 碗，下午服 2 碗，夜半服 1 碗，连服 2 日，后改服：熟地 240 克，元参 100 克，五味子 100 克，山茱萸 120 克，牛膝 30 克，水 10 碗，煎成 3 碗，早晚各服 1 碗，连用 1 月。

（六）癫痫

朱砂 15 克，胆南星 10 克，天麻 15 克，二丑 15 克，共末，猪血为丸，每丸 10 克，日服 1 丸。禁忌：五荤诸酒。

（七）久咳

柏叶 30 克，白果仁 10 克，葶苈子 10 克，甘草 10 克，水煎服。

（八）糖尿病

山药 30 克，翻白草 30 克，黄芪 30 克，党参 30 克，萆薢 15 克，葫芦巴（研，冲）15 克，水煎服。

（九）甲状腺肿大

海带洗净切碎。把鸡蛋破口，倒出少量蛋白，纳入海带，蒸熟。日吃 2 枚鸡蛋。

（十）手足冷

制首乌 100 克，肉桂 100 克，丹参 100 克，共末，每服 6 克，日服 2 次。

（十一）前列腺炎、膀胱炎、尿道炎。

金银花 15 克，冬葵子 15 克，黄柏 10 克，赤芍 10 克，附子 10 克，肉桂 3 克，水煎服。

（十二）高血压

柳枝 30 克，木香 15 克，水煎服。

（十三）低血压

桂枝 15 克，五味子 15 克，干姜 15 克，炮附子 15 克，甘草 10 克，水煎服。

（十四）虚火牙痛

熟地黄 30 克，骨碎补 30 克，全蝎 10 克，水煎服。

（十五）冻疮

桂枝 15 克，赤芍 15 克，当归 10 克，水煎服。

（十六）痔疮

当归 15 克，独活 15 克，白芷 15 克，甘草 15 克，蜂房 1 个，水煎，放至温度适宜，洗患处半小时，日 2 次。
又方：大蒜、花椒、食盐各一把，水煎温洗。

（十七）急性阑尾炎

公英、双花各 30 克，丹皮、赤芍、甘草各 10 克，水煎服。

（十八）产后昏厥

食醋煮沸，熏其鼻孔。

（十九）手足皲裂

莱菔切片，蘸桐油抹。

（二十）乳腺增生

红皮蓖麻子的仁，加枣泥捣膏，外贴。

（二十一）金伤血出

石灰，加醋浸透，炒干。每取适量，净水调涂。

（二十二）斑秃

柏叶、生姜各 10 克，捣烂涂擦患处。

（二十三）脚气

桐花 250 克，艾叶 1 把，煎汤浸浴。

（二十四）火牙痛

黄芩、升麻、全蝎、甘草、丹皮各 10 克，水煎服。

（二十五）胸膜炎

小柴胡汤加白芥子、葶苈子、西瓜子，水煎服。

（二十六）急慢性胆囊炎

柴胡、黄芩、木香、甘草各 10 克，郁金 30 克，水煎服。

（二十七）肋间神经痛

降香、桔梗、枳壳、薤白各 10 克，元胡 15 克，川贝 30 克，水煎服。

（二十八）胃与十二指肠溃疡

白矾 250 克，红糖 500 克，食用火碱 500 克，水适量，先入矾化开，再入红糖煮沸，后下食碱，煮到起泡，倒在 1 碗中，待冷，即结如膏。每饭前刀切下 1 块，口嚼吃下。

（二十九）骨结核

雄黄 100 克，蛴螬 100 克，炒小麦粉 200 克，共末，拌匀，枣泥为丸，每丸重 10 克，每服 1 丸，日服 2 次。

（三十）血小板减少所致的各种病症

黄鼠狼 1 只，去毛、五脏六腑，烤干，为末，每服 6 克，日

3次。

（三十一）过敏性紫癜

桂枝、白芍、红花、木通各10克，鸡血藤15克，水煎服。

（三十二）带状疱疹

小柴胡汤合五苓散加地肤子，水煎服。

（三十三）皮肤瘙痒症

当归、生地黄、白鲜皮、刺蒺藜、芥穗、大黄各10克，水煎服。

（三十四）腮腺炎

赤小豆、绿豆各等分，为末，鸡子清调涂患处，日2次。

（三十五）痢疾

乌梅30克，山楂30克，槟榔10克，水煎服。

（三十六）狂犬咬伤

二丑15克，雄黄6克，为末，顿服，白开水送下，日1次。

（三十七）慢性肾炎

党参60克，黄芪60克，茯苓30克，甘草10克，水蛭12克，陈皮6克，水煎服。

（三十八）膀胱炎

黄柏、知母、瞿麦各15克，肉桂3克，水煎服。

（三十九）冠心病

桃仁、红花、丹参、当归、川芎、赤芍各 10 克，虻虫 6 克，砂仁 1.5 克，水煎服。

（四十）风湿，类风湿性关节炎阴脉者

乌头、黄芪各 15 克，熟地黄（砂仁拌）、豨莶草各 100 克，甘草 10 克，水煎服。若脉为阳，加臭梧桐 100 克，石膏 500 克。

（四十一）雷诺氏综合征

桂枝、赤芍、当归、地龙、红花、黄芪、五灵脂、细辛、桃仁各 10 克，水煎服。

（四十二）腹股沟淋巴结炎

公英、金银花各 15 克，木鳖子仁 5 枚、山甲、皂刺、全蝎各 10 克，水煎服。

（四十三）中风后遗症

红花、地龙、天虫、水蛭、葛根、羌活各 15 克，蒲黄 20 克，水煎服。

（四十四）湿疹

防风 30 克，苍术 30 克，薏苡仁 100 克，生地黄 25 克，苦参 15 克，蜈蚣 3 条，地肤子 15 克，水煎服。

（四十五）四肢疼痛

荆芥、防风、透骨草、艾叶、红花各 15 克，水煎，热熏温洗，必使通身大汗出。

（四十六）急性乳腺炎

蜂房 1 个，青皮 30 克，公英 30 克，赤芍 30 克，通草 10 克，水煎服。

（四十七）疮毒痈疖久不愈

当归、公英、双花、连翘各 15 克，蜂房 1 个，水煎服。

（四十八）足跟痛

杜仲 30 克，木瓜、苍术各 15 克，附子 10 克，薏米 60 克，水煎服。

（四十九）面部神经麻痹

荆芥、防风各 25 克，天麻、天虫各 10 克，当归、白芍各 15 克，甘草 10 克，水煎服。

（五十）三叉神经痛

白芍、玄参各 60 克，草决明、甘草各 30 克，水煎服。

（五十一）泌尿道结石

胡桃肉、金钱草、冬葵子、荸荠、牛角屑各 20 克，枸杞 90 克，水煎服。

（五十二）慢性气管炎、遇寒重者

甘草、干姜、五味子各 15 克，细辛 10 克，水煎服。

（五十三）呃逆

竹茹、陈皮各 90 克，沉香 10 克（后下），柿蒂 10 枚，水煎服。

（五十四）头痛

蔓荆子、苍耳子、全蝎、细辛各 10 克，茶叶 10 克，水煎服。

（五十五）胆道蛔虫症

乌梅 30 克，茵陈 30 克，川椒 15 克，雷丸 15 克，水煎服。

（五十六）防治狂犬咬伤

桃仁 6 克，土鳖虫 6 克，大黄 10 克，蜂蜜（冲），水煎，早晚空腹时各 1 剂，服后必泻出黑色大便，小便发红，服药至大小便正常为度。

（五十七）痔疮

熊胆、冰片各等分，共为末，用蜗牛汁调和，涂擦患处。

（五十八）脓疱疮

蛤粉、黄柏、枯矾各 15 克，轻粉 10 克，为末，每取适量，以鸡蛋清调涂患处。

（五十九）麦粒肿

莲子心 30 克，水煎服。

（六十）脱肛，子宫脱垂

猪板油 100 克，熔化，去渣，入蒲黄 30 克，拌匀，涂患部。

（六十一）臁疮

樟脑、铜绿各等分，熟猪油调药涂患处。

（六十二）诸癣

生半夏，蘸醋搽擦患处，日 3 次。

（六十三）冻疮

苏叶 30 克，水煎洗之。日 1 剂。

（六十四）颈淋巴结核，无论溃与不溃

猫眼儿草 30 克，水煎，内服 1 口，剩下外洗患处。日 1 剂。

（六十五）皮肤瘙痒

苍耳子不拘多少，煎水洗。

（六十六）水、火、油烧烫伤

防风、荆芥、大黄、蒲黄、蚤休各等分，为末，麻油调抹患处。

（六十七）痤疮

绿豆、红小豆、硫黄各等分，为末，每取适量，以凉水调涂面上。

（六十八）舌肿

以蒲黄涂于舌上，日 3 次。

（六十九）阴道瘙痒

以生鸡肝塞入。

（七十）麻疹、猩红热、腮腺炎、带状疱疹、再生障碍性贫血发热

蝉蜕 10 克，天虫 10 克，大黄 3 克，姜黄 3 克，水煎服。日 2 剂。

（七十一）盗汗

楝子树上经霜的毛桃 3～4 枚，水煎，分 3 次服。

（七十二）自汗

桂枝、白芍、黄芪各 15 克，防风、甘草、白术各 10 克，水煎服。

（七十三）妇人新产无乳

猪蹄 1 只，蚁巢土 10 克，水煎 2 小时，温服。

（七十四）回乳

番泻叶 10 克，开水 1 杯，泡 1 小时，顿服。

（七十五）小儿癫痫、脑瘫

牛黄 3 克，麝香 0.3 克，共末，每晚临睡时，以蜜水送服 0.3 克。

（七十六）小儿食积

桃仁、芒硝、白糖各 100 克，共末，蒸如膏状，令其日日随心食之。

（七十七）小儿疳积，腹凹凸拘急而肢细发竖

牛粪 60 克（炒），白糖 60 克，调匀，每取 5 克，温水送服。

又方：水红花子 500 克，水煎成膏，摊布上贴腹部。

（七十八）小儿外肾肿

蝉蜕 10 克，水煎洗之。

（七十九）小儿二三岁不能行走

五加皮 250 克，为末，每服 3 克，白糖水送服，日 2 次。

（八十）小儿麻痹（脊髓灰质炎）

杜仲（炒炭）500 克，为末，每服 3 克，白糖水送服，日 2 次。

（八十一）小儿遗尿

麻黄、丁香各等分，为末，每睡前服 0.3 克。

第十一节　赵师秘验方

一、治妇科病秘方"洁尔康散"

赵师所传"洁尔康散"一方，是治疗妇人带下黄黏，阴道瘙痒、腥臭、流脓、溃疡一类疾病（包括西医学的霉菌性、淋菌性、滴虫性、阿米巴性、非特异性、嗜血杆菌性等各种原因所致的宫颈炎、阴道炎、外阴炎、宫颈糜烂，以及阴道、外阴瘙痒，阴道裂伤、性交损伤，阴道白斑，阴道神经性皮炎；外阴淋病等疾病）的特效方剂。此类疾病俱由热、毒、脓、虫等原因浸淫所至，而洁尔康散对此类病因所致的此类疾病极具针对性，屡用屡验。

附方剂：蚤休、枯矾、牛黄、冰片、狼牙、五倍子、土槿皮、苦参、朱砂、轻粉等，各等量，为末，每取适量，以香油调涂患部。

二、治前列腺肥大秘方"前列腺方"

《诸病源候论》谓："诸淋者，由肾虚而膀胱热故也。膀胱与肾为表里，俱主水。水入小肠下于胞，行于阴为溲便也。肾气通于阴，阴，津液下流之道也。若饮食不节，喜怒不时，虚实不调，则府藏不和，致肾虚而膀胱热也。膀胱，津液之府，热则津液内溢，而流于睾，水道不通，不上不下，停积于胞。肾虚则小便数，膀胱热则水下涩，数而且涩，则淋沥不宣。"我通过多年来临床治疗前列腺增生一病的体会，认为《源候》是论述现代医学的前列腺增生一病，不论于病证，还是于病因的认识，皆可谓语语，中的，深刻感受到中医学术早在千年之前，便已经在很多方面将现代医学认识到的疾病蕴涵在内了。而赵师前列腺汤一方，具有强肾益精，消积散结的功能，于前列腺增生病的病因证治极具针对性。今将近 10 年来运用前列腺汤治疗前列腺增生100 例的疗效观察总结如下：

（一）诊断标准

1. 老年男性或接近老年的中年男性，尿频，尿急，进行性排尿困难，尿线变细，尿滴沥，有时急性尿潴留；

2. 直肠指检可扪到前列腺增大，表面光滑，韧而有弹性，中央沟变浅或消失；极少数患者中叶增生突入膀胱，直肠指检前列腺并不增大，但中央沟变浅或消失；

3. 尿流动力学检查发现尿流率降低，排尿时间延长，尿道阻力增加。

（二）疗效标准

治愈：症状体征消失；直肠指检、尿流动力学客观值恢复正常。

（三）病程、病例数、疗程、疗效情况表

病程/年	1 年以上	3 年以上	6 年以上
例数/人	36	40	34
疗程/日	10 日以内	20 日以内	35 日以内
疗效/治愈率	97％	65％	59％

（四）病案举例

1. 王某，男，70 岁，北京市人，干部。前列腺增生病史 10 年以上。尿频，尿急，排尿困难，尿滴沥，夜尤甚。直肠指检可扪到前列腺增大，中央沟消失。尿流动力学检查尿流率降低，排尿时间延长，尿道阻力增加。服前列腺汤 3 日见效，30 日停药。症状体征消失。直肠指检前列腺缩小，可扪到中央沟。尿流动力学检查尿流率增加，排尿时间缩短，尿道阻力消失。

2. 孙某，男，48 岁，海南省海口市人，经商。前列腺病史 2 年，曾到广州、泰国的曼谷、美国的纽约等地求治不愈。尿频，排尿困难，尿滴沥，直肠指检前列腺增大，中央沟浅。与前列腺汤，7 日治愈。症状体征消失，直肠指检客观值恢复正常。

（五）附"前列腺汤"方剂

熟地黄 24 克，山药、山萸肉 12 克，丹皮、泽泻、茯苓各 6 克，桂枝、炮附子各 3 克，砂仁（后下）6 克，黄柏、知母各 3 克，小茴香 30 克，水煎，去渣，空腹时，以药液冲服牛肾子 1

枚。日1剂。

三、赵师用方口诀录要

1. 麻黄汤证与桂枝汤证，同为表证方，但前无汗、脉浮紧而后汗出、脉浮弱。

2. 葛根汤证与桂枝加葛根汤证，同为表证方，皆有项背强证，但葛无汗而桂加葛有汗。

3. 麻黄汤证与大青龙汤证，皆脉浮紧，不汗出而发热，但麻发热、恶寒、无汗，而大发热、不恶寒、无汗、烦躁。

4. 小青龙汤与麦门冬汤治喘咳，但小青龙证有表证且心下有水气，为湿性喘咳，而麦门冬证无表证且津液枯燥，为燥性喘咳。

5. 桂枝加栝楼根汤、白虎加人参汤、小柴胡加石膏汤、五苓散、猪苓汤皆治渴，但桂加栝治汗出、脉浮弱、有表证之渴，白治无表证、恶热之大烦渴，小柴加石治胸胁苦满之渴，猪治小便不利、汗出之渴。

6. 诸柴胡类方皆主胸胁苦满，但小柴只胸胁苦满而大柴兼心下急，柴桂兼下腹压痛，柴胡桂干兼心悸烦惊、为虚而柴加龙牡兼心悸烦惊、为实，四逆散兼腹挛急，柴加芒硝兼腹坚硬。

7. 半、甘、生姜之泻心汤、三黄泻心汤、五苓散、人参汤、茯苓饮主证均作心下痞满或痞硬，但半则兼呕吐，甘则兼烦乱，生则兼嗳气，三则兼面红，五则兼渴而小便不利，人则兼手足冷且脉沉迟或微弱，茯苓饮则兼心下振水声。

8. 半夏生姜厚朴人参甘草汤、大承气汤、四逆汤皆治腹大满，然第一方之证为吐利之后之虚胀，第二方之证为大便硬、按压疼痛坚实而为实，第三方证为下利、腹冷、手足厥冷。

9. 桂茯丸、抵当丸、大承气汤、桃核承气汤、柴胡桂枝汤、大黄牡丹汤，皆主腹、下腹之压痛，桂为下腹压痛而左脉沉，桃为左下腹压痛、大便坚，大承气汤为腹部压痛、大便坚，大黄牡丹汤右为下腹压痛、充实、大便坚，抵为脐下压痛、少腹坚满，柴为下腹压痛而胁满。

10. 葛根汤、黄芩汤、葛根芩连汤、大黄牡丹汤、大承气汤、赤石脂汤、大柴胡加大黄汤、麻黄升麻汤、半夏泻心汤、理中丸、栀子大黄汤、五苓散、四逆汤俱治下利，然葛根汤有表实热证，黄芩汤腹痛或发热，葛根芩连汤汗出而喘、脉促，大黄牡丹汤下腹压痛、充实，大承气汤整个腹部充实压痛，赤石脂汤无压痛，无里急后重，大柴胡汤有胸胁苦满、心下拘紧，麻黄升麻汤吐脓血，半夏泻心汤心下痞硬而口苦，理中丸心下痞硬而手足腹寒，栀子大黄汤烦乱不眠，五苓散口渴而小便不利，四逆汤手足厥逆、脉沉迟或浮迟。

11. 麻黄汤、桂枝汤、葛根汤、小柴胡加石膏汤、大青龙汤、白虎加人参汤、大承气汤、桃核承气汤、柴胡桂枝汤、栀子柏皮汤、五苓散等皆治发热，麻则兼恶寒脉浮紧，桂则兼恶风而脉浮弱，葛则如麻证而项背强，小加石则胸胁苦满、默默不食、寒热往来必兼其一，大加石则心下急而郁郁微满，甚则上吐下泻，大青龙不汗出而烦躁，白加参汤恶热、口燥、烦渴，大承气则恶热、腹坚满，桃承汤少腹急结，柴桂为太少二阳合病证，栀子柏皮汤一身发黄，五苓散口渴小便难，白通汤加胆汁面赤、手足厥逆，葛根连芩脉促、喘而汗出、下利。

12. 葛根汤、桂枝汤、柴桂汤、柴胡加龙牡汤、人参汤、真武汤、麻附辛汤、苓桂味甘汤、建中汤、八味肾气丸俱治乏力，但葛有表证之身疼痛等，桂有表证之汗出等，柴桂有表证之汗出、胸胁苦满等，柴加龙牡有不表不里证之胸胁苦满、烦惊心下悸，人参有腹寒、下利、胸痹，真武有腹满、恶寒、手足冷，麻附辛有恶寒、发热而脉反沉，苓桂味甘头沉如裹，手臂不仁，小建中汤虚劳、里急，肾气丸尺脉沉微。

13. 黄连阿胶汤、茯苓饮、人参汤、炙甘草汤皆治舌无苔，然黄则舌绛而入夜难眠、茯则心下停饮、胸满、时吞酸烧心，人参汤心下痞硬、口淡，炙甘草汤脉结代而心动悸。

14. 栀子豉汤、栀子甘草豉汤、栀子姜豉汤、黄连阿胶汤、酸枣汤、猪苓汤、柴胡干姜桂枝汤、苓桂术甘汤、柴胡加龙牡汤皆治不眠，然栀心中懊恼，栀加甘则治既懊恼且迫急，栀加姜则治既懊恼复干呕，黄连则治舌红咽干唇燥，酸枣仁则治虚劳虚烦，柴干桂治则胸胁苦满、心下悸、咽干、月经提前，量多，柴胡加龙牡则治如柴干桂证而整体状态比较偏实，苓桂味甘则治头如束，猪苓则治下利、咳嗽、呕、渴、烦。

15. 苓桂味甘汤证面色淡红，三黄泻心汤证面色鲜红，桃核承气汤证面色深红，抵当丸证面色黑红，木防己汤证面色苍黑，建中汤证面色萎黄，归芍汤证面色苍白，八味丸证面色阴沉。三黄汤证目光炯炯，真武汤证两目无神。

16. 黄连阿胶汤证如舌无苔则全无，甘麦大枣汤证则舌中无苔，苓桂术甘汤证则舌半有半无，小柴胡汤证则舌苔白，承气汤证则苔黄，抵当汤及丸证则舌青紫。

17. 腹痛，压痛坚硬，与大承气。腹痛，胸胁苦满、下腹压痛或发热，与柴胡桂枝汤。腹痛，腹凹或拘挛，与小建中汤。腹痛，腹中动如有手足，与大建中汤。腹痛雷鸣，与附子粳米汤。腹痛、下利、发热，与黄芩汤。腹痛，心下急，与大柴胡汤。腹痛，自胸至少腹压之坚硬，与大陷胸汤。腹痛，按之但心下压痛，脉滑，与小陷胸汤。

18. 上吐下泻，心下急，大柴汤证。上吐下泻，上腹痛，黄连汤证。上吐下泻，腹痛，或发热，黄芩加生姜汤证。上吐下泻，手足冷、腹凉，理中丸证。上吐下泻，口渴小便不利，五苓散证。上吐下泻，头痛吐涎沫，吴茱萸汤证。上吐下泻，脉微沉迟，手足冷，大汗出，四逆加人参汤证。

19. 头痛，若发热恶寒、无汗、脉浮紧，与麻黄汤；若汗出脉浮弱，与桂枝汤；若干呕吐涎沫，与吴茱萸汤；若胸胁苦满、烦躁、渴，与小柴胡加石膏汤；若发热脉沉恶寒，与麻辛附汤；若手足冷，腹满而寒，心下水声，与真武汤；若口渴而小便不利，或者饮水即吐，与五苓散；若脉弱，发热、身乏力、下利，与桂枝人参汤；若鼻塞，与葛根汤；若腹满痞坚，与大承气汤；若少腹急结，与桃核承气汤。

20. 浮肿，若脉浮，汗出，防己黄芪汤；若四肢颤动，防己茯苓汤；若脉浮紧，无汗、烦躁，大青龙汤；若小便不利，猪苓汤；若心下痞硬，面色黧黑，喘，与木防己汤；若尺脉微腰痛，或下肢冷，与八味丸；若腰痛，腰部冷，与苓姜术甘汤；若汗出恶风无大热，与越婢加术汤；若手足厥逆、脉沉微、心动悸，真武汤；若胸胁胀满、小便不利，小柴汤合五苓散；若产后或贫血者，当芍散；若黄汗出，桂枝加黄芪汤；若咽中如炙脔，时气上冲，半夏厚朴汤；腰以上浮肿，脉不虚者，甘草麻黄汤；腰以下浮肿，不喘，不心悸者，猪苓汤。

21. 心动悸，辨证选用炙甘草汤，桂枝甘草汤，人参汤，木防己汤，苓桂术甘汤，真武汤，茯苓甘草汤，小柴胡加茯苓汤等；腹部动悸，辨证选用桂枝茯苓丸，柴胡加龙牡汤，小建中汤，小半夏加茯苓汤等；颈脉动悸，辨证选用苓桂术甘汤，小柴胡加茯苓汤等。

22. 葛根加桔梗石膏汤，小柴胡加石膏汤，甘草泻心汤，甘草汤，苦酒汤，通脉四逆汤，猪肤汤，三黄泻心汤，大黄牡丹汤俱治咽喉痛，然葛则脉浮紧、项背强、发热恶寒无汗；小柴则发热、胸胁胀满、口苦咽干；甘泻则心下痞满而烦乱；三泻则口苦，面赤，便难，心下痞；甘则不红肿；桃则少腹急结；苦则咽中生疮，不能言，言无声；通则下利清谷，手足厥冷，里寒外热；猪则下利，胸满，心烦。

23. 小半夏加茯苓汤，泽泻汤，真武汤，苓桂术甘汤，苓桂味甘汤，茵陈蒿汤，五苓散，小柴胡汤，桂枝加龙牡汤，大承气汤，桂茯丸，当芍散，大建中汤俱治眩晕，然小则呕吐、心下痞、有水音而动悸；泽则头沉重；苓桂味甘则头沉重而面色淡红，精神不振，多梦，多虑，多惊；真则心下悸，面寒，行走欲倒地；苓桂术甘则胸胁心下满，心下有痰饮，坐则轻，起立即剧；茵则心胸不安，不能食；五则脐下悸，吐涎沫；小柴则胸胁苦满，口苦咽干；桂茯则面红，下腹压痛充实；桃承则少腹急结，大便坚；大则腹满实；大建中则胸中寒；归芍散腹挛急，经痛；桂加龙牡遗精，脱发，汗出，心下动悸。

24. 柴胡剂主颈项强；葛根剂主项背强；麻桂剂主头项强；桂加栝蒌根治太阳病证具备，脉反沉迟，身体强；大陷胸丸证项亦强，而结胸。

25. 五苓散，猪苓汤，栝蒌瞿麦丸皆治口渴而小便不利，然五苓散证必兼或饮水即吐，或头痛，或脐下悸而癫眩，吐涎沫等一系列的水气上冲症状；猪苓汤证以小便淋痛，尿血等湿热阻塞下窍之候为多；至于瓜瞿为证，其人尺脉弱，腹部自觉或他觉恶寒；此为三方鉴别运用之要点。

26. 吐血、衄血、便血，若手足烦热、虚劳、里急、悸，为小建中汤证；若心悸不安，面色赤，为三黄泻心汤证；若发热，恶寒，身疼痛，脉浮紧，为麻黄汤证；若手足厥冷，为柏叶汤证；少腹急结，为桃核承气汤证；若心中懊忱为栀子豉汤证；若左关脉弦者，为黄土汤证；若烦，不能眠，为黄连阿胶汤证；若脉腹虚弱无力，手足冷，心下痞满，胸痹，面色晦暗，为人参汤证。

27. 桃核承气汤证之主证是少腹急结；大黄牡丹汤证之主证是少腹肿痞；大黄甘遂汤证之主证是少腹满如敦；抵当汤、丸证之主证是少腹硬满；桂枝茯苓丸证之主证是脐两侧，尤其是左侧有深在压痛，有时候可触到如索状物硬结。

欣按：我曾跟随恩师赵真专心致志学习经方数载，诚如日人尾台榕堂先生所说："研究张氏方，能自幼而壮而老，造次颠沛，必在于斯，犹如身在当时，亲受训诲，则自然术精技熟，遇病开方，灵机活动，意之所向，无不如法，操纵自在，左右逢源，病虽万殊，又何难应之有！"我在赵师那里所学习，所感受到的正是这样。赵师一生不尚理论之空谈，专攻经方之实术，辨证精详，每取神效卓功于几微之间，术精技熟，活人无算，真是我有生以来所亲自目睹的一位活命大师。他的教导，对我为医之道影响之深远，非言语可喻。这里将赵师生前为我口授术业时，我所作记录中的某些内容编纂于此，悉录原文，不予更改，以见师讲授时的本来面目。尽管文中对汤头的名称，证候的论述，看上去有些匆疏，但口诀单刀直入，入木三分，皆见道真言，只要是对经方学有心得者，读之于其训自然能够洞若观火，一目了然。

第二章　辨证论治要旨

第一节　诊疗要诀

一、张师《医诀》

（一）外诊篇

1. 色彩：①面位；②官窍；③肢体。

总诀：诸病色暗者危笃；色鲜泽者易愈；色浮者病在外，多外感；色沉者病在内，多内伤。五脏有专色，见克者凶；四时有旺彩，不符者灾。歌曰：青主痛郁多创伤，赤主肿热或疮疡，黄色为湿痞食滞，白劳失血细端详，自来色黑占积饮，临证之时望为纲。

五脏专色：肝胆色主青，小肠心乃红，脾胃占黄色，肺白肾黑通。

四时旺彩：肝胆色青春，夏旺赤色心，秋肺白色是，冬肾明湛黑，四季黄色好，正合吾华人。

面位分属，歌云：额主头面眉心喉，山根次将胸中求，眼胞左心右主肺，胸内诸病总与谋。下胸右肝左主脾，内眦胆胰一气投，外眦鱼尾乃胁位，鼻柱中端胃正洲，挟胃两傍乃小肠，准上中端是膀胱，芒灶两睾准阴茎，人中谷道唇合肛，纹理交叉终身忌，斑痣颗陷亦非祥。

官窍：眼乃肝之窍，肝藏血，眼涩则血分实，眼滑则血分虚；舌乃心之苗，心藏神，音善吃者神实，语声轻纤者神虚；唇乃脾之窍，薄而淡者多中虚少纳，紫而厚者多食旺；耳乃肾之窍，肾藏精，重听者实，聪极者虚；鼻乃肺之窍，窒息者多气实，乷而吸微者多气虚。

体内：肝在体为筋，其变为拘握；心在体为脉，其变为挥舞，脾在体为肉，其变为沉堕；肺在体为皮，其变为战栗，肾在体为骨，其变为僵硬。

体外：甲为筋之华，反张者血燥，卷抑者血败，陷凹者血虚，节楞者血滞，有白点者食积；发为脉之华，卷曲者脉滞，干黄者脉燥，柔白者脉萎，刚而污者脉结，粘连成缕者食积；肌为肉之华，贴连者肉燥，隔离者肉虚，刚劲者肉滞，结节者肉淤，肌下累累如杏核者虫积；毛为皮之华，蚀齿者骨燥，短齿者骨虚，污齿者骨腐，色齿者骨滞，缺锯齿者食积。

2. 闻：①呼息；②体气；③语声；④呻吟。

总诀：喘息者实，息数者虚；

呼吸：凡吸缓猛出，亢然有声者，病在下；吸急呼缓，啜啜而呻者，病在中；肩息倚坐者，病在上；抬肩而息者，病在肺；不能极息者，病在心；挺身而息者，病在脾；倾身而息者，偻身而吸者，病在肾。

体气：肝病者其臭膻，心病者其臭焦，脾病者其臭香，肺病者其臭腥，肾病者其臭腐。

语声：实则谵语，虚则郑声。

角声主肝，之尺尸日牙音也；徵声主心，得特尼勒舌音也；宫声主脾，葛渴喝喉声也，而玻婆么佛为唇音属胃；商声主肺，吉气尼希鼻音也；羽声主肾，资次私齿音也。

呻吟：肝实则呼虚则叹，心实则笑虚则噫，脾实则歌虚则吞，肺实则哭虚则嚏，肾实则呻虚则吹。

3. 问：①精神反映之行动安居；②体征反应之病部病时。

精神反映，总诀：神情了然者虚，呆痴者实。

行动：肝实则怒虚则忧，心实则笑虚则悲，脾实则虑虚则疑，肺实则哭虚则恚，肾实则恐虚则好。

安居：阴盛则梦涉水而恐惧，阳盛则梦大火燔灼，阴阳俱盛则梦相毁伤，上盛则梦飞，下盛则梦堕，肝气盛则梦林木、好与人斗，心气旺则梦大火及婚嫁事，脾气盛则梦登高及施与人。肺气旺则梦哭泣及金钱，肾气旺则梦淫交雪大水。

体征反应，病部：邪在肝则两胁钝痛寒中，恶血在内则行善瘈节，时脚肿。邪在心则心疼善悲，时眩仆。邪在脾则肌肉痛，阳气有余、阴气不足则热中善饥，阳气不足、阴气有余、则寒中肠鸣腹痛。邪在肺则皮肤痛，寒热上气，喘而汗出，咳动肩背。邪在肾则病骨疼阴痹，阴痹者按之不得，腹胀腰痛，大便难，肩背颈项痛，时眩。胆病者善太息，口苦，呕宿汁，心中澹澹然如人将捕之，咽中介然数唾。小肠病者，小腹疼，腰脊控睾而痛，时窘之后。胃病者腹胀，胃脘当心痛，上支两胁，膈咽不通，饮食不下。大肠病者，肠鸣切痛，气上冲胸，喘不能久立。膀胱病者，小腹偏肿而痛，以手按之，即欲小便而不得。三焦病者，腹中气满，小腹尤坚，不得小便而窘急，溢则为水，留则为胀。

病时（发解）：春病在头，夏病在腹，秋病背俞，冬病腰肢。每日病发解时间歌：寅旦后顶卯当头，辰喉巳胸午脘求，未居胁下并大腹，申主小腹酉阴收，戌臀亥腰子正背，丑时肩胛真不谬。

伤寒病发时间歌：外感伤寒经有传，六经欲解并发谈，若但据作逢旺讲，文义不谋致失言，少阳发寅解尽辰，半表半里气转伸，巳午未时本太阳，寒励之邪表阳伤，阳明日晡申酉戌，里热邪深病势狂，太阳从亥至丑止，少阴夜半至寅当，厥阴转机回阳时，从丑至卯细推详。又，病痛所属歌：酸为诸郁认要真，诸痒在血理谓心，重、麻、湿邪疼在气，僵直几几寒邪论。

（二）内诊篇

1. 切脉：①秉脉；②四时脉；③外感脉；④内伤脉。

总诀：诸软主虚，诸硬主实，长主在上，短主在下，大为中满，小为外萎，浮为主表，沉为在里，滑主实热，涩主虚寒，数为虚热，迟为实寒，粗为中空，细为外实。软坚大小长短者为内伤，沉浮涩滑迟速者为外感。

秉生脉，歌曰：虚人脉软实人硬，高长矮短定不更，动浮静沉性情然，躁滑淤涩亦非病，聪明脉速愚人迟，瘦粗肥细体相称。

四时脉：春弦夏钩秋日毛，冬石为主季代调，弦即春脉浮即钩，毛短石沉依平陶，从后来者乃虚邪，前来实邪外感赊，我克不妨为微证，来克我者命将决。

外感脉：温病脉滑乃实热，暑热伤血脉速虚，凉病脉涩寒脉迟，虚热实寒自清晰。

内伤脉：肝病脉强气攻逆，心病仰脉定不虚，肺家病脉定转弱，肾伏多缘五水居，唯有脾胃主饮食，病脉缓代细推诸。

凡诊诸病脉，一合天时，二合秉体，三合本病为吉，若见反克者凶。

2. 腹诊

总诀：按之软者为虚，按之触手而硬者为实。诸痛喜按者为虚，拒按者为实。打之音如鼓者虚，石者实。其他与现在医学触诊诊法同。当考之，此不再赘（欣按：中医学术之论腹诊者，其中辉煌灿烂的篇章是医圣张仲景的《伤寒杂病论》。张师在此惟概论中医腹诊的总诀，故对仲师之腹诊术未及论及。学者欲探宝仲师之腹诊术，详考其原书可矣，兹不赘述）。

判断寒热不以身冷热定，而察其饮、脉、头、目、二便。凡身热如灸、病者不渴、脉静、头不痛、二便不浊者为假热真寒也。凡身冷如冰、病者口渴、脉速、头晕目赤者为假寒真热也。

凡手压疼痛各体部，疼在何部治在何部，必求其本。

（三）治疗篇

1. 辨病因：①内伤；②外感。

内伤感情等致因：嗔恚暴怒则伤魂，魂，肝之藏也；忧惕思虑则伤神，神，心之藏也；思愁不解则伤意，意，脾之藏也；喜乐无极则伤魄，魄，肺之藏也；悲哀动衷则伤志，志，肾之藏也；恐惧不解则伤精，精，脑之藏也。久行伤筋，久恭伤脉，久坐伤肉，持重伤气，久卧伤骨。大辛伤脾，大苦伤心，大酸伤肝，大咸伤肺，大甘伤肾。久视伤血，久语伤气，久哭伤神，极听伤精，重味伤营。高居伤筋，阔居伤脉，卑居伤肉，狭居伤皮，露居伤骨。

外感六因：大温伤营，大暑伤血，大湿潮伤肌，风凉伤卫，酷寒伤气，风燥伤精。

2. 认证：①内伤二综六纲；②外感二综六纲。

内伤二综六纲：

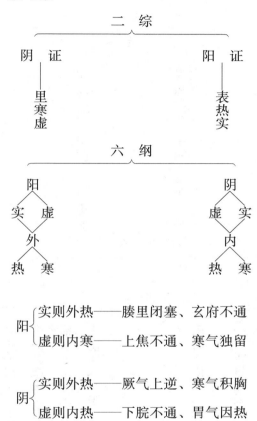

$$阳\begin{cases}实则外热——腠里闭塞、玄府不通\\虚则内寒——上焦不通、寒气独留\end{cases}$$

$$阴\begin{cases}实则外热——厥气上逆、寒气积胸\\虚则内热——下脘不通、胃气因热\end{cases}$$

外感二综六纲：

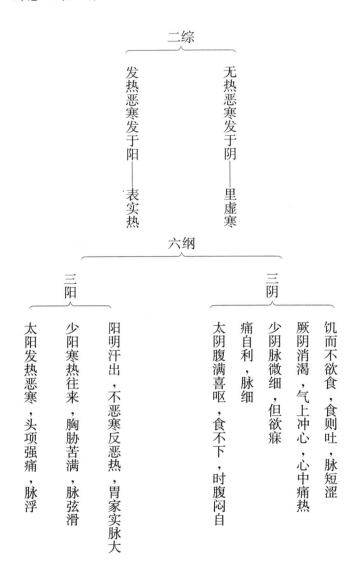

二综

无热恶寒发于阴——里虚寒

发热恶寒发于阳——表实热

六纲

三阳

太阳发热恶寒，头项强痛，脉浮

少阳寒热往来，胸胁苦满，脉弦滑

阳明汗出，不恶寒反恶热，胃家实脉大

三阴

太阴腹满喜呕，食不下，时腹闷自

痛自利，脉细

少阴脉微细，但欲寐

厥阴消渴，气上冲心，心中痛热

饥而不欲食，食则吐，脉短涩

3. 治法：①筹谋；②措施；③定法；④分剂。

总诀：病发有余，本而标之；病发不足，标而本之。

筹谋：诸病者皆当先治本，唯中满及大小便不利者不分标本，必先治之。病者重得新感，当先治新病，后治旧病。病有轻重、卒久、纯杂之别，故其治也，或从本，或从标，或为从治，或为逆治，是以当依类分别筹谋也。

措施：卒病治标，施以急方；久病治本，施以缓方；轻病逆治，施以小方；重病从治，施以大方；专病纯治，施以正方；并病杂治，施以奇方。

定法，六法：虚则补之，实则泻之，寒则温之，热则清之，表则发（轻）之，里则收（重）之。

分剂：

补可去弱，塞（涩）可止脱

治　　虚

泻可去实，通（滑）可去滞

治　　实

温可复阳，渗可去湿

治　　寒

清可存阴，滋可已燥

治　　热

发（轻）可去闭，宣可去郁

治　　表

收（重）可止逆，敛可止耗

治　　里

4. 辨药性：①单味；②重味；③合化；④不合化。

单味：五味者，辛以散之，咸以软之，甘以缓之，酸以收之，苦以坚。五气者，辛药多香，咸药多腥，甘药多腐，酸药多臊，苦药多焦。五色者，红色入心多存神，青色入肝多升越、安魂，黄色入脾多葆中，白色入肺多敛魄，黑色入肾多宁志；又，凡药以色为重者多治神志病也。五触者，辛药多麻，咸药多苤，甘药多滑，酸药多涩，苦药多腻。五性者，辛药性温，咸药性热，甘药性平，酸药性凉，苦药性寒。

重味：重温则升，重收则溃，重寒则裂，重热则凝，重缓则壅，此物极则反之理也。

合化：辛酸合化为甘，苦咸合化为酸，辛甘合化为苦，酸咸合化为辛，甘苦合化为咸。

附合化味功用：辛酸化甘令气平，治咳及攻逆也，如苓桂味甘汤、芍甘干姜汤。苦咸化酸令气降，治心气不足也，如泻心汤。辛甘化苦令气宁，治动悸不安也，如桂枝甘草汤。咸酸化辛令气通，治癃闭不通也，如硝石矾石散等类。甘苦化咸令气柔，治燥气也，如甘麦大枣汤，或炙甘草汤。

不合化：辛咸不合化，辛苦不合化，酸苦不合化，甘咸不合化，甘酸不合化。

附不合化味功用：辛咸可除积，如诸承气汤类。辛苦可去痞，如诸泻心汤类。酸苦可定乱，如枝子豉汤类。甘咸可润燥，以止失血，如胶艾汤、调胃承气汤类。甘酸可益阴，以补津，如小建中汤类。

5. 制剂大法：①主副体裁；②病情宜用。

总诀：毒药攻邪，五菜为充，五果为助，五谷为养，五畜为益。

主副体裁：主病为君，辅君为臣（即相得之，如当归得川芎良），相监为之佐（即相畏者，如黄芩畏生姜），相须为之使。

病情宜用：病在上焦宜散，中焦宜汤，下焦宜丸。外创肤病宜膏，急病宜散、汤，缓症宜丸、膏。

（四）病名要目篇

《金匮》云："诸病阴病十八，阳病十八，五脏九十，六腑之邪各十八，妇人三十六疾，五劳七伤，共二百八十病。"晋唐诸贤引梵典云："地水风火，四大生病，各百二十，合四百八十病。"虽具数目，然皆不笔证状。隋·《诸病源候论》引证候一千七百二十六，可谓详矣，然泛滥无约，学者病焉。仲景《金匮》廿三篇，文献意奥，深悉治疗，至于病名，尚未畅揭，余不揣浅陋，述经义而撰此篇，以贻后来。

①痞：堵塞不通，上下相隔义，虚而滞，故脉多软；②疝：积结也，从疒山，痼邪也，实也，脉多硬；③胀：支满也，从月长，为外实内虚也，故其义亦然，脉多粗；④痿：疲缩无力也，故从疒委，为内实外虚，故脉多细；⑤厥：冲上病也，故字从逆，气实邪逆也，脉多长；⑥痢：下失之病也，故字从疒利，虚邪也，脉多短；⑦疯：气乱也，故字从疒风，脉多浮；⑧癫：呆痴也，故字从广颠也，主病在顶颠也，邪在内，脉多伏；⑨闷：不能也，故字从门必，脉多涩；⑩痟：积热而渴也，故字从疒肖，脉多速滑；⑪痨：虚损也，字从疒劳，热也，脉多速，耗也；⑫痹：气滞也，著而不去，故字从疒卑，脉多迟，实寒故也。

又，《金匮》经络三十六病。《金匮·经络先后篇》云："阳病十八，阴病十八，何谓也？"历来诸家皆模棱言之，唯清代周扬俊注谓："三阴三阳各六证，故每十八也。"及乎明目、实数则不能确言。今校长沙马王堆出土古针灸医经三种，乃涣然有省，附文于此，当于诊断有一定之价值也。

阳病十八证：①头部：太阳在癫连目，少阳在颊连耳，阳明在䪼连齿；②项部：太阳在项，少阳连额，阳明连颌；③膺部：

太阳连肩，少阳连肘，阳明连腕；④背部：太阳脊中，少阳旁胁，阴阳傍膂；⑤腰部：太阳连尻，少阳连髀，阳明连股；⑥脚部：太阳踵外，少阳踝前，阳明跗上。

阴病十八证：①上气：善噫（太阴），厥阴（主），如喘（少阳）；②哕：食则呕（太阴），呕逆（厥阴），烦呕（少阴，主）；③胀：肠鸣（太阴，主），少腹癥（厥阴），飧泄（少阴）；④咽食不下（太阴），噎（厥阴），肿痛（少阴，主）；⑤心痛：急心痛（太阴），厥阴（主），嗌干心痛（少阴）；⑥咳喘：手太阴（主），如笑不休（厥阴），欬瘄并（少阴）。

二、张师《三十六脉名义略释》

（一）序

序曰：脉学为中医临证诊断上一种特技，乃中医必悉之事，不可不详细研究者也。远自秦汉史典所载，脉学一道已有专人传承，及于晋朝，太医令王叔和集古脉之大成，撰为《脉经》十卷，流行于世，实开脉书之先河。自尔以来，著者辈出，迄于今日，代不乏人，三车四库，汗牛充栋。然，综要而观之，则不出乎三类也，①衍述旧文，加以阐注者；②评驳伪狂，印经正真者；③约整统绪，依类分条，谨元之滑伯仁一二而已。其他，歌诀便于习诵，简陋宜于初学，诚卑卑不足道矣。就其事实论，脉学启自远古，其为书也，漆书汗青，不无脱错之失。述古者牵强附会，任意冥想，弦外之音，歧多亡羊，此是彼非，曷能齐一。高阳伪诀，匪由斯乎？帝虎鱼鲁必也。名言双失，欲一就正，亦难矣焉。况近世章句，训诂久已不讲，我国文迹，指会义宽，势之形者，殆有因也。诊者，占也，阴阳事耳。阴阳之书莫详乎《易》矣。《内经》之奇恒，犹《易》之卦也。卦之命名爻辞，犹脉之名义也。《易》之六十四卦，反复视之，又恰符三十六数焉。是脉象之卦象仿矣。夫物莫不有象，是物为象之实义也。乃象以物立，物以象名，有象者物，形象者理，论体则一，论事则二，物之体则以数核算之，象之理则以名言喻之，抽象之言则失之于虚诞，弃理举物则拘泥难通，著者同此则不如无书矣。今以实体而定其名，以其名而分其类，参伍交互而别其变，疾病之瘳因以准其事，庶乎无一者之失焉，是为序。

（二）例言

脉有两统，统于阴阳。阴者，脉之体质也。阳者，脉之动能也。然体有阴阳，刚柔是也，而伸缩宽窄属之。用有阴阳，内外是也，而利滞快慢属之。伸缩者，依尺度算。宽窄者，依容量算。利滞者，依音律算。快慢者，依历数算。内外刚柔为权衡，以准诸脉之变，而其兼变诸脉者亦俱有阴阳之分，共得三十六也。《书》云：一曰称数，二曰谐声，三曰审度，四曰嘉量，五曰权衡，参伍以变，错综其数，稽之于古今，动之于气物，和之于心耳，考之于经传，咸得其实，无不协同。然，综论脉理之要者，阴阳之性，以虚实生死之事，辨软坚动止之象也，故为诊家要。

（三）十八体脉篇

坚脉。坚者硬也。其脉梗然而动，按之不易。为诸实病之统也。

加沉者曰牢。牢者固也。其状似沉伏，按之隐然不移，病主诸痼积在内者。

加浮者曰实，实者有余也。其状按之偪偪然拒指。经云：邪气盛则实。病主外淫邪盛。

软脉。软者柔懦也，如按絮上，力不胜指，为诸虚病之统也。

加浮曰散。散者涣散也。其状瞥瞥如羹上肥，有表无里，病主荣卫耗亡。久病者死，卒病者危。

加沉者曰虚。虚者不足也。其状如按粥饭，下指则陷。经云：正气夺则虚。病主气血乏损。

上二脉各及其属二位，其得六项。坚软者，义应于权也，言以指下压力求也。

长脉。长者伸长也。其状悠然越部，横贯寸上，病主经络躯干气势上逆。经云：长则气治。

加于春曰弦，弦者取象喻也。为肝脏正脉，平调不病者也。

加于他季曰强。强者病主支满，冲逆，眩冒，颠疾。

短脉。短者，缩减也。其脉欠然不足部，中指即已。病主六府水谷变化不良之病。经云：短者气病。

加于秋曰毛。取象喻也。为肺脏正脉，平调不病者也。

加于他季曰弱。弱者衰乏也。病主形气销索，久利不固者。

上二脉各及其属二位，共得六项。长短者，义应于度也，言以脉之部位求也。

粗脉。粗者阔大义。其状宽豁满于指下，病主外实内虚。

加软者曰缓。缓者松纵义。在阳则中风汗出，在阴则遗失溺便。

加坚者曰洪。洪者横盛也。在上则喘逆上气，在下则内壅癃闭。

细脉，细者狭小义。其状如线，指下不满，病主外虚内实。

加坚者曰紧。紧者束急也。其状细而坚劲，在阳则伤寒身痛，在阴则饮澼里急。

加软者曰濡，濡者懦乏也。在上则阳衰湿痹，在下则肾消骨痿。

上二脉各其属二位，共得六项。粗细者，义应于量也，言以脉之容积求也。

（四）十八用脉篇

浮脉。浮者轻扬也。泛泛皮上，目窥可见，着物即得，为在上在表之病统也。

加于夏曰钩。取义喻也。为心脏正脉，平调不病者也。

加于他季曰仰。仰者高也。病主伤暍晕仆，血气上溢，暴疾卒死。

沉脉。沉者深重也。其脉著于骨上，深寻始得，为在里在脏之病统也。

加于冬曰石。取义喻也。为肾脏正脉，平调不病者也。

加于他季曰伏。伏者深潜也。病主饮食梗阻，霍乱腹痛，疠痛厥逆。

上二脉各及其属二位，共得六项。浮沉者，义应于衡也，言以脉之高低定也。

滑脉。滑者爽利义也。其状往来截然，间至清晰无余搏，指下累累如数珠子。病主诸实热也。

加粗者曰动。其状逗然跳晃，摇摇不已。动于阳则惊悸汗出，动于阴则烦热不安。

加细者曰乱。乱者不整，乍即乍离，时见一停，病主饮食中毒，使神气不宁者。

涩者淤滞也，其状往来似难，余搏不断，间至不清。病主诸虚寒也。

加细者曰微。微者稍许义。其状如动非动，细而模糊，阳微者神气疲，阴微者精血少。

加粗者曰革。革者更也。其状如按空囊，但见脉形而无脉流，在阳则吐衄，在阴则失血。

上二脉各及其属二位，共得六项。滑涩者，义应于律。律者力也，求之脉之间至余无也。

速脉。速者快也。经曰：平人一息之时，脉来四至曰平。六至七者快速也。病主诸虚热。

加短者曰促。促者至匝。促于阳者荣卫伤，病在心肺。促于阴者精血伤，病在肝肾。热极而然也。

加止者曰结。结者隔也。其脉时有一止而无定时，在阳则痰气阻于清道，在阴则瘀血滞于经络。

迟脉。迟者徐慢也。一息之时，脉至三搏，主诸实寒之病。

加涩者曰代。代者禅代也，其脉时而久停，待来则续，在阳则心肺气竭，在阴则肝肾气竭。最为危证，衰极而然也。代者殆也，损病也，故定时而止。

加止者曰绝。绝者无迹也。平人脉绝息满五十者死。

上二脉各及其属二位，共得六项。速迟者，义应于倍数，言以时而求也。

（五）其他要说

论曰：脉宗阴阳为基础，还有其他要说否？

曰：脉从阴阳分具四象，占生死虚实也。若求诸事，则有四象为诸脉之综依。四象者坚软动止是也。表如左（师原文竖行，故曰左，今变为横排，但原文字不变，以见原貌）：

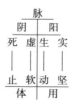

又应于天时方位者有四季平脉过脉各具四象。经云：从前来者为实邪，从后来者为虚邪，从我胜来者为微邪，从克我来者为贼邪，自病者为本邪。

```
          四平脉
    冬  秋  夏  春
    |   |   |   |
    肾  肺  心  肝
    |   |   |   |
    石  毛  钩  弦
          四过脉
    冬  秋  夏  春
    |   |   |   |
    伏  弱  仰  强
```

又有四危、四亟、四横、四灾，应知。

四危者，促代动微也。

四亟者，绝结乱革也。

四横者，缓紧濡洪也。

四灾者，散牢实虚也。

十二脉，坚软者权也。长短者度也。粗细者容也。浮沉者衡也。迟速者数也。滑涩者声也力也。

问曰：立十二脉者，乃依量算，合乎天道否？答曰：经有四时脉象，可为据也。春脉者软、长、滑也。夏脉者浮、大、速也。秋脉者大、短、涩也。冬脉者沉、细、迟也。然应于人者何谓也？曰沉脉应肾，肾水迁下。快应三焦，三焦泌水。细应胆，胆行细。肝为木，木干长。滑应脾，脾化食也。软应小肠，职腐化也。浮为上应心。速为宣和，心胞应之。粗为大肠，糟粕器也。短为肺，收也，秋气也。涩为膀胱，水流缓涩。坚为胃者，水谷气悍也。

附：张师讲授《三十六脉名义略释》时我所做笔记的部分摘要：

脉有两宗，体用是也。体有十八，用有十八，以应阴阳。阳为气，因为质故也，故诸脉之诊亦得顺应其术。一，遍诊，或曰遍性诊；二，部诊，或曰分诊，或曰分部诊。遍诊者法也。部诊者律也。法者理也。律者事也。所谓法诊者，如浮为在表，沉为在里，长为气有余，短为形不足，坚为诸实，软为诸虚，如论中所释义。所谓部诊者，每手分三段，寸曰寸，关曰关，尺曰尺。左寸心小肠，左关肝胆，左尺肾胞，以左手是三阴脏故也。左为阳位，阴伏于阳。右寸肺大肠，右关脾胃，右尺胰三焦，以属气分，故在右手阴位。又有平人脉，人有五形，形者骨干以从应之，长人脉长，矬人脉短，肥人脉细，瘦人脉粗者是也。躁人脉速，慢人脉迟，智人脉滑，愚人脉涩，饱时脉滑，饥时脉清，坐时脉缓，动时脉速，酒时脉洪之类。言不尽书，书不尽言，在于学者自思也。诸脉准定量，①尺度，从尺至寸一寸八，每部得六，三六一十八，带边界共二寸，越部者谓之长，不及者谓之短。②数度，人一呼脉行两至，一吸脉行两至，间息定息各行一至，共为六至，间不及数，故曰五至是平脉，多则为速，少则为迟。③容量，平取三分，中取三分，沉取三分，中以脉管皮为一寸，过之为粗，不及为细。以上是六体脉指定量。滑涩为律量，律力同，搏至搏以从论文。

三、张师《辅行诀五脏用药法要述略》

隐居曰：凡学道辈，欲求永年，先需祛疾。或有夙痼，或患时恙，一依五脏补泻法例，服药数剂，必使脏气平和，方可进修内视之道。不尔，五精不续，真一难守，不入真景也。服药祛疾，虽系微事，亦初学之要领也。诸凡杂病服药，汗、吐、下后，邪气虽平，精气被夺，致令五脏虚疲，当即据证服补汤数剂以补之。不然，时日久旷，或变为损证，则生死转侧耳。谨将五脏证候，悉列于左，庶几识别无误焉。

（一）辨肝脏病证文并方

肝虚则恐，实则怒。

引见《灵枢经·本神第八》文。经义以诸脏气虚则所胜者反来侮之，肝虚则脾来侮，"恐"字应是"忧"字之讹。肝为将军之官，气并而实则怒，虚则失于官制之力，故脾来侮之而忧也。

肝病者，必两胁下痛，痛引少腹。虚则目䀮䀮无所见，耳有所闻，心澹澹然，如人将扑之。气逆则耳聋，颊肿。治取厥阴、少阳血者。

引文见《素问·脏气法时论第二十二》。"胁下痛"句，无下"痛"字，"少腹"下有"令人善怒"四字。"耳有所闻"句，作"耳无所闻"，并有"善恐"二字。"将扑之"句下直接"取其经厥阴少阳血者"下始接"气逆"句，结尾有"取血者"三字。此陶氏抉要之文也。

《素问》此篇论五脏虚实皆以脏病为实，腑病为虚者，举体用而言也。陶氏宗之，《法要》各篇前例尽同。

邪在肝，则两胁中痛，中寒，恶血在内，则胻善瘛，节时肿。取之行间以引胁下，补三里以温胃中，取耳间青脉以去其瘛。

引文见《灵枢·五邪第二十》。"温胃中"句下有"取血脉以散恶血"七字，它同。

陶云：肝德在散，故云：以辛补之，酸泻之。肝苦急，急食甘以缓之。

肝脏属木，以舒散为正用，五味之中，辛味性散，若肝用不足，则当借辛味之药以补助之。酸味主收，与辛味散为反对味，若动用势太过，则以酸味收而对治。此段示明肝脏用药之定规。下句"肝苦急，急食甘以缓之"，上"急"字作"迫"讲，下"急"字作"快"字讲，此言肝之用势太甚，则必兼用甘味之药，盖甘味有和缓之力也，是为方剂中之巧使耳。

小泻肝汤：治肝实病，两胁下疼，痛引少腹，迫急者方。

芍药　枳实熬　干姜各三两

右三味，以清浆水三升，煮取一升，顿服之。不差，重作。

此书凡小汤皆三味，两正品，一反品。如此汤二正皆酸，一反味辛。而酸为正治者，殆即经云泻肝以酸，酸性收，收可制散，散者肝之功力太过，不与体相协，因而致病，泻之以酸，更重承平而已。然非抑用致绝，故仍存反味之辛以防过枉。况辛酸化甘，存之反成甘以缓之义。煮药以清浆，浆本谷酸而成，甘酸益阴，借助药力，实方外之良佐也。

夫各脏之体用也，承平则无疾，偏倾者成病，所谓治法者，过则减之，欠则增之，调其偏僻，令就承平，此即补泻之定义。然泻必有余，法当用抑，其数少。补治不足，法当用益，其数多。夫有余而往，不足随之；不足而往，有余随之。虚虚实实，其机甚微，方之制岂易言哉。

大泻肝汤：治头痛，目赤，时多恚怒，胁下支满而痛，痛连少腹迫急无奈者方。

芍药　枳实熬，各三两　干姜二两　黄芩　大黄各二两　甘草三两，炙

右六味，以水五升，煮取二升，温分再服。

此书凡大泻汤皆作六味，是以原小汤加添使品而组成者。盖小汤病轻，但具反正自成佐使而已。如陶氏后图辛酸化甘是。至如大汤证增病笃，内脏机转之渐衰疲，小汤之制，自致佐化或不能成，此汤添入甘草，以成品为承调以就其使。黄芩、大黄二味，本泻心汤药，曷以奥，然加之，盖木能生火，火木相滋，不予泻之，则肝木将有灰烬之祸。况头痛、目赤其兆已露，不先治，则噬脐无及矣。此书大汤之制，皆同此理。

小补肝汤：治心中恐疑不安，时多恶梦，气上冲心，越汗

出，头目晕眩者方。

桂枝　干姜　五味子各三两　大枣十二枚，去核（作薯蓣□□）

右四味，以水八升，煮取三升，温服一升，日三服。

心中悸者，加桂一两半；冲气盛者，加五味一两半；头苦眩者，加术一两半；干呕者，去大枣，加生姜一两半；中满者，去大枣，心中如饥者，还用枣；咳逆苦□者，加细辛一两半；四肢冷、小便难者，加附子一枚，炮。

右方三加、二增、一易、一或，凡七加减。

此小补汤凡四味，桂、姜二辛为正治，经谓"补肝用辛"者是也。一酸之五味子为反佐，如陶氏汤液经法图，辛酸化甘以承者是补泻。以益为制，故药多于泻。虚为正气不足，虽云责顾在用，而体恐随之虚，故亦不能废除酸味之品，又加大枣十二者，为五脏各有常性，肝为将军之官，动每辄甚，枣之甘缓，宁非为此顾常而设哉。是以此书虽补汤中亦每存使承者，为原本法度也。

大补肝汤： 治肝气虚，其人恐惧不安，气自少腹上冲咽喉，呃声不止，头目苦眩，不能坐起，汗出心悸，干呕不能食，脉弱而结者方。

桂心　干姜　五味子各三两　旋复花　代赭石烧　竹叶各一两　大枣十二枚

右七味，以水一斗，煎取四升，温服一升，日三夜一服。

右汤是小补汤之变局，加入补心内旋复、代赭二味，意仍如泻汤。大小之别，在病情轻重而分。肝木虚极必累及所生之心火，先为之筹，以防未萌，子盛无索于母，肝脏庶得安养，此一举两全之谋也。

（二）辨心脏病证文并方

心虚则悲不已，实则笑不休。

引文见《灵枢经·本神第八》。悲为肺金之气，心火虚则肺反来侮，故悲不已也，气并则心实而为之笑不休。

心病者，必胸内痛，胁下支满，膺背肩胛间痛，两臂内痛，虚则胸腹胁下与腰相引而痛。取其经手少阴、太阳及舌下血者，其变刺郄中血者。

引文见《素问·脏气法时论》中。"心病者，必胸内痛"之"内"作"中"字，"胁支满"下，《甲乙经》有"两肤下痛"四字。

胸中是心体所处之位，胁是心与小肠两经相衔之处，腰背为小肠映射之地，膺背肩胛间是小肠经线所过也，脏腑相关如此。

邪在心，则心中痛，善悲，时眩仆，视其经有余不足而调之。

引文见《灵枢·五邪第二十》。

经云："诸邪在心者，皆心包代受。"证故如是。

陶云：心德在软（耎）。故经云：以咸补之，苦泻之；心苦缓，急食酸以收之。

引文亦采《素问·脏气法时论》心者神明之官，以脉为体；其用也，运行血液以润养全身者，故云其德在耎。若其功用不足者，当以咸能软坚之药以辅助之；如用太过，或累及心体，则自应与苦味之药以抑其用，故云泻之。若耎太过渐而为缓，急与酸味佐而收之，以倍坚功力也。

小泻心汤：治心中急痛，胁下支满，气逆攻注膺背肩胛间，不可饮食，饮食则反笃者方。

龙胆草　栀子各三两，打　戎盐如杏子大三枚，烧赤

右三味，以酢三升，煎取一升，顿服之。少顷，得吐则瘥。

此汤三味，龙胆味苦善祛肝阳上逆之热，栀子亦苦能除心包之蕴热，既二药合施，其病必素木火相并上侵横暴可想。佐以戎盐汤之酢作酸苦直吐，毒从上越，毒出神静，痛烦减，此项秘诀非陶氏无由知，急病急治，适当其情机，神哉！

大泻心汤：治暴得心腹痛，痛如刀刺，似吐不吐，欲下不下，心中懊恼，腰背胸支满，腹中迫急不可奈者方。

龙胆草　栀子各三两　戎盐如杏子大三枚　苦参　升麻各二两　豉半升

右六味，以酢六升，煮前五味，得三升许，去渣。内戎盐，稍煮待消已，取二升，服一升。当大吐，吐已，必自泻下即差。

此方于葛洪《肘后方》见之，详其病情与前汤颇相近，其区别处，小汤逆上之势甚，故从上而越之，大汤之治挟及腹痛如刀刺，支满迫急难奈，其病皆内之蕴毒，闭塞上焦，药后上焦畅通，津液得下，气通则脉舒，脉舒则血活，诸证自脱，然汤之大小，决在病势，小汤味少，大汤味多，亦定之例也。

小补心汤：治胸满不得卧，心痛彻背，背痛彻心方。

瓜蒌一枚，捣　薤白二两　半夏半升，洗去滑

右三味，以白酨浆水一斗，煮取四升，温服一升，日再服。

右方见张机《金匮要略·胸痹门》，薤白味辛而甘，五辛菜内属心者，善能排胸中寒涎而下气，半夏除饮止呕，二者皆辛，瓜蒌味甘，大降心胸间气，三者相协，如汤液图辛甘化苦，似属泻方，酨浆为承，颇合其度，盖胸膛之阳，总为奇恒，邪实祛而阳用自复，即泻亦谓之补也，故列于此篇内。

大补心汤：治胸痹，心中痞满，气结在胸，时时从胁下逆抢心，心痛无奈方。

瓜蒌一枚，打　薤白八两　半夏半升，洗　枳实　厚朴各二两　桂枝一两

右六味，以白酨浆水一斗，煮取四升，每服二升，日再服。

胸痹之来，《金匮》谓胸中阳虚，饮邪逆上而然，小汤去邪之功虽巨，胸胁相连，不加朴、枳，恐不胜任，不加桂枝，阳亦难复，故方组如此，要以比前证进一步看。

又心包气实者，受外邪之动也。则胸胁支满，心中澹然大动，面赤目黄，善笑不休。虚则气少，善悲，久不已，发癫仆。

心包者，心之外卫也。经云：心者君主之官，神明出焉，百邪不犯，犯者则死，有邪则心包代受之，故如此云。

小泻心汤：治胸胁支满，心中跳动不安者方。

黄连　黄芩　大黄各三两

右三味，以麻沸汤三升，渍一食倾，绞去渣，顿服。

此方黄连泻心之主，黄芩泻肝之主，木以火为标，火以木为根，故二苦君臣，标本兼施，大黄咸苦为二者之佐，如汤液图咸苦化酸以制原性也。小汤治纯，心用你而偏盛，稍加折抑即气机畅调，无须成品为添也，此方与仲景《伤寒论》同。

大泻心汤：治心中忡怔不安，胸膺痞满，口中苦，舌上生疮，面赤如新妆，或吐血、衄血、下血者方。

黄连　黄芩　大黄各三两　芍药　干姜炮　甘草各两

右六味，以水五升，煮取二升，温分再服，日二。

右即小汤加芍药味酸入血者为承使，兼加泻脾汤中姜草二味，是心功太强，逼血外溢，伤及心体，脉破内衄，故加芍药敛固阴气为之使，姜草辛甘适心化而全脾性，预防累及，辛甘化苦，子反助母，大小之比重情以为之，理之常也。

小补心汤：治血气虚少，心中动悸，时而悲泣，烦躁，汗自出，气噫，不欲食，脉时结者方。

代赭石烧赤，以醋淬三次，打　旋复花　竹叶各三两　淡豉一升

右四味，以水八升，煮取三升，温服一升，日三服。

怔惊不安者，加赭石一两半；咽中介介塞者，加复花一两半；心中窒痛，加豉一两半；烦热汗出不止者，去豉，加竹叶至四两半，身热还用豉；气苦少者，加甘草三两；胸中冷而多唾者，加干姜两半；心下痞满不欲食者，去豉，加人参一两半。

右小方二加、三增、一易、一或，共七也。

代赭、旋复花二咸以补心用，竹叶微苦为之反佐，淡豉霉酸之品，防本之设也。

大补心汤：治心中虚烦懊恢，心中不安，怔忡如车马惊，饮食无味，干呕气噎，时或多唾，其人脉结而微者方。

代赭石烧赤，醋淬三次，打　旋复花　竹叶各三两　淡豉一升　人参　甘草炙　干姜各一两

右方七味，以水一斗，煮取四升，温服一升，日三夜一服。

原小汤加理中补脾之半，子以感母，可以无虞，其力亦笃。

（三）辨脾病证文并方

脾虚则四肢不用，五脏不安，实则腹满飨泄。

右引《灵枢·本神》文，作"实则腹胀，泾溲不利"。

脾病者，必腹满肠鸣，溏泻，食不化。虚则身重，苦饥，肉疼，足萎不收，胻善瘛，脚下痛。

引文见《素问·脏气法时论》而虚实句相反。

邪在脾（胃），则肌肉疼。阳气不足则寒中肠鸣，腹疼；阴气不足则热中善饥，皆调其三里。

此条引自《灵枢·五邪篇》"脾"下脱"胃"字，"阳气不足"下略去"阴气有余"一句，"阴气不足"略去"阳气有余"句，"则"字下脱"热中"二字。

按《素问·法时论》原文与《灵枢·五邪》文意相同，《灵枢·本神》文必系简错，五邪、本神原自一经，易错误如此。陶

氏此书内亦每多缀语，恐系后人传抄之误。

　　陶云：脾德在缓。故经云：以甘补之，辛泻之。脾苦湿，急食苦以燥之。

　　小泻脾汤：治脾气实，下利清谷，里寒外热，肢冷脉微方。

　　此条文与前提纲不符，必系讹误，准前例文应作："治一身沉重，肌肉时痛，足痿不收，脐善瘈，脚下痛者。"

　　附子炮，一枚　干姜　甘草炙，各三两

　　右三味，以水三升，煮取一升，顿服。

　　按以上两篇诸小泻汤三味，皆量均三两，独此汤附子以枚论，曰一枚。陶氏《本草经》说附子去皮，准以半两为一枚，若前三两者则当六枚为是，今用一枚抑少是矣。此汤虽与伤寒四逆汤同，而法度有异，四逆汤为虚寒设，用附自少；此汤为寒实设，用附故多。试观《金匮》乌头煎，历节乌头汤之身痛可知矣。下方大汤枳、军共伍，寒实之意自详。

　　大泻脾汤：治腹中胀满，干呕，不能食，欲利不得，或久利不止者方。

　　附子　干姜　甘草炙，各三两　大黄　枳实熬　黄芩各一两

　　右方六味，以水五升，煮取二升，温分再服，日二。

　　脾家寒实，非姜、附以温煦，阴何化，久积之邪，非军、枳无以驱之，如《伤寒论》桂枝加大黄汤，《金匮》寒疝军附辛汤，《外台》温脾之类是也。又按："腹中"下疑脱"痛疼"二字。

　　小补脾汤：治饮食不消，时自吐利，吐利已，心中善饥，无力，身重，足痿，善转筋者方。

　　人参　甘草炙　干姜各三两　白术一两

　　右四味，以水八升，煮取三升，分三服，日三。

　　若脐上筑筑动者，去术，加桂四两；腹满者，去术，加附子一枚；吐多者去术，加生姜三两；下多者，还用术；心中悸者，

加茯苓一分；渴欲饮水者，加术一至四两半；腹疼者加人参一分；寒者加干姜一分。

右方与《伤寒论》人参汤、理中丸同。

大补脾汤：治饮食不消，时自吐利，其人枯瘦如柴，立不可动转，口中苦，干渴汗出，气急，脉微而结者方。

人参　甘草炙　干姜各三两　白术两　麦冬　五味子　旋复花各一两

右七味，以水一斗，煮取四升，温分四服，日三夜一服。

此汤即理中加补肺之麦冬、五味、复花三味。复花当承使，亦疑讹错，当为竹叶，谓脾病累肺者法如断，此书唯本篇烦乱无次，确系后人有所改篡者。

（四）辨肺脏证文并方

肺虚则鼻息不利；实则喘咳，凭胸仰息。

《灵枢·本神》作"鼻塞不利少气"，下作"胸盈仰息"。

肺病者，必咳喘逆气，肩息背痛，汗出憎风。虚则胸中痛，少气，不能报息，耳聋，咽干。

按此文是陶氏依《素问》等诸条经本抉要撰者。

邪在肺，则皮肤痛，发寒热，上气喘，汗出，咳动肩背。取之膺中外俞，背第三椎旁，以手按之快然，乃刺之，取缺盆以越之。

引见《灵枢·邪在篇》文。

陶云：肺德在收。故经云：以酸补之，咸泻之。肺苦气上逆，急食辛以泄之，开腠理以通气也。

此条亦陶氏依《法时论》抉择而定者，"开腠理以通气也"七字原在肾条下。

小泻肺汤：治咳喘上气，胸中迫满，不可卧者方。

葶苈子熬黑，打如泥　大黄　枳实熬，各三两右三味，以水三升，煮取二升，温分再服，喘定止后服。

葶苈经火变咸，大黄亦咸，二者为正泻，枳实一酸为佐化，《汤法》咸酸化辛，暗寓气苦上逆与辛药以开腠理达毛孔，使郁散气畅，肺重畅然矣。夫小汤皆不设直承而从暗化，此为经方之秘谛，学者当拭目细观。

大泻肺汤： 治胸中有痰涎，喘息不得卧，大小便闷，身面肿，迫满，欲得气利者。

葶苈子熬黑，打如泥　大黄　枳实熬，各三两　甘草炙　黄芩　干姜各二两

右六味，以水五升，煮取二升，分温再服，日二服。

小汤之中加甘草、黄芩制肾气之洄溯，加干姜辛者承之，仍其旧，金水相关必也，如此以设制手。

小补肺汤： 治汗出，口渴，少气不足息，胸中痛，脉虚者方。

麦冬　五味子　旋复花各三两　细辛一两

右四味，以水八升，煮取三升，每服一升，日三。

若胸中烦热者，去细辛，加海蛤一分；若胸中满痛者，还用细辛；咳不利，脉结者，倍旋复花一分；苦眩冒，去细辛，加泽泻一分；咳而有血者，去细辛，倍麦冬一分；苦烦渴者，去细辛，加粳米半升；涎多者，加半夏，半升，洗。

右方麦冬、五味酸收助肺用以正补，旋复花咸软饮结可开而暗化，佐细辛开肺窍通，又防制节之官收复于甚者。

大补肺汤： 治烦热汗出，少气不足息，口苦干渴，耳聋，脉虚而驶者方。

麦冬　五味子　旋复花各三两　细辛　地黄　竹叶　甘草各一两

右七味，以水一斗，煮取四升，温分四服，日三夜一服。

小补汤内加补肾汤之大半，使子富无索于母，肾制火邪，母

也免克，汗渴耳聋随之尽愈。

（五）辨肾脏病证文并方

肾气虚则厥逆；实则腹满，面色正黑，泾溲不利。

此陶氏抉要而撰者，大抵《灵枢》本文之义。

肾病者，必腹大胫肿，身重嗜寝。虚则腰中疼，大腹小腹疼，尻阴股膝挛，髀腨足皆痛，清厥意不乐。

此条见《素问·法时论》原系于肺条下，尻阴至足皆痛，是太阳经病，当应属肾，此亦是陶氏别有见地而撰者欤！

邪在肾，则骨痛，阴痹。阴痹者，按之不得。腹胀腰痛，大便难，肩背项强痛，时眩仆。取之涌泉、昆仑，视有余血者尽取之。

引见《灵枢·本神》论。

陶云：肾德在坚。故经云：以苦补之，甘泻之。肾苦燥，急食咸以润之，致津液也。

小泻肾汤：治小便赤少，少腹满，时足胫肿者方。

茯苓　甘草　黄芩各三两

右三味，以水三升，取煮一升，顿服。

小泻肾汤苓、草二甘，一气一味，甘淡为泻肾之品，佐以黄芩之苦，为反佐，能使肾用平调，亦暗寓化机在内也。

大泻肾汤：治小便赤少，或时溺血，少腹迫满而痛，腰中沉重如折，耳鸣者方。

茯苓　甘草　黄芩各三两　芍药　枳实　干姜各一两

右方以水五升，煮取二升，日二温服。

即前小方加泻肝之枳、芍，以病波及少腹而溺血，故汤制如此。

小补肾汤：治精气虚少，骨蒸羸瘦，脉驶者方。

地黄　竹叶　甘草各三两　泽泻一两

右四味，以水八升，煮取三升，日三服。

若小便多血者，去泽泻，加地黄为四两半；若大便下血者，去泽泻，加伏龙肝如鸡子大；若遗精，易生地为熟地黄二两；小便冷，茎中痛，倍泽泻为二两；少腹苦迫急，去泽泻，加牡丹皮一两半；小便不利者，仍用泽泻；心烦者，加竹叶一分；若腹中热者，加栀子十四枚，打。

地黄、竹叶二苦为补肾之正品，甘草以保肾体，甘苦化咸致津液而燥自除，甘苦并行，阴气静宓，相火乃伏，精脏完固矣。

大补肾汤：治精气虚少，腰痛，骨萎，不可行走，虚热冲逆，头眴目眩，小便不利，腹中急痛，脉软而驶者方。

地黄　竹叶　甘草各三两　泽泻　桂枝　干姜　五味子各一两

右七味，以长流水一斗，煮取四升，温分四服，日三夜一服。

此即小汤加入补肝汤内之桂、姜、五味者，于《金匮》青龙五案是镇冲之本，降相火之道也，识之。

此书幽潜千载，故历朝少见，然视其当时已有别本，观其文气，非经一人之手，其间错讹倒置不处无之，而细读书内体制法度，皆其原于五行生克之理，阴阳消长之道，方方对承，药药互根，斡旋如连环无痕，谨严如轮齿纤恰，迹象昭明，事理兼备，今者就科，列表尾缀于篇末，庶或得失之有补云尔。

大小泻汤药味五行生克示意图

小　泻　汤					
肝	心	脾	肺	肾	
芍药	黄连	附子	葶苈	茯苓	左方泻汤皆克胜为事，然条内暗寓化机
枳实	黄芩	干姜	大黄	甘草	
干姜	大黄	甘草	枳实	黄芩	

大　泻　汤					
肝	心	脾	肺	肾	
黄芩	干姜	大黄	甘草	枳实	左方大泻汤亦克事而兼承以所生之味。左以其格式论心条芍药应是枳实（原加小汤之味）
大黄	甘草	枳实	黄芩	干姜	
甘草	芍药	黄芩	干姜	大黄	

大小补汤药味五行生胜示意图

小　补　汤					大　补　汤				
肝	心	脾	肺	肾	肝	心	脾	肺	肾
桂	赭石	人参	麦冬	地黄	赭石	人参	麦冬	地黄	桂枝
干姜	旋复花	甘草	五味	竹叶	复花	甘草	五味	竹叶	干姜
五味	竹叶	干姜	复花	甘草	竹叶	干姜	复花	甘草	五味
大枣	豉	术	细辛	泽泻					

以上为小补汤生亦克事，然是全面体用，而以成味为承，虚则不能自化也。
大枣为脾果，见于为损方内，豉仅仅见。代赭石药，不宜与草品为伍，又见于石药残表内恐系简错者

以上大补汤（原加小汤四味，今省书）补子扶母，制贼伏侮者也

陶曰：又有泻方五首，以救诸病误治，致生变乱者也。

泻肝汤：救误用吐法。其人神气素虚，而有痰澼，呕吐不止，惊烦不宁者方。

芍药　枳实　赭石　复花　竹叶各三两

右方五味，以水七升，煮取三升，温分再服。呕甚者，加生姜作六味。

此方之组成是泻肝汤二味，补心汤三味。盖误以吐越引起，心中虚阳之上逆触动肝风，以下熻痰澼，阴邪则随势而作逆，宜为惊烦呕吐焉，此方要妙在于酸苦除烦为口诀也。

泻心汤：救误用清、下。其人阳气素实，外邪乘虚陷入，致心下痞满，食反不下，利反不止，雷鸣腹痛方。

黄连　黄芩　人参　甘草炙　干姜各三两

右方五味，以水七升，煮取三升，温分再服。下利甚者加大枣作六味。

此方与仲景《伤寒论》泻心三汤同，虽其主因缘误下中虚，邪气内陷乃而成痞，其证呕甚，利甚，呕利并作，核检主治乃在中虚而为痞，如汤液图法辛苦除痞为诀窍，其间分量如伤寒之灵活转换为心得也。

泻脾汤：救误用冷寒。其人阴气素实，阳气遏阻不行，致腹胀满，反恶寒不已方。

附子炮　干姜　麦冬　五味子　旋复花各三两

右方五味，以水七升，煮取三升，温分再服。一方有细辛作六味。

此方系阴寒之人，又兼误用寒冷，致阳气消落，一至不能。非姜附无通阳之力；门冬、五味保肺以供化气之助；复花驱胸中浊阴以畅气之径途，其手眼在辛咸除积上。一方有细辛，以其能通心络，可助宣畅气机，故当从之。况前方皆有云六味者乎。

泻肺汤：救误用火法。其人素燥，致令神志迷妄，似近于痴，或吐血、衄血，胸中烦满，气结不畅方。

葶苈子　大黄　生地黄　竹叶　甘草各三两

右五味，以水七升，煮取三升，温分再服。（依上方例，恐此句下有缺，应□□□作六味者）

此方是泻肺加补肾汤三味，依陶氏图法谓是甘咸除燥者为主。火逆动血，同类相引，火能克金，邪必犯肺者亦常情也，夫气为血帅，泻肺母事宜乎。然不滋不清，曷以奏功。大黄、生地并用，《千金》称为神方，允哉！

泻肾汤： 救误用汗法。其阳气素虚，阴气致而逆升，心中动悸不安，冒，汗出不止者方。

茯苓　甘草　桂枝　生姜　五味子各三两

右方五味，以水七升，煮取三升，温分再服。（按下当有□□□作六味云。）按：佚药当为白术。

本方二味是小泻肾汤原药，后三味是补肝汤之半。若以陶氏图表释者，乃酸甘除□法，却与《金匮要略》痰饮篇内误用小青龙汤之救法苓桂味草汤同，其因亦同，盖心虚之人，浮火愈多。一经误汗，幸而未致亡阳暴脱，内之水浊必乘虚而逆上来冲心，动冒不安之态，于是乎出焉。《金匮》曰冲气皆阴气逆，名虽异理事同也。观《伤寒》欲作奔豚，心中动冒都从苓、桂、草，启示汝意晓半矣。名以泻肾者，肾邪乃水气也。

陶云：经方有救诸劳损病方五首，然综观其意趣，盖亦不外虚候之方加增而已。录出以备修真之辅，拯人之危也。然其方意源妙，非俗浅所识。缘损其脏气互乘，每挟滞实，药味寒热并行，补泻相参，先圣遗奥，出人意表。汉晋已还，诸名医辈，张机、卫汜、华佗、吴普、皇甫玄晏、支法师、葛稚川、范将军等，皆当代名贤，咸师式此《汤液经法》，愍救疾苦，造福含灵。其间增减，虽各擅新异，似乱旧经，而其旨趣，仍方圆之于规矩也。

　　养生补肝汤：治肝虚，筋急，腹中坚澼，大便闭塞方。

　　蜀椒汗，一升　桂心三两　韭菜切，一把　芍药三两　芒硝半升　胡麻油一升（一本无芍药有桃奴十四枚）

　　右六味，以水五升，先煮椒、桂、韭叶、芍药四味，取得二升讫，去滓。内芒硝于内，待消已，即停火。将麻油倾入，趁热，急以桑枝三枚，各长尺许，不住手搅，令与药相合为度。共得三升，温分三服，一日尽之。

　　调神补心汤：治心劳，脉亟，心中烦，神识荒忽方。

　　旋复花一升（一方作丹皮四两）　栗子打，去壳，十二枚　葱叶十二茎　豉半升（一作茱萸）　栀子十四枚　人参三两（一方无）

　　右六味，以清酒四升，水六升，煮取三升，温分三服，日三。葱一本作苣。

　　建中补脾汤：治脾虚，肉极，羸瘦如柴，腹中拘急，四肢无力方。

　　桂枝三两　甘草炙，二两　生姜切，三两　芍药六两　大枣十二枚　黄饴一升

　　右六味，以水七升，煮取三升，去滓。内饴，更上火，令消已，温服一升，一日尽之。

　　宁气补肺汤：治肺虚，气亟，烦热，汗出，口舌渴燥方。

　　麦冬二升　五味子一升　芥子半升　旋复花一两　竹叶三把　白蔹浆水五升（一本无芥子有李子半升。竹叶作蘿，当从。）

　　右六味，但以白蔹水共煮，取得三升已，分温三服，日尽之。

　　固元补肾汤：治肾虚，精亟，遗精，失溺，气乏无力，不可动转，吐血、咯血方。

　　地黄切　薯蓣切，各三两　薤白四两　甘草炙，三两　干姜二两　苦酒酢也，一升（一本无薯蓣、甘草、干姜，有附子三

枚，炮、竹叶三两、苦杏十枚，去核）

右方以井泉水五升，合苦酒内诸药，煮取三升，每服一升，日尽之。

陶氏经曰：毒药攻邪，五菜为充，五果为助，五谷为养，五畜为益，尔大方为设。今所录者，皆小汤耳。

陶隐居云：依彼《神农本草经》及《桐君采药录》，上、中、下三品之药，凡三百六十五味，以应周天之度，四时八节之气。商有臣相伊尹，撰《汤液经》云□□卷，为方亦三百六十首。上品上药为服食补益方者，百二十首；中品中药，为疗疾祛邪之方，亦百二十首；下品毒药，为杀虫辟邪痈疽等方，百二十首。共凡三百六十首也。实乃万世医书之规范，苍生护命之大宝也。今检录常情需用有六十首，以备山中预防灾疾之用耳。☑（以上残缺不知字数）检用诸药之要者，可默契经方之旨焉。经云：在天成象，在地成形。天有五气，化生五味，五味之变，不可胜数。今者约列二十五种，以明五行互含之迹，以明五味变化之用。如左：

味辛皆属木	桂为之主	椒为火	姜为土	细辛为金	
味咸皆属火	复花为之主	大黄为木	泽泻为土	厚朴为金	硝石为水
味甘皆属土	人参为之主	甘草为木	大枣为火	麦冬为金	茯苓为水
味酸皆属金	五味为之主	枳实为木	豉为火	芍药为土	薯蓣为水
味苦皆属水	地黄为之主	黄芩为木	黄连为火	术为土	竹叶为金

此二十五味，为诸药之精，多疗五脏六腑内损诸病，学者当深契焉。

此表系陶氏归纳诸补泻汤而类列者，令义殊深，直以五行五函之迹，变化之情，今依其情义释之如左，庶有证于讹失焉。小泻心汤是水克火，黄连为水中火，用之为主，虽克而无伤；黄芩为水中木，用之为付，木火相通矣；反佐之大黄为火属之土（证见金条），与主之黄连则为生成，与付之黄芩则为化成。一小泻心汤仅仅三味，其神奥如此，定怪为千古式耶，若以此汤皆拟之表义应如此。

（观下页图）若即诸补汤而观之，以生为事。如理中补脾之制，君药人参，土主也。甘草臣，火生土。而干姜为佐者，木中火也，虽克义而寓生事，所谓不克不化，克而始化也。术为水中之土，用之土虚之内，则侮邪伏矣。他补汤义通此，果如其义，则此表似为妥稳。火条牡丹、土条薯蓣，就一本当从文合入，土条为之木者，仍缺如，俟有见之同仁，钳金可也。

味辛皆属木	桂为之主	姜为之火	附子为之土	细辛为之金	
味咸皆属火	丹皮为之主	复花为之木	大黄为之土	葶苈子为之金	泽泻为之水
味甘皆属土	人参为之主	□□为之木	甘草为之火	薯蓣为之金	茯苓为之水
味酸皆属金	麦冬为之主	芍药为之木	萸肉为之火	五味子为之土	枳实为之水
味苦皆属水	地黄为之主	黄芩为之木	黄连为之火	术为之土	竹叶为之金

经云：主于补泻者为君，数量同于君而非主故者为臣。从于监佐者为臣使，阴退为泻，其数六，水数也。阳进为补，其数七，火数也。

陶隐居曰：此图乃《汤液经法》尽要之妙，学者能谙于此，则医道毕矣。

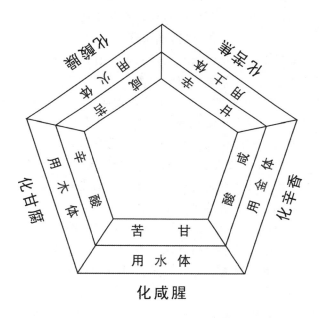

化甘腐

化咸臊

化辛香

化咸腥

经云：主于补泻者为君，数量同于君而非主故者为臣，从于监佐者为臣使。

阴退为泻，其数六水数也

阳进为补，其数七火数也

陶隐居曰：此图乃《汤液经法》尽要之妙，学者能谙于此，则医道毕矣。

经云：主于补泻者为君，数量同于君而非主，故为臣，从佐监者为使。按：此条似是旧注释语，存疑不述。

汤液图法释

此图阐明五行生化消长之义，而其子目应分四项，总以徵明五行运用之事迹，俾学者实用无误焉。

（一）五行单方体用补泻之定义，谓从用为补，从体为泻。

所谓用者，即本位之气势也；体者，本位之实质也。如木位其用味为辛散，而体位酸，反为收敛，它位通同此。

（二）五行全局之体用补泻定义，即所谓木用土体，土用水体，水用火体，火用金体，金用木体，泻则克我，补则我克，一制一承，一克一生，自然生机不息也。

（三）五行本位合化之结果，所谓合化则变异。如辛酸化甘，如经云：肝苦急，急食甘以缓之，缓肝急也。如下苦甘化咸，治在肾云云，此指五脏自位正证之治，并以示物虽化而性不已，变生另种功率也。

（四）五行傍位分行之功效，谓异位并杂，所起之效果也。如辛苦除痞，辛咸除滞，甘咸除燥，甘酸除□，苦酸除烦，此五证者，由非本生，概从客，势分偏盛，情机恶暴，必寒热兼行，表里分攻，上下和济，始得痊可，故如是立。

如据以上四义，陶氏于论图以前，突出君臣之旨者，宁非经方之制，以全局体用补泻之为君主，单方补泻为臣制，相化者理纯证，异位分行者理杂证，二者为佐为使，此图缄秘如斯，真开天鸿宝也。

及乎图下两条曰，阳进为补，其数七，火数也；阴退为泻，其数六，水数也。此河图水火之成数，缀此何意，则不得而知，缺如可也。

五行五味之说，启于《尚书》之洪范，水曰润下——作咸；火曰炎上——作苦；木曰曲直——作酸；金曰从革——作辛；土爰稼穑——作甘。此经典之明文，先圣之法言，秦汉诸子百家风生，凡涉及五行五味者，无不遵循而述之，莫敢非背。独陶氏于千载之下，明体用以证其讹，验施用而知其非。夫善言不辨，辨言不善。弘景源得老氏之旨欤，阴阳五行易蹈空谈，陶氏一力求实，细阅此图，即今日以科学观点分析之，亦不能否认其功，史书称弘景为山中宰相，真无愧色。

隐居曰：外感天行之病，经方之治，有二旦、六神大小等汤。昔南阳张机，依此诸方，撰为《伤寒论》一部，疗治明悉，后学咸高奉之。山林僻居，仓卒难防，外感之疾，日数传变，生死往往在三五日间，岂可疏忽！若能深明此数方者，则庶无蹈险之虞也。今录而识之。

小阳旦汤：治天行病发热，汗自出而恶风，鼻鸣干呕，脉弱者方。

桂枝三两　芍药三两　生姜三两，切　甘草二两，炙　大枣十二枚

右方以水七升，煮取三升，温服一升已，随啜热粥一器，以助药力。稍稍令汗出，不可令汗流漓，则病不除也。若不汗出，可随服之，取瘥止。若加饴一升，为正阳旦汤，治虚劳良。

小阴旦汤：治天行病身热，汗出，头目痛，腹中痛，干呕下利者。

黄芩三两　芍药三两　生姜二两，切　甘草炙，二两　大枣十二枚

右方以水七升，煮取三升，温服一升，日三服。服汤已，如人行三四里时，令病者啜白酨浆一器，以助药力。身热呕利自止也。

小阳旦汤即《伤寒论》之桂枝汤也。读《外台》卷二伤寒中风方九首条内，引《古今录验》阳旦汤即桂枝汤，其内黄芩系误入者，其后文曰：虚劳里急者正阳旦汤主之，云内胶饴半升。此

盖指建中而言，二汤权制虽异，药味无殊，桂枝服粥，建中服饴，黍之精也。旧本仍一途也。小阴旦即《伤寒论》之黄芩汤，桂枝为阳主，黄芩为阴宗，它药尽同，桂啜粥，阴旦啜戟浆，意旨亦通也。

大阳旦汤：治凡病自汗出不止，气息惙惙，身劳无力，每恶风凉，腹中拘急，不欲饮食，皆宜此方。若脉虚者，更为切症。

黄芪五两　人参　桂枝　生姜　甘草炙，各三两　芍药六两　大枣十二枚　饴一升

右七味，以水一斗，煮取四升，去滓。内饴，更上火，令烊化已。每服一升，日三夜一服。

大阴旦汤：治凡病头目眩晕，咽中干，每喜干呕，食不下，心中烦满，胸胁支痛，往来寒热者方。

柴胡八两　人参　黄芩　生姜各三两　甘草炙，二两　芍药四两　大枣十二枚　半夏一升，洗

右八味，以水一斗二升，煮取六升，去滓。重上火，缓缓煮之，取得三升，温服一升，日三服。

二大汤皆从小方加味而成，但阳旦七味，阴旦则八味。阳旦之证越虚越笃，阴旦之证是越实越危。阳旦加参有由，阴旦用参曷来。小汤啜戟浆水，大汤或有加苦酒之设，中满者，大枣亦恐非法。

小青龙汤：治天行病发热，恶寒，汗不出而喘，身疼痛，脉紧者方。

麻黄三两　杏仁半升，熬，打　甘草炙，两半　桂枝二两

右方四味，以水七升，先煮麻黄，减二升，掠去上沫，次内诸药，煮取三升，去滓，温服八合。必令汗出彻身，不然恐邪滞不尽散也。

大青龙汤：治天行病，表不解，心下有水气，干呕，发热而喘咳不已者方。

麻黄去节　细辛　芍药　甘草炙　桂枝各三两　五味子半升
半夏半升　干姜三两

右方八味，以水一斗，先煮麻黄，减二升，掠去沫。内诸
药，煮取三升，温服一升。一方无细辛，作七味，当从。

此书小青龙即《伤寒论》麻黄汤，此无它征。如《伤寒论》
之白虎汤名义相对，观之则然。继观两大汤，药品品数对同，则
抑再似者。大小之变，通于始，必不异于终也。

小朱鸟汤：治天行热病，心气不足，内生烦热，坐卧不安，
时时下利，纯血如鸡鸭肝者方。

鸡子黄二枚　阿胶三锭　黄连四两　黄芩　芍药各二两

右方五味，以水六升，先煮芩、连、芍三味，取得三升，去
滓内胶，更上火令烊尽，取下，待小冷，下鸡子黄，搅令相得。
温服七合，日三服。

大朱鸟汤：治天行热病，重下，恶毒痢，痢下纯血，日数十
行，弱瘦如柴，心中不安，腹中绞急，痛如刀刺方。

鸡子黄二枚　阿胶三锭　黄连四两　黄芩　芍药各二两　人
参二两　干姜二两

右方七味，以水一斗，先煮连、参、姜、芩、芍五味，得四
升，讫内糍苦酒一升，再煮至四升，讫去滓。次内胶于内，更上
火令烊。取下，待小冷，内鸡子黄，搅令相得即成。每服一升，
日三夜一服。

朱鸟大小二汤，即《伤寒论》少阴篇所载之黄连鸡子阿胶
汤，治少阴病心烦不得眠，而似与证例不合。如《千金》驻车等
类汤丸，治文皆系以下利脓血，腹疼迫急，则似与此书治契合，
抑或是其原文乎？

小玄武汤：治天行病，肾气不足，内生虚寒，小便不利，腹
中痛，四肢冷者方。

茯苓三两　芍药三两　术二两　干姜三两　附子一枚，炮

去皮

右五味，以水八升，煮取三升，去滓，温服七合，日三服。

大玄武汤：治肾气虚疲，少腹冷，腰背沉重，四肢清冷，小便不利，大便鸭溏，日十余行，气惙力弱者方。

茯苓三两　白术二两　附子一枚，炮　芍药二两　干姜二两　人参二两　甘草二两，炙

右七味，以水一斗，煮取四升，温服一升，日三夜一服。

玄武小汤与《伤寒论》同，大汤《伤寒》不载，要似前五补泻大汤义理相通，谓病笃正虚，当各有药品增益也。

陶氏：阳旦者，升阳之方，以黄芪为主；阴旦者，扶阴之方，以柴胡为主；青龙者，宣发之方，以麻黄为主；白虎者，收重之方，以石膏为主；朱鸟者，清滋之方，以鸡子黄为主；玄武者，温渗之方，以附子为主。此六方者，为六合之正精，升降阴阳，交互金木，既济水火，乃神明之剂也。张机撰《伤寒论》，避道家之称，故其方皆非正名，但以某药名之，亦推主为识之义耳。

右说为疗治外感之要剂，陶氏谓仲景避道家之称，勿非《汤液经》诸汤，将别有命名之义理在乎！

总观此几方缺大小白虎二汤，恐非佚抄之误，今特补之于左：

小白虎汤：治天行热病，大汗出不止，口舌干燥，饮水数升不已，脉洪大者方。

石膏如鸡子大，打，绵裹　知母六两　甘草炙二两　粳米六合

右四味，先以水一斗，煮粳米，熟讫去米。内诸药，煮取六升，温服二升，日三服。

大白虎汤：治天行热病，心中烦热，时自汗出，口舌干，渴

欲饮水，时呷嗽不已，久不解者方。

石膏如鸡子大一枚　麦冬半升　甘草炙二两　粳米六合　半夏半升　生姜二两，切　竹叶三大握

右七味，以水一斗二升，先煮粳米，熟讫，次内诸药，煮致六升，去滓，温服二升，日三服。

陶隐居曰：治中恶卒死者，皆脏气被壅，致令内外隔绝所致也。仙人有开五窍救卒死中恶之法五首，录于左：

点眼以通肝气：治跌仆，瘀腰挫闪，著滞则痛，一处不可欠伸动转方。

矾石烧赤，取冷，研为细末。每用少许，以酢醮目大眦，痛在左则点右眦，痛在右则点左眦，囗，泪出则愈。

王洪绪《外科全生集》一方用硼砂点眦，理与此同，甚效。

吹鼻以通肺气：治诸凡卒死，息闭者，可用此法活之。

皂角去皮弦，用净肉，火上炙焦，如指大一枚　次加细辛等量，共为极细末。每用苇管吹鼻中少许，得嚏则愈。

此即后书通关散法也。

著舌可通心气：治中恶，急心痛，手足逆冷者，顷刻可刹人。看其人指爪青者是。

硝石五锭匕　雄黄一锭匕

右二味，共为细末。启病者舌，著散一匕于舌下。若有涎出，令病者随涎咽下，必愈。

《集玄方》治诸心腹痛，药味与此方同，云点眦内，名火龙丹。大抵后书之人马平安散，皆以此方化出。

启喉以通脾气：治过食难化之物，有异品有毒，宿积不消，毒势攻注，心腹痛如刀搅方。

赤小豆　瓜蒂各等份

右为散，讫加盐豉少许，共捣为丸。以竹箸拗病者齿，温水

送入喉中，稍时得大吐即愈。

熨耳以通肾气：治梦魇不寤。

烧热汤二升，入戎盐七合，令烊化已，切葱茎十五根，纳汤内。视汤再沸，即将葱取出，捣如泥，以麻布包之，熨病者二耳，令葱气入耳，病者即寤也。

右五方，乃神仙救急之道。若六畜病者，可倍用之。

㊍石青木　石胆火　石硫黄土　矾石金　淄石水
㊎代赭石木　矾石火（下残缺）

附：《法要》药释

谨以《法要》订正二十五味表式以为行次，采注于《神农本草经》及《名医别录》为主，以此二书皆陶氏手订，于情义不致违远者也。

桂：味辛温。主温经通脉，止烦热汗，调营卫，舒散诸结，除冲逆，伐肾邪，为通肝主。

干姜：味辛温。主温中散寒饮。生姜：味辛芬。除秽恶，通诸经滞气，为止呕圣药。

细辛：味辛，气方烈。主温中开胸，欬逆头痛，行络血，百节拘急。

附子：味辛烈。温中暖下元，通身关节，除阴逆厥冷。

右五条为肝家之正属，皆辛散以应肝德也，故能解逆散滞。

旋复花：味咸质轻。除喉中结气痰水，心下结气，上逆作呃。

丹皮：味咸苦。除血瘀，癥坚血风痉急，为心之主药。

大黄：味咸苦寒。除食水，下瘀血闭结，利大肠气。

葶苈子：味咸苦。主通利水道，下气开郁。

泽泻：味咸淡。主宿水在中，利小便。

右五条为心之正属，味咸皆可软坚，实心之正德也，故能推陈致新也。

甘草：味甘。通脉长肌肉，止挛急痛疼，生津液。抑百草毒，调协诸药。

人参：味甘。补五脏诸虚，为脾之主。

薯蓣：味甘滑。主补虚瘦，长肌肉，助力气。

茯苓：味淡微咸。主水气上逆，心中动悸不安。

右四条皆属土，土性缓徐，诸药得之，能令势力增长，副毒尽消也。

芍药：味涩甘。主邪气腹疼，除血痹，益阴气。

山茱萸：味酸温。温中益精气，止小便利，逐寒湿痹，生血脉。

五味子：味酸温。益气劳伤瘰瘦，欬逆上气，补不足，止汗。

麦门冬：味涩甘微酸。主伤中脉绝，虚劳客热，气乏燥渴，保定肺气，强阳益精，愈痿蹶。

枳实：味酸芳苦。利五脏，除胸胁痰癖，破结消胀痞逆气。

右五条味涩酸属肺，性收涩为正德，故能止耗汗泄利遗失也。

黄芩：味苦涩。主诸热黄疸，肠癖下利不已。

黄连：味苦焦。主心烦动悸不安，洞泄肠癖，吐衄失血。

术：味微苦平。主湿痹泄利，除热消食水。

苦竹叶：味苦平。止烦渴，下气止咳逆，筋溢出。

地黄：味苦甘。主男妇内崩出血，补不足，益力气。

右五条，皆苦以应水德，以坚为用，故治之皆以静固为主也。

桃奴：味辛温。可发汗祛风邪，疗中恶腹痛，杀百鬼不祥。

栗：味咸。祛结痰留饮，利小便，止喘息宁心气，愈下痿。

枣：味甘。补中益脾，疗心中悬饥，生津液。

杏：味酸。收耗气，止汗出。

李：味苦寒。除痼热，调中。

右五果。

韭：味酸，无毒。调血脉归于心。

苣：味苦。主五脏邪气，厌谷，胃痹肠澼，消渴热中，诸毒恶疮，安心益气，令人聪察少气。

葱：味辛散。伤寒发汗，祛表热，通经脉。

薤白：味甘。止利下肠澼，止胸痹痛，止一切失血、吐衄。

藿：味咸。归心，除胃中积。

右五菜。

胡麻油：温滑润肠，出便闷，外敷生肌，除火疡。

麦酒：补心调脉。

饴糖：补脾缓中，益气消食。

白蔹浆：润气燥，止胸痛。

苦酒：醋也，消肿下利。

右内补劳损诸方内药。

柴胡：味苦平，气芳。主伤寒邪在少阳经，寒热往来，胁下支满疼。

麻黄：味苦。轻发表解汗，去表热怫郁邪气，止喘息。

杏仁：味苦温。主欬逆上气，解肌，消风水。

半夏：味辛。去胸腹痰水，止呕吐，心痛坚痞。

知母：味苦寒。止渴热，生津液，保肺气。

粳米：保肺气，生津液，去烦热。

鸡子黄：补心中真阴，除热毒，涂火伤。

阿胶：味甘平。主心腹内崩出血，劳极阴气不足，脚痿不能行，养肝气。

栝蒌实：味甘。主胸痹，下心胸痰水。

栀子：味苦涩。主五内邪热，心烦懊侬。

龙胆草：味苦。除胃中伏热，时气温热，热泄下痢。

豉：味酸寒。主伤寒头疼，寒热瘴气，恶毒。烦躁满闷，虚劳喘吸。

瓜蒂：苦寒。病在胸胃，皆吐去之。吹鼻除息肉，黄疸。

戎盐：火上烧赤，和汤服，入口可吐宿食、痰水，止心腹急痛。

苦参：大苦。主心腹邪热结气，和醋吐一切热痰恶涎。

代赭石：味咸平。养血气，除五脏血脉中热，血痹血瘀，止噎气。

石膏：味甘涩。除营卫中大热，解燥毒，止消渴及中风痿痹，收耗汗。

四、张师《论外感病治》

一个冬夜，张师为我讲解《伤寒论》大义，不拿书本，一气呵成。如今拈出，昭示同学，一来可见师对我日日夜夜、月月年年之中，传道授业解惑时情景之一斑，二来师这里所论，言简意赅，对理解《伤寒论》大意颇有裨益。将师当时所讲转录时，尽保持本来面目，虽文中似有一二条绪、语义紊乱者，也未予点滴更动。因为一切著作，都是作者其思想、文字上进行了加工改造之后的成品，读者于其中往往难以得到作者的本际心念和实在声音，而文中口述的没有经过任何方面（标点符号除外）加工的原本的东西，虽然质朴，但却真实。张师自己命名的这篇《外感病治》原记录文稿如下（标点符号是我所加）：

外感病治，注意虚实。凡身热、口渴、目赤、便赤、鼻孔疼、咽痛、唇干口燥、口疮、唾黄痰，这是阳证，脉多浮大动滑数。凡身冷、大小便清、口不渴、咽不干，脉象沉弱弦涩迟，或有四逆证（吐利交作、脉微身冷）的，这是阴证。仲景又说，病人身热而欲近衣者云云，是即寒热真假之辨，但必以上例而定，盖仲景所言是约言。

六经辨证。

1. 太阳证：日本人谓太阳是表热证，其中大体上是用汗法的。汗有四种：其一，开卫气以发汗（表实寒者麻黄汤）；其二调营气以活汗（表虚寒者用桂枝汤）；其三培中气而达表，使营卫调和以自汗（小建中汤）；其四增津液化亢阳而解汗（越婢汤）。以上这四条是辨治外感病初起的基本知识。太阳本篇以汗解为总纲，但务必注意到"津液"两个字（按津液即《内经》上津液血三种），故汗有七禁：疮家、衄家、产后、咽中痛、金创、尺中微、消渴（还禁下利），皆津液少，故禁汗。有其病必当其治，这样必想办法而达到治疗的目的，故《伤寒论》也略有其例，如越婢麻黄各半，桂枝二越婢一，麻杏石甘汤，小建中。其中，读有温证是大变例，尤其是风温。风为由起因，难免有表证，故仲景把风温在温病条目中另列，这样就斗出了清家温病派的著作。在《脉经》上认为温病有两因，其一素有内热的；其二津液燥的，即：有外感四证，不得不用发汗，结果不知坐治或惑起病变来，如《伤寒论》风温中说的。其人素伤于热，风热相搏则发风温，证状是四肢不收、头痛身热、常自汗出热不解，不可发汗，汗出谵语或独语，心烦，躁扰不得卧，善惊，眼目无精。伤寒湿温是其人常伤于湿而中暍，湿热相搏则发湿温，其病苦胫逆冷、腹满、胸汗、头目痛苦而妄言，不可发汗，误汗必不能言，耳聋，不知痛在何处，身青面色变，名曰"重暍"，如斯者，医杀之耳。大抵这在治疗法上也属于未病之类，达到病点时则火就燥，水就湿，故温病结果的治法白虎转到承气，中湿的治法由五苓散转到真武。

2. 少阳证：少阳即是半表半里之地，故经谓之枢，是太阳传里必经之路，阳明受病必过之关，所谓"病程"转变，故论曰胸胁苦满，忌汗吐下，其主剂为柴胡，加表者加桂枝以托之，加里者以大柴胡下之。在本位即半表半里之间，其病人邪都是内外相杂，故小柴胡是个复方，而总以痰火为的。这个病的时间很短，但转变皆在此，故其用处极大，加减极杂，凡一切郁病，不论气血津液寒热，皆可治之。大抵柴胡之精行气，假若治内伤湿热则不如茵陈。

3. 阳明证：是里实，主证是口渴汗出、发热、胸满（而喘），论中虽有三阳明之分，其一太阳阳明发汗伤津，其二体温高，其三正阳明，总以胃家实为体纲，故其宗方以承气为主，而正阳明多认为经证，故论治以白虎加参汤，归根则用大承气汤，后人谓之府证。承气有三种，调胃承气治胃气不活，小承气治痞而不实，大承气治满坚实，承气的君药不是大黄，是厚朴，大黄是臣，甘草是佐。三承气总义是推陈致新，瘀血诸陈皆赖之去。以上是阳明实证。阳明证也有虚证，为太阴，在大论中虽然有吴茱萸汤证，但其治文仅作头痛吐涎沫，按病理说，此是寒饮，为何搁在这篇，因阳明证非一日成，七八天才成，每每病人气虚，但不用承气不行，用了以后，也有可能伤胃阳，又可能胃气以下，邪虽除而胃气转伤，内生寒饮。阳明证之谵语，其理有四：其一热烁心包；其二血素燥；其三粪便中毒；其四地气不通。经上说谵语者实也，以大承气下之。在血分热的，桃仁承气汤；肠有燥屎的，用小承气试之，失气者，可用大承气下之，吃肉食中毒的，燥急结实腹痛的。三阴篇：三阴篇的定义当然指的是阴证，所谓太阴是里寒证，少阴是虚寒证，厥阴是寒热夹杂证。但据部位层次讲，与三阳恰相反，三阳从表进里，它是太、少、明，三阴则是太、少、厥。仲圣在病的篇次取名上，和当时的经络学说，不能无关，而它的用义确是拿这个名字只当作术语去作证候的区别。如以经络学说，太阳与少阴相表里，阳明与太阴相表里，厥阴和少阳相表里，这是经络学说，也是讲《伤寒论》的一派学说。大抵太阳的虚就是少阴，阳明的虚即是太阴，少阳的虚就是厥阴，前两句讲得过，少阳厥阴讲不过去。换句话可以说，少阳是百病传变的门户，厥阴是寒热夹杂的地方而已。总之，仲景是术语的"名"，假设的指定，并不像经络学家那么固定，故仲景六篇命名只说：辨太阳脉证，辨少阳脉证，绝不提络字，这不是无所谓的，但是在论中有的地方，忽而采用也在所难免，这是因为躯干组织的关系，确道与针灸不同。

1. 太阴证：是里寒证，它是里证的初级，当时体气未衰，故多作实寒，如桂枝加大黄证云此污秽当去，分明是寒积，可是寒字，仲景有邪、虚、痰（分泌物）三义，当然，阴即虚，所以说大便前干后溏不叫攻，欲攻时必得舌黄转矢气，上邪有下不嫌迟语。实证尚且如此，况太阴乎？总之，太阴也作虚寒看，但比少阴轻，其基本主治是理中四逆，及乎其体纲应作：太阴之为病，腹满而吐，自利时腹自痛，食不下，下之必心下结硬，自利益甚。其为篇虽小，宜约在三阴之前，虚不致沉浮，纵有误不致大虞。试观太阳证例五泻心汤者皆太阴证，皆因误下而致，其核要证候皆曰心下痞满、肠鸣下利，殆亦有阳明误治而成者，殆不误挽救治方云尔。

2. 少阴证：体纲曰：脉微细，但欲寐，此指气血衰弱与精神衰弱于内，两层衰惫之象。体，气血也，神，魂魄也，故证如此。其为证之来，多是本禀不足，邪自横行，一遭侵袭，非是脱荣即是亡血，如桂枝、小建中，都是救荣救血之药。此则，汪洋火误失汗火逆吐逆自尔身冷脉微，原夫太阴即虚笃，中气不足，又遭误下，自行吐利，实寒变作虚寒，吐利交作，脉微欲绝，全盘虚汗，气血不得不虚，精神不得不萎，水谷不得不失，此是三阴的据，少阴当比太阴更甚，以涉及神气。又太阴由污秽的食而作，自体外而入，中寒不收，体虚之人少受风寒，必不越经，便作直中，如城墙颓败，寇竟登堂。以三阴为里为本，三阳为标为外，此定例。故阴有直中之论，不必言及传。又麻黄辛甘三汤，虽然设剂也小，虚则宜招，虚则宜去，岂但直中寒。如少阳心疼下利清水，急与承气汤以下之，又反不得眠，非又外来火邪乎，黄连葛根汤主。此等诸邪按性照置，急予挽及，免到噬脐，不然诸死频即。大抵脉不出，气不聚，在阳身冷，下利不止，下利清谷，要皆有死法，非但此也，如附子汤四时风寒侵经，真武汤寒湿寒水自外自内，要皆急救，不可迁延。经云：阳有急救之法，阴无骤张之理。虽后之说，偏阴救阴，偏阳救阳，除了亢卑，自尔平衡，总以虚寒为宗两治，此尽少阴之诀义。

3. 厥阴篇：厥阴之命名，以厥字义讲，一位次，始意、终意、逆意，按字形说，从逆从欠。其定义曰：从足之躔不变貌，又支僵貌。其证状与病机皆非顺辙，或上火下寒，或上寒下火，寒极生热，热极生寒，体厥神昏，皆从极变中来。《易》曰穷则变，故论曰热深厥亦深，热微厥亦微，此非无寒厥也，复阴阳相互拍掌成声，厥之非寒乎，热之非厥乎？大约极而变耳。寒热者，乃病机也，阴阳者，征兆也，故其之为证也，一由土而来，欲四逆辈，而下利脓血，脉滑暴克，或水药入口即吐之黄连汤证，白通汤之人尿猪胆证，寒火格拒，阴阳羼杂，用药者，必慎必详，万勿疏忽，故其篇又例除中戴阳，皆是阴阳欲绝之先兆，灯灭而灯反光。及乎其他之诀，由寒厥、热厥、尸厥、气厥、食厥、呕厥、血厥、蛔厥，要在杂病中求，是无证无由也，谨伤寒数外感之诀，是以本文仅 6 条而已。以上是《伤寒论》证之起因、病变、治法之通常。

1985 年 11 月 8 日夜，弟子赵俊欣拜录于沾沾堂（沾沾堂，是张师书斋之号）。

附：张师《麻沸散记》

1980年，余执教于邢台，读《华佗传》，文中提及麻沸散，忽而有悟。忆先伯父与人行割术时，每用乌头、麻黄、煅石膏，投温水中，少时药如沸，即命服之，其人即若醉，一任刀割，并不见痛，亦不甚流血，不知何理。先伯父云此方系彼打白狼时，得自军中。其中或即华佗之麻沸散之类欤？

五、张师《中风诀》略解

（一）序

忆往昔春秋十数载，日夜侍于张师室中，一边在他老人家指导下读经述典，一边陪他老人家诊疗疾病。当时，师先后为我教授了传统文化中有代表性的历代经论要籍，并且极其系统地传授了医道方伎。每讲罢一个医学课题，师即撰作一篇概括性的口诀，让我抄录，藏诸金匮，嘱备将来临证时参究开悟。今择其要诀数篇开诚布公，以飨同道。并据我的学习心得，予以略解。

（二）原文

斯病者，系内伤，多嗜欲，伤心王。脉为体，肪为囊。一脉管，内外求，外脉壁，内血流，虚生风，实血因。风溢血，暴死由，脑脉崩，魂难收。血流涩，内生疢，栓块出，行不周。脉脉阻，神气郁，城墩焚，殃池鱼，清窍闭，痹四肢，幸生存，为僻辟，不根除，必致危。彼西医，科学立，执主观，强适履，百不一，徒叹气。我汉医，学哲神，经履长，岂揣度，倾宿瘀，有序数。初小屑，不关互，值年岁，天人合，杂而发，终成祸，或栓塞，或溢血，曷虚实，随人别。未罹祸，血压高，看收缩，定症确，妄投药，立魂销。脉不通，细欲绝，久寒者，吴萸统，脉管炎，也从容。脑溢血，阴虚风，脉烦大，神昏蒙，紫宫汤，扬神功，欲根差，必潜冲，磁朱丸，神志宁，须断欲，却七情，若恣肆，难令终。栓塞者，义显然，血流滞，招灾患，必行气，勿偏袒，气不行，功徒然，症即定，血压低，言语难，步履迟，血气济，栓可已。古谚云，痰风中，天阿汤，妙无缝。吕真人，强骨丸，常予服，勿迁延，节饮食，断肥鲜。治血郁，第一方，朱雀汤，意义长。朴而妙，失笑散，药力精，功弗浅，常服之，保万全，善佐使，如手拈，若加火硝妙（五字，师原文如此）。孕妇身，冲气逆，患浮肿，厥痫急，桂茯丸，妙难思，体斯义，入圣室。桂茯偕，是天机。及妇人，更年期，地道闭，体不适，下气怫，势反逆，冒汗出，心忪急，神弗宁，气缀如，投此药，恙即已。圣法微，举一隅，医道博，难尽指。

（三）略解

张师在这里概括性地论述了中风，即脑溢血和脑栓塞的病因证治。同时论述了高血压、妊娠浮肿、子痫和妇人更年期综合征，以及脉管炎的病因证治，因为张师认为这些疾病同中风病因相类，都是血液循环障碍所导致的。

张师认为：虽然古今对中风病因有外风和内风两种认识观的不同，但事实上这是内伤性疾病，因为患者向来多于七情六欲的纷扰，所以作为神明之府的心脏受到损伤。心主血脉，血脉与脑府相通而成为一体。无论是心脏，还是脑府，都要在血液循环系统功能正常作用下，才能够维持人体生命的健康，而血管则是血液循环运行的通道。故师说，血管是由脉壁组织构成，其内流动着营养生命机体的血液。《本草经疏》中说："血者，身中之真阴也，灌溉百骸，周流经络者也。"长时期受病理因子影响，阴血虚则使血管壁缺乏濡养，渐致血管壁脆弱。血实则导致血管中血流不畅。脑血管一旦脆弱，久则经不住血流的冲动，脑血管破裂，发生脑溢血，脑功能丧失作用。如果血流不畅，久则形成血栓，一旦有栓子随同循环的血液进入脑血管，则发生脑栓塞，于是脑功能就发生障碍，"上不明则下不安"，中枢神经调节机能失常，周围神经麻痹不仁，患者即使幸运得以生存，但是已沦为半身不遂了。在这样的病态状况下，医生如果不从气血虚实等根本处予以论治，则必然导致病情加重。西医学对此论治偏于病变局部，只见树木，不见森林，所以疗效往往不佳。中医学从整体观出发，几千年来积累了丰富的治疗经验，论治此病不仅依据现有的症状，而且探讨其往昔久已隐形于身体内的宿因，由本及标，辨证施治，如理乱麻，有条不紊，求其痊愈。中风患者，在其早期病因潜伏而症状轻微时，往往自以为不关干系，不予重视，于是病情随时间的推移而发展，到一定阶段，渐剧的病理同衰退的生理结合，疾病终于陡发，随患者各自阴阳气血虚实的状况不同，或形成为脑栓塞，或造成脑溢血。在没有形成中风病之前，患者往往血压高，这时诊治需依据现代医学的血压指数（但更要予以进行中医学的四诊，分别依据各位病员的个体特异性）正确定证治疗，否则无的放矢，药到人亡。如果患者脉细欲绝，手足厥冷，可用当归四逆汤治疗，其有久寒者，加吴茱萸，这个方剂也可用于治疗脉管炎。脑溢血，乃阴血虚损，其内生风所致，患者脉烦大，神昏朦胧，用紫宫汤治疗（这是张师自拟方，即仲景桂枝甘草龙骨牡蛎汤加川膝、生地黄，比《十二神方》紫宫汤多二味），可收到良好的疗效。因为血气逆行自气街上冲于脑，所以欲使此病得到根治，必须潜其冲脉（冲脉者，自气街至乳而络于脑）。经曰："气血（于冲脉）并行于上则生大厥，复则生，不复则死。"用磁朱丸治疗，神志即得安宁。患者从此要断却情欲，不然，肆情纵欲，难得寿终正寝。脑栓塞呢，阅名得义，是血流瘀滞所造成的疾患，但血为气之母，气为血之子，母子相依，气不行则血不行，故治之务必行气活血并用，只活血不行气，是不会有好的疗效的。脑栓塞形成后，患者血压变低，言语不利，步履艰难，当活血行气以治之，血气相济，血栓自溶。自古以来，人们常说痰风引起中风，这也是中风病因之一种，对此用天阿汤（此方本出《外台》，名通气汤，即仲景半夏厚朴汤去紫苏叶，张师自立方名曰天阿汤）治疗很适宜。当中风的疾病因子早期潜在之时，即开始常服吕先生的强骨丸（即《普济本事方》玉真丸，张师谓此方为吕纯阳真人方，名为吕真人强骨丸，用于防治动脉硬化、高血压、冠心病等），并注意节制饮食，少进含动物性脂肪的饮食，就能够预防中风病的发生。治疗脑血栓首推朱雀汤（师讲授此篇时，所传朱雀汤为五灵脂、阿胶、艾叶、干地黄四味，与师家抄本《五脏用药法要》）和师所著《十二神方》、《十二神方衍百二十方》、《处方正范》中的朱雀汤药物组方不同），当中的五灵脂乃寒号鸟之矢，此鸟专食柏叶，柏叶性擅止血，诸虫兽之矢性俱消通，故此药止血复行血，服之既可防治血栓又可防治脑溢血，一举两得。方中阿胶、地黄滋养肝肾，补益阴血，性偏寒凉，而有艾叶性温以佐之，则无需乎虑矣，所以这是一首意义深长的方剂。还有失笑散一方，看上去简单质朴，但其中妙义洋洋，方小药少，力专功深，如同朱雀汤一样，既能够使血管内郁滞的血液得以流畅，又能够降低毛细血管的异常通透性、脆性，患者常服之预防中风，可谓万无一失。医生治疗脑血栓，根据患者具体脉证，灵活地加减化裁运用此方，取效奏功，一如手拈。妇人妊娠期中，月经停止，胎儿压迫子宫，如果影响到气血流通，则冲气上逆，血随气行，上冲脑府，发作子痫，还易致肺失肃降之司，肾乏泌尿之能，膀胱气化不行，发作子肿。治之以桂枝茯苓丸，其神功妙效，不可思议。如果为医者于此能够有所领悟，即入仲圣之室矣。桂枝茯苓丸，方中桂枝降逆气，合芍药调和营卫，复加桃仁、牡丹皮理气行血，则气血各行常道，更加茯苓则可将气血中的毒素自下道排出，于是正常的气机就自然生生不息。诸药配伍成方，真是天机妙道啊！妇人到了更年期，由于卵巢功能减退、雌性激素分泌减少，地道关闭（经绝），气血逆行乖乱，即血管舒缩功能等失调，血气当下行时不能下行，只有反过来向上逆冲，身体就会出现种种不适症状，如自汗，心悸，烦热，面部潮红，抑郁，烦乱等等，投与桂枝茯苓丸即愈。

（四）附方

当归四逆汤：桂枝、芍药、当归、通草各 50 克，细辛、甘草各 30 克，大枣 12 枚，上七味，以水 2000 毫升，煮取 750 毫升，去滓，温服 250 毫升，日 3 服。若其人内有久寒者加吴茱萸 500 克，水酒各 1500 毫升，和煮取 1250 毫升，温分 5 服。

紫宫汤：桂枝 50 克，炙甘草、龙骨、牡蛎各 30 克，牛膝 50 克，生地黄 125 克，上六味，以水 2000 毫升，煮取 750 毫升，去滓，温分 3 服。

磁朱丸：神曲 60 克、磁石 30 克、朱砂 15 克，上三味，末之，炼蜜为丸，梧桐子大，每服 3 丸，日 3 服。

天阿汤：生姜 75 克、半夏 250 毫升、厚朴 50 克、茯苓 30 克，上四味，以水 1500 毫升，煮取 1000 毫升，温分 4 服，每日 3 次，睡前 1 次。

强骨丸：硫黄 60 克，石膏、半夏、硝石各 30 克，研为细末，姜汁打糊为丸，如梧子大，每服 30 丸。

朱雀汤：五灵脂 50 克、阿胶 3 挺、艾叶 15 克、生地黄 30 克，上三味，以水 1250 毫升，煮取 750 毫升，去滓，纳阿胶令烊消，温分 3 服。

失笑散：五灵脂酒炒研、蒲黄炒香各等分，为末，每服 6 克，先用酽醋调熬成膏，再用水煎服。

桂枝茯苓丸：桂枝、茯苓、芍药、桃仁、牡丹皮各等分，上五味，末之，炼蜜和丸，如兔矢大，每食前服 1 丸，不效，加至 3 丸。

六、张师《积聚诀》略解

（一）原文

论积聚，难经详，按方位，定脏常，与今日，解剖柱，据理视，义恰当。肝处左，曰肥气，如覆杯，有头足，久欬逆，瘤疟识，是西医，脾肿大，鳖甲丸，治勿差。心积者，曰伏梁，起于脐，支心腔，大如臂，心痛忙，似今日，腹直肌，动脉冲，是挛急，五泻心，择用之。连胸痹，枳朴汤，逆抢心，亦可商。脾痞气，在胃脘，大如盘，四肢羸，善食瘦，发黄疸，今肝炎，治勿缓，茵陈丸，大可选。肺息贲，右胁里，大如杯，恶寒喜，喘咳频，肺痈袭，小三白，缓求已，杏子汤，急则理。肾之积，号奔豚，发腹上，逆抢心，若豚状，上下奔，作喘逆，骨痿顿，水急治，李树根，外台法，细详分，曰囊水，证西人。五积义，良性瘤，今西医，尚刀求，知其理，治悠悠。如上证，统脾积，外台法，极细密，名目繁，细择释。心下痞，曰水饮，枳术汤，百法根，衍法师，破癖立，加鳖柴，胁下意。得效方，大增减，枳桔术，紫槟兼，加苓夏，已周全。局部中，若有形，体既虚，勿猛攻，或加参，再从容。外贴法，八痞膏。寻穴位，勿轻消，五脏根，多在背，攻痛处，芥膏为。后世法，五香丸，药虽廉，功效见。

（二）略解

《难经》中详细地论述了脏积和腑聚的病因及区别，说："病有积有聚，何以别之？然，积者，阴气也，聚者，阳气也，故阴沉而伏，阳浮而动。气之所积名曰积，气之所聚名曰聚，故积者五脏所生，聚者六腑所成。积者阴气也，其始发有常处，其痛不离其部，上下有所终始，左右有所留止，其痛无常处，谓之聚。故以是别知积聚也。"接着，论述了五脏之积的名称、部位、形态、病症以及病因、病理、容易发病的时间。《难经》所论似乎与今日的西医解剖学说不相契合，但是要明白，西医解剖学说着眼在脏器的局部组织，而中医脏象学说着眼在脏器的整体功能。也就是说，西医解剖学说阐述了体，而中医脏象学说阐述了用，所以依据哲学上体用一理的认识论来看问题，二者的意义同样是恰当的。《难经》说："肝之积，名曰肥气，在左胁下，如覆杯，有头足，久不愈，令人发咳逆，痎（间日发作的疟疾）疟（连日发作的疟疾），连岁不已。"这里所说的"肥气"，正是西医学所说的："脾肿大"，用鳖甲煎丸治疗是适宜的。《难经》说："心之积名曰伏梁，起脐上，大如臂，上至心下，久不愈，令人病烦心。""伏梁"与西医学所说的"腹直肌挛急"（应当是与中医学的"心下痞"、"心下痞硬"）相似，治疗以《伤寒论》中的半夏、生姜、甘草、大黄黄连和附子五个泻心汤，辨证选用。如果"伏梁"的病气自脐至心下，进一步上冲形成"胸痹"，"伏梁"和"胸痹"同时为患，或者"伏梁"的病气自脐至心下逆抢于心，可以用枳壳厚朴汤（师自拟方）治疗。《难经》说："脾之积名曰痞气，在胃脘，覆大如盘，久不愈，令人四肢不收，发黄疸，饮食不为肌肤。""痞气"相当于现代医学所说的"肝炎"（似乎称作"肝肿大"比较恰当），可选用《外台秘要》茵陈丸急治之。《难经》说："肺之积名曰息贲，在右胁下，覆大如杯，久不已，令人洒淅恶寒，喘咳，发肺痈（痈，古与痈通）。""肺痈"相当于今西医学之"肺脓肿"，初发者用杏子汤（张师自拟方）治疗，日久者用三物小白散治疗。《难经》说："肾之积名曰贲豚，发于少腹，上至心下，若豚状，或上或下无时，久不已，令人喘逆，骨痿少气。"尤怡谓："奔豚为肾病也。豕，水畜也，肾，水藏也，肾气内动，上冲咽喉，如豕之突，故名奔豚。"中医学认为水气上逆发为"贲豚"，相当于西医学所说的囊肿，用一味李树根汤（张师自拟方）治之，或选择《外台秘要》的种种疗法，或温或清，或汤剂或艾灸，分别对待运用。以上《难经》所论述的"五脏之积"，相当于西医学的"良性肿瘤"，西医一般采用手术疗法，而中医依据中医学理论，采用中医方药治疗，效果很好。总之，上面所探讨的多种病证，都是以"脾积"病因病理作为本质所表现出来的不同现象，在《外台秘要》中谓之"积聚"、"癖"、"痃气"、"痃癖"、"胸痹"、"肺气积聚"、"贲豚气"等等，可谓名目繁多，说法细密，我们对此应当区别明辨。《金匮要略》说："心下坚，大如盘，边如旋盘，水饮所作，枳术汤主之。"枳术汤条是论治各种"积聚"疗法的基础，后有僧人释法衍即以枳术汤加柴胡立为破癖方。又，《近效方》所立破癖方也是由枳术汤加鳖甲、柴胡组成。这种在枳术汤的基础上，进而加柴胡和鳖甲的用意所在，就是同枳术汤消水饮痞坚的功能结合在一起，以治疗胁下的癖块。得效汤（张师自拟方）这个方剂也是以枳术汤作为基础，结合破癖方加减而成，以求遣药面面俱到。至于用得效汤治疗胁下、心下等局部患有积块的患者，这类病员的体质已虚，不宜峻药攻逐，然此方中枳实消痞，柴胡槟榔破痃癖、逐水谷，桔梗、半夏排荡积气，药力嫌峻，应当于方中加入人参一类的补益药物佐之，才能够泰然应之而无虞。治疗"五脏之积"可用八痞膏（张师得自乡野盲媪，治肝脾肿大、多部囊肿等甚验，方原来无名称，师为之拟此名，但有时候师又称此方曰"八反膏"，因为方中诸药的药性各相反）外贴于与病形相应的背俞。《灵枢》曰："五脏六腑出于背者……按其处应在中而痛……乃其俞也。""五脏之积"一类疾病的症结多在背部的他觉压痛处或自觉攻痛处。《灵枢》曰："以痛为俞"。在病者的背部进行触诊，寻找到压痛点，或者病者自觉的背部攻痛处，这就是人们所谓的"阿是穴"，也就是《灵枢》所说的"背俞"，贴上白芥子膏（师自拟方）治之。还有，后世方五香丸，药价虽廉，但加味用于治疗各种肿瘤可以收到很好的效果。

（三）附方

鳖甲煎丸（张师出于撰诀，三字文体的限制，故简称鳖甲丸）：鳖甲 3.6 克炙、射干 1 克烧、黄芩 1 克、柴胡 2 克、鼠妇 1 克熬、干姜 1 克、大黄 1 克、芍药 1.5 克、桂枝 1 克、葶苈 0.3 克、石韦 1 克去毛、厚朴 1 克、牡丹 1 克去心、瞿麦 0.6 克、紫葳 1 克、半夏 0.3 克、人参 0.3 克、䗪虫 1.5 克熬、阿胶 1 克炙、蜂房 1.2 克炙、赤硝 3.6 克、蜣螂 2 克熬、桃仁 0.6 克，上二十三味，为末，取锻灶下灰 5000 毫升，清酒 500 毫升浸灰，候酒尽一半，著鳖甲于中，煮令泛烂如胶漆，绞如汁，纳诸药，煎为丸，如梧子大，空心服 7 丸，日 3 服。

半夏泻心汤：黄芩、干姜、人参、炙甘草各 50 克，半夏 125 毫升洗，黄连 15 克，大枣 12 枚擘，上七味，以水 2500 毫升，煮取 1500 毫升，去滓再煎，取 750 毫升，温服 250 毫升，日 3 服。

甘草泻心汤：炙甘草 60 克，黄芩、干姜、人参各 50 克，大枣 12 枚擘，半夏 125 毫升洗，黄连 15 克，上七味，以水 2500 毫升，煮取 1500 毫升，去滓，再煎取 750 毫升，温服 250 毫升，日 3 服。《金匮》此方脱落人参，据《外台秘要》仲景《伤寒论》甘草泻心汤条补入。

生姜泻心汤：生姜 60 克切，甘草炙、人参、黄芩各 50 克，干姜、黄连各 15 克，半夏 125 毫升洗，大枣 12 枚擘，上八味，以水 2500 毫升，煮取 1500 毫升，去滓，再煎服 750 毫升，温服

250 毫升，日 3 服。

大黄黄连泻心汤：大黄 30 克，黄连 15 克，上二味，以麻沸汤 500 毫升渍之，绞去滓，分温再服。

附子泻心汤：上方加附子 2 枚，炮去皮、破，别取汁，黄连 15 克，上四味，切三味，以麻沸汤 500 毫升渍之，须臾绞去滓，纳附子汁，分温再服。

枳朴汤：枳壳、厚朴各 50 克，上二味，以水 1250 毫升，煮取 750 毫升，温服 250 毫升，日 3 服。

茵陈丸：茵陈 120 克，黄芩、大黄各 100 克，枳实 30 克炙，上四味，捣筛，蜜丸，空腹以米饮服如梧子 24 丸，日 2 服。渐加至 25 丸，微利为度。一方有升麻 100 克。

三物小白散：桔梗 0.5 克，川贝 0.5 克，巴豆 0.15 克去皮心熬黑研如脂，上三味为散，以白饮和服，强人 0.75 克，羸者减之，病在膈上必吐，在膈下必利，不利进热粥 1 杯，利过不止，进冷粥 1 杯。

杏子汤：麻黄、芍药、桂枝、细辛、甘草、生姜各 50 克，五味子、半夏各 125 克，石膏 30 克，杏仁 125 克，上十味，以水 3250 毫升，先煮麻黄，去上沫，纳诸药，煮取 750 毫升，强人服 250 毫升，羸者减之，日 3 服。

李树根汤：李树根 250 克（切），以水 1250 毫升，煮取 750 毫升，温服 250 毫升，日 3 服。

枳术汤：枳实 7 枚，白术 30 克，上二味，以水 1250 毫升，煮取 750 毫升，分温 3 服。腹中软，即当散也。

破癖方：白术、枳实、柴胡各 30 克，上三味，以水 1250 毫升，煮取 500 毫升，分 3 服，日 3 次。可至 30 剂。此为《千金翼方》所载江宁衍法师破癖方。张师偿云：《近效》加鳖甲。

得效汤：枳壳、桔梗、白术、柴胡、槟榔、茯苓各 50 克，半夏 125 克洗，上七味，以水 2000 毫升煮取 750 毫升，温分

3 服。

八痞膏：栀子 14 枚、杏子 14 枚、葱白大者 1 枚带须、蜜 30 克、芒硝 15 克、大枣去核 6 枚、白胡椒 14 枚、鸡子 2 枚去黄，共打为膏，看稀稠加面粉适宜，摊布上，贴患处。夜晚星星出全时贴上，翌日晨取去。每夜 1 贴。

白芥子膏：白芥子 10 克，加炼蜜适量，共打为膏，摊布上，贴背上攻痛处。

五香丸：五灵脂 500 克，香附子去净毛 500 克（水浸 1 日），黑丑 60 克，白丑 60 克，共末，以一半微火炒熟，以一半生用，和匀，醋糊为丸，如莱菔种子大，每服 2～3 克，姜汤送下，临睡 1 服，次早各 1 服。

七、张师《水胀诀》略解

（一）原文

论水胀，何博哉，本阳虚，致成灾。仲景法，风、皮、正，有石水，黄汗并，症各别，当记诵。详其固，内外共，营卫违，乃成病。及述及，五脏水，是五脏，元气微。定治法，首提纲，腰上下，汗利详。一风水，治两商，汗恶风，防黄汤，一身肿，越婢尝。及皮水，肿四肢，水在皮，摄摄之，防苓汤，术而枝。里正讹，脉沉迟，腹内满，越婢附。加术文，甘草汤，想有愆，存疑当。嗣后文，论三要，浮为风，阴沉小，曰虚胀，意确凿。虽少阴，如初得，乃宜汗，麻草附。脉浮者，杏子汤，方云失，意可详。唯虚胀，实无方。及气分，心下坚，桂麻细，意渊渊，开营卫，通表里，转大气，已阴霾。识此窍，陈念祖，拟圣愈，泥脉谱，寸及足，必如如，莹莹者，存微瑕，玄关诀，欠一扎。唯千金，孙真人，体妙谛，宣真文，从营卫，开混沌，大气布，扫群阴。通脉汤，义更醇。又一种，心下坚，有形迹，大如盘，枳术汤，积饮然。外台载，必效方，破癖汤，力甚长，癖饮也，义一匡。我老朽，有巧方，芥子贴，效实皇。内外安，佐周详。及晋唐，法冗杂，十水丸，蛮攻下。及今日，筒放水，元气泄，人终危。自古谚，痉噎土，阎老聘，明何误，医杀人，实无辜。

（二）略解

历代论述水胀的医籍在其命名上，有水、肤胀、水胀、浮肿、单腹胀等等不同，在其病因病理的阐述上也有很多。而张师在这里将其概括为水肿和水胀两大类，并且认为其致病的根本原因是阳虚。也就是说，因为阳虚，所以外邪抑或内伤才有可能得以乘之，即经旨"邪之所凑，其气必虚"。故师这里所说的阳虚，就是正气虚的意思。仲景论治水胀，将其分为5种，曰："病有风水，有皮水，有正水，有石水，有黄汗。"病名症状各别，如："风水：其脉自浮，外证骨节疼痛恶风。脉浮而洪，浮则为风，洪则为气，风气相搏，风强则为隐疹，身体为痒，痒为泄风，久为痂癞，气强则为水，难以俯仰，风气相击，身体洪肿，汗出乃愈，恶风则虚，此为风水。寸口脉沉滑者，中有水气，面目肿大，有热，名曰风水。视人之目窠上微拥，如蚕新卧起状，其颈脉动，时时咳，按之手足上，陷而不起者，风水。太阳病，脉浮而紧，法当骨节疼痛，反不疼，身体反重而酸，其人不渴，汗出即愈，此为风水。风水，脉浮，身重，汗出，恶风。风水，恶风，一身悉肿，脉浮不渴，续自汗出，无大热。""皮水：其脉亦浮，外证肤肿，按之没指，不恶风，其腹如鼓不渴，当发其汗。太阳病，脉浮而紧，法当骨节疼痛，反不疼，身体反重而酸，渴而不恶寒者，此为皮水。皮水为病，四肢肿，水气在皮肤中，四肢聂聂动。""正水：其脉沉迟，外证自喘。""石水：其脉自沉，外证腹满不喘。""黄汗：其脉沉迟，身发热，胸满，四肢头面肿，久不愈，必致痈脓。身肿而冷，状如周痹，胸中窒，不能食，反聚痛，暮躁不得眠，此为黄汗。黄汗之为病，身体肿，发热汗出而渴，状如风水，汗沾衣，色正黄如柏汁，脉自沉。黄汗之病，两胫自冷。若汗出已反发热者，久久其身必甲错，发热不止者，必生恶疮。若身重，汗出已辄轻者，久久必身𥆧，𥆧即胸中痛，又从腰以上必汗出，下无汗，腰髋弛痛，如有物在皮中状，剧者不能食，身疼重，烦躁，小便不利，此为黄汗。"对仲景以上5种水胀疾病不同症状表现的论述，要学而时习之，念诵记牢。这样，在治疗水胀病时，便可以做到临证辨疑，处方无误。推论水胀病因的根本，无论内伤证抑或外感证，都是营卫违和，气血失调，其病乃生。接着，仲景又论及到五脏水病（五脏水病，有外感，有内伤，故其症状或表现为水肿，或表现为水胀，故仲圣将其归于水气病范畴，而张师将其归于水胀病范畴），张师认为这是五脏元气衰弱所致。对水胀病的治法，仲景定其大法则（纲）为："诸有水者，腰以下肿，当利小便；腰以上肿，当发汗。"然而，谈到具体的细节（目），则务必要辨证施治，于风水的治疗有："风水，脉浮身重，汗出恶风者，防己黄芪汤主之"的论述。于皮水的治疗有："皮水为病，四肢肿，水气在皮肤中，四肢聂聂动者，防己茯苓汤主之"的论述。里水呢，里水乃讹，当改为正水；正水者，脉沉迟，腹内满，当与越婢汤加附子治疗，所以这一条说加术，说甘草麻黄汤亦主之，推想其说似有所不当，姑存疑。再看其后面一段文字，论中探讨了3种重要的水胀病："水之为病，其脉沉小，属少阴（此其一）；浮者为风（此其二）；无水，虚胀者为气水（此其三）。"意义精当。至于3种水胀病的治法，其一虽然脉沉属少阴，如果其初起者，仍然宜"麻黄附子汤"补阳发汗以治之。其二浮者宜"杏子汤"。杏子汤方剂虽然已佚，但是依据条文之意，是可以测知其组成方剂的药物的。只有虚胀，论中未具治方。再看"寸口脉迟而涩，迟则为寒，涩为血不足，趺阳脉微而迟，微则为气，迟则为寒，寒气不足，则手足逆冷，手足逆冷，则荣卫不利，荣卫不利，则腹满胁鸣相逐，气转膀胱，荣卫俱劳。阳气不通即身冷。阴气不通即骨疼。阳前通则恶寒。阴前通则痹不仁。阴阳相得，其气乃行，大气一转，其气乃散，实（经云："邪气实则实"）则失气（邪自大便而去），虚（经云："虚则正气虚"）则遗溺（邪自小便而去），名曰气分……桂枝去芍药加麻辛附子汤主之。"这条，意义深广，而其要义为宣通营卫，通达表里，使"阴阳相得"（调和体循环与肺循环功能），"其气乃行"（体循环与肺循环功能调和后，循环功能加强），"大气一转"（气体交换），"其气乃散"（致病因子随着气体变换而排出体外。西医谓气体交换可将某些毒素排出体外，事实上，致病物质一般主要是由气体交换作用为条件而排出体外），于是阴霾自已。清代医家陈修园认识到这个道理，拟圣愈汤治疗脉迟的阴证水胀，这样就嫌局限于论中"寸口脉迟而涩"、"趺阳脉微而迟"12 字，未免白玉微瑕，对于"阴阳相得，其气乃行，大气一转，其气乃散"个中三昧，缺乏深入领悟，何以发挥活用？考诸先贤，只有唐代孙真人悟透了这个奥妙的道理，在所著《千金方》中，以这种方法统治一切阴证水胀。我认为桂枝去芍药加麻辛附子汤与通脉汤（师拟）合用，治疗阴证水胀，意义更加精到。仲景又论："心下坚，大如盘，边如旋盘，水饮所作，枳术汤主之"。《外台》所载破癥汤，就是从枳术汤基础上加柴胡、鳖甲，以之治疗臌胀效力很好。至于《外台》谓其病因为癖饮，对探讨臌胀的病因不无帮助。我今老矣，治疗臌胀采用内病外治的巧法，在腹部贴白芥子膏，疗效显著。当然，外治的同时，再内服适证的方剂，便周备万全了。治疗臌胀，晋唐代，方法繁复杂乱，其中十水丸，妄然攻下，鲜不虚虚。早在唐代《千金方》中即已作脑后之针，说："凡水病，忌腹出水，出水者，月死，大忌之。"自古以来，人们常道"痉、噎、臌，是垂危大病"，闻语达义，可想而知患者这时元气已将殆。如果明白并执行"无虚虚，无实实"的经旨，才能够避免误治。否则对此元气虚笃的臌胀患者峻药蛮攻，穿腹放水，而不知采取养正补虚以祛病邪，何异乎司命者杀人，殃及无辜呢！

（三）附方

防己黄芪汤：防己 60 克、炙甘草 7.5 克、白术 50 克、黄芪 75 克、生姜 50 克、大枣 12 枚，上六味，以水 1500 毫升，煮取 750 毫升，分 3 服。

越婢汤：麻黄 100 克、石膏 125 克、生姜 50 克、甘草 30 克、大枣 15 枚，以水 1500 毫升，先煮麻黄，去上沫，内诸药，煮取 750 毫升，分温 3 服。恶风者，加附子 1 枚炮。又，越婢汤加术 60 克，名越婢加术汤。

防己茯苓汤：防己 50 克、黄芪 50 克、桂枝 50 克、茯苓 100 克、甘草 30 克，上五味，以水 750 毫升，煮取 500 毫升，温服 250 毫升，重覆汗出，不汗再服，慎风寒。

麻黄附子汤（少阴篇作麻黄附子甘草汤，师据药物的顺序称麻黄附子汤）：麻黄 50 克、甘草 30 克、附子 1 枚炮，上三味，以水 1750 毫升，先煮麻黄，去上沫，内诸药，煮取 750 毫升，温服 250 毫升（《伤寒论》作八合），日 3 服。

桂枝去芍药加麻黄细辛附子汤：桂枝 50 克，生姜 50 克，甘草 30 克，大枣 12 枚，麻黄、细辛各 30 克，附子 1 枚炮，上七味，以水 1500 毫升，煮麻黄，去上沫，内诸药，煮取 500 毫升，分温 3 服，当汗出，如虫行皮中，即愈。

消水圣愈汤：天雄 3 克、桂 6 克、细辛 3 克、麻黄 5 克、炙甘草 3 克、生姜 6 克、大枣 2 枚、知母 10 克，浓煎，日夜分 3 服，水盛者加防己 6 克。

通脉肠：人参 30 克、枳实 7 枚、白术 50 克、生姜 30 克，上四味，以水 1500 毫升，煮取 750 毫升，去滓，分温 3 服。

十水丸：椒目、大戟、甘遂、芫花、玄参、赤小豆、桑根白皮、泽漆、巴豆、葶苈子，上十味等分，随其病始所在增其所主药。皆 0.3 克，巴豆 1.2 克去心皮，捣末合下筛，蜜和丸，服如梧子 3 丸，得下为度。

八、张师《癫风诀》略解

（一）原文

癫风病，最烦人，周身苦，口难伸，不弱瘦，或浸润，心慌慌，乱如麻，头脑重，似帽压，或恚愤，或悲叹，一日间，频怪变，西医名，官能证，久酷急，自戕命。肝功病，不能眠，疑生思，魂不安，若人捕，心惮然，胸胁满，急烦怨，头涔涔，足踏棉，丹参和，小枣根，入甘麦，实良箴。心为君，脑为府，七神窍，开在颅，脉为体，神为舍，天违和，营乃泄，色赧赧，热乃越，治之道，责心脆，宫城牢，乱自销，栀豉调，萱忘忧，合欢交，偕朱雀，遗证却。脾胃病，思伤身，由口入，义精纯，心下痞，痛非痛，时而呕，入弗停，忽又饥，晞如晞，肩中楚，背心控，若无力，悃重重，甘酸进，饮气冲，姜桔调，笑融融，柴胡投，中下通。肺功怫，辗转劳，当细窥，勿草草，天阿汤，是良蹈，内大肠，外皮毛。微且巧，探阴窍，梅核气，积在胞，百病始，勿轻掉。肾功病，生殖根，欲不随，流白淫，或曰蛊，相火焚，男女欲，与命俱，强抑止，转妖识，夜梦失，昼见思，身如燎，目遑遑，面如汐，耳鸣簧，交泰丹，调阴阳，瞿麦丸，亦可商，转消渴，命乃殇。

（二）略解

中医学的癫疯病，相当于今日西医学的神经官能症。对于这种极其烦人的癫病，患者心中充满痛苦，都无处诉说，即使身体一时没有羸弱，但是随着时间的推移也将渐渐消损。患者整日里忐忑不安，心乱如麻，头脑昏沉，时而怨，时而恨，时而悲伤，时而哀叹，一日间性情变幻无常。时间既久，忍受不了这种沉重的焦虑，于是自戕生命。肝主藏魂，其功能紊乱，则恐，心澹然如人将捕之，闻木音而惕落，失眠，多疑，胡思乱想，抑郁不乐，胸胁气郁而闷满，头脑朦朦胧胧，下肢乏力，走路如踩在棉花上一样，站立不稳，治之，将验方中的酸枣树根和丹参加入于甘麦大枣汤中，很符合"夫肝之病，补用酸，助用焦苦，益用甘味之药调之"的规律。心为神之主，故为君，君者体也；脑为神之府，府者，与心藏之里相对应，为表，乃神之用也，所以七神皆开窍于脑府的所在地——头颅。经络（中枢神经和周围神经）是神明（意识）显现、表达的载体（神之舍），一旦作为上层建筑（天）的心神出现违和（统帅失司），于是心之阴血等物质基础失去御驭，与心之阳气交争，阳气上越而面色赧然，病机责于心君脆弱，治之以栀子豉汤调和心气，以朱雀汤滋养心血，加入"萱草忘忧"，"合欢蠲忿"，使神明内守，上明则下安，病证自然消失。脾主思，思虑过度，必然脾伤，脾与胃为表里，脾伤胃呆（肠胃功能紊乱），饮食失调，脾恶湿而胃恶燥，寒热夹杂，则出现心下痞，或腹疼痛，或时干呕，甚者食入即吐，或易饥，饥则懊恼烦热，或肩酸背沉，或乏力等种种不适症状，对之适证调以橘枳姜汤，病去苦消，或投以小柴胡汤，使"上焦得通，津液得下，胃气因和"。肺的脏气功能怫郁，日久易转为痨病，应当详诊细察，切戒握寸不及尺。肺气不舒，咽喉不利，如有梅核，吐之不出，咽之不下，今人称之为咽喉神经官能症，天阿汤治疗此病，内舒大肠，外舒皮毛，俾内外气机调达，是一道适宜的方剂。不过妇人患此病，治之有个微妙而善巧的办法，就是将坐药纳入其胞（子宫），因为妇人患梅核气的病因在于子宫中气血郁滞，所以用坐药导其胞中之积，气行血散，下病去，上症自已。总之，百病的原由，种种不一，"欲伏其主，必先求其因"，慎勿掉以轻心。肾主生殖，"人从淫欲而来，皆有淫欲之心"，如果欲念不随，发展成为白淫病，也有人将此病叫做"蛊证"，乃是相火盛所致。男女的爱欲，是与生俱来的，男，阳也，女，阴也。《玄女经》云："阳得阴而化，阴得阳而通，一阴一阳，相须而行。"《内经》曰："孤阳不生，纯阴不化。"《玉房指要》谓："天地有交合，阴阳有施化。人法阴阳，随四时，今欲不交接，神气不宣布，阴阳闭隔，"所以虽然反复强制欲望，反而妄想丛生，致使梦交失精，日间追忆联想不已，阴虚阳浮，烦热如燎，目眩耳鸣，面颊潮红，治之当调和阴阳，用交泰丹或栝蒌瞿麦丸都可以。如果迁延失治，转为消渴，生命就有可能夭折。

（三）附方

验方：小枣树根 30 克、丹参 120 克，水煎 1～2 小时，分 2 次于午休和晚上睡前服。张师擅用此主治疗神经衰弱失眠。这首验方原载《全国中草药新医疗法展览会资料选编》，方中的酸枣树根在我们家乡一带被人们称作小枣树根，师在这里用家乡话将酸枣树根作小枣树根。

甘麦大枣汤：甘草 50 克、小麦 250 克、大枣 10 枚，上三味，以水 1500 毫升，煮取 750 毫升，分温再服。

栀子豉汤：栀子 14 个（擘）、香豉 100 克绵裹，上二味，以水 1000 毫升，先煮栀子，得 625 毫升，内豉，煮取 500 毫升，去滓，分为 2 服。

朱雀汤：即《汤液经法十二方》中的小朱雀汤。

橘枳姜汤：橘皮 250 克、枳实 50 克、生姜 125 克，上三味，以水 1250 毫升，煮取 500 毫升，分温再服。

小柴胡汤：柴胡 125 克，黄芩、人参各 50 克，甘草、生姜各 30 克，半夏 125 克，大枣 12 枚（擘），上七味，以水 3000 毫升，煮取 1500 毫升，去滓，再煎取 750 毫升，温服 250 毫升，日 3 服。

天阿汤：即《汤液经法十二方》中的小天阿汤。

交泰丹：水银、硫黄、朱砂、黑锡各 15 克，先将黑锡在碗内熔化，次下水银，以柳枝搅匀，后下朱砂，搅令不见星子，离火少时，放入硫黄，急搅成汁和匀，如有烟起，以醋洒之，候冷取出研细，糯米糊为丸，绿豆大，每服 10～15 丸，盐汤送下。

栝蒌瞿麦丸：薯蓣、茯苓各 100 克，栝蒌根 100 克，附子 1 枚炮，瞿麦 30 克，上五味，末之，炼蜜为丸，如梧子大，饮服 3 丸，日 3 服。不效增至 7～8 丸，以小便利、腹中温为度。

九、王、刘二师对《温疫论》"大抵邪行如水……" 条文的不同见解与共同认识

《温疫论》上说："大抵邪行如水，惟洼者受之，传变不常，皆因人而使，盖因疫而发旧病，治法无论某经某病，但治其疫而旧病自愈。"

关于这一条文，王师和刘师依据自己的临证经验，既阐述了各自不同的见解，也阐述了彼此共同的认识。

不同的见解：王师对这一条文释义说："'但治其疫而旧病自愈'是事实，不需疑惑，与急则治其标、缓则治其本不能相提并论。"刘师对这一条文释义说：'但治其疫而旧病自愈'，其'自愈'二字当是'自已'，指的是新病（即疫病）好后而旧病恢复原样，才是正确的。"

其共同的认识：两位老师强调指出对《温疫论》这 1 条，及《金匮要略》首篇第 14 条和第 15 条务必熟读牢记。刘师说："以

上 3 条，乃有关病治先后之要诀，见道之言，宜服膺弗失，否则其治疗无功。"王师说："医者知此，左右皆坦途，不然处处荆棘也。"

这是两位老中医在数十年临床实践中，历经千锤百炼而得出的经验认识，看来聊聊数语，实是字字珠玉，句句科律。

第二节　潜方用药

一、张师《处方正范》

（一）方例前言

讲解经方，宋成无己首创之。论药之分剂，引陈藏器《本草拾遗》云"诸药有收宣、补泻、轻重、滑涩、燥湿，此十种是药之大体"。寇宗奭《本草衍义》云："此十种今详之，寒热二种何独见遗？如寒可去热，大黄、朴硝之属是也。如热可去寒，附子桂是也，今特补此二种，以尽厥旨。"自尔以准，医家皆依此谓之 10 剂，或 12 剂。及乎其组织制度，以君臣佐使为准则。其引《神农本草说》云："方宜一君、二臣、三佐、五使，又可一君、三臣、九佐使也。"然依此说以核经方，不能得其意旨。成氏又引王冰补经《至真要大论》文，拟定大小、奇偶、缓急、复七者，以为方之种类。历来医家亦颇见允纳。而据补经理论之谓"远近汗下多少"则又与经方营枘不入。盖王冰补经，每发挥敷演，论理不免夸空，识者不以微瑕弃玉可也。故今仍拭其目，而名主有所斧正。夫经方者，传统实效者也，万古不易之准则，医药学术之结晶也。其价值，非世流之时方可同日而语也。今欲以模为式，引就正统，故但例方若干首，其他则不惶及焉，间或于传缺佚者，盖师经义，拟批而补之，抑治庄之作，非敢僭妄尔。

（二）方例上篇　十二剂方

此中所例诸方次序，命名之义，与天道有关。《淮南子》云："五脏六腑，此应十二月，而行阴阳。"十二方者，应十二月，而一方之内有大小之别，以应二十四气，十二方组中，除奇偶二剂以为纲综，正变以见取舍，每组共得六方，十二组共合七十二方，为周天七十二候也。今仍以星官为命名者，乃沿汤液法之旧称尔。因是诸方之宗，故序于篇首。但具药味，其用如何则散见方剂之内。

1. 四正方

北方子，真武汤，其气渗：茯苓、白术、桂枝、甘草。

南方午，朱雀汤，其气滋：阿胶、地黄、艾叶、干姜。

东方卯，青龙汤，其气散：麻黄、甘草、杏仁、桂枝。

西方酉，白虎汤，其气收：石膏、知母、粳米、甘草。

2. 八维方

东北寅，阳旦汤，其气温：桂枝、甘草、生姜、大枣。

西南申，阴旦汤，其气清：黄芩、白芍、生姜、大枣。

南东巳，螣蛇汤，其气泻：大黄、枳实、芒硝、厚朴。

北西亥，勾陈汤，其气补：人参、甘草、干姜、白术。

北东丑，咸池汤，其气滑：滑石、冬葵子、瞿麦、茯苓。

南西未，神后汤，其气涩：赤石脂、干姜、禹粮石、粳米（一名轩辕汤）。

东南辰，天阿汤，其气宣：橘皮、半夏、桂枝、生姜。

西北戌，紫宫汤，其气重：龙骨、牡蛎、桂枝、甘草。

（三）方例

1. 阳综

（1）病在表者两剂：轻剂；宣剂。

①轻剂，轻可去闭，开营卫之气也，麻黄细辛之属也，麻黄主解肺郁，开卫气，发汗止喘。细辛主咳逆，头痛脑动，百节拘挛，风湿痹痛，温中下气，破痰利水，开胸中，除喉痹齆鼻，风痫癫疾，下乳汁结。

小方，麻黄甘草汤，治皮水，其脉浮，身肿，按之没指，不恶风，其腹不鼓，当发其汗，治卒上气，喘息欲死。

麻黄、甘草炙各 30 克。

上二味，以水 1250 毫升，煮取 750 毫升，温服 250 毫升，重覆取汗，不汗出再服。慎风寒。

急方，还魂汤，救卒死，客忤死。

麻黄 60 克，桂枝 50 克，甘草 15 克。

上三味，以水 2000 毫升，煮取 750 毫升，分令咽之。

专方（亦名正方），麻黄汤，治伤寒发热，头痛，身痛，腰痛，骨节痛，恶风，无汗而喘，脉浮紧者。青龙汤正方也。

麻黄 30 克，甘草 15 克，杏仁 70 枚，桂枝 30 克。

上四味，以水 2250 毫升煮取 625 毫升，温服 200 毫升。

正加方，深师麻黄汤，疗上气咳嗽，喉中水鸡鸣，唾脓血腥臭。

麻黄 60 克，桂枝 30 克，炙甘草 30 克，杏仁 30 克，干姜 50克。

上五味，以水 1750 毫升，煮取 525 毫升，温服 175 毫升。

变加方，越肺汤（一名越婢汤）治一身悉肿，脉浮，不汗出而渴，无大热者。

麻黄 100 克，石膏 125 克，杏仁 50 枚，生姜 50 克切，大枣

15 枚，炙甘草 30 克（方内杏仁补）。

上六味，以水 1500 毫升，煮取 750 毫升，分 3 服。治风水恶风，汗出而渴者，去杏仁加附子 1 枚炮。治皮水，一身面目悉肿，按之没指，腹如鼓，不满不渴，去杏仁，加术 62.5 克。治肺胀，病人喘急，目如脱状，脉浮大者，去杏仁，加半夏 125 毫升主之。

复方，《伤寒论》曰：太阳病得之八九日，如疟状，发热恶寒，热多寒少，其人不呕，清便自可，一日二三度发，面反有热色者，未欲解也，此其不得小汗出，身必痒，宜桂麻各半汤。

桂枝 30 克，芍药、生姜（切）、炙甘草、麻黄各 15 克，杏仁 20 枚，大枣 4 枚。

上七味，以水 1250 毫升，煮取如法，去上沫，内诸药，煮取 500 毫升，去滓，温服 250 毫升，日再。

大方，大青龙汤，治伤寒表不解，心下有水气发热，干呕而咳，或渴或利，或小便不利，或噎，或少腹满而喘者。（《伤寒论》名小青龙，今正之）。

麻黄、甘草、桂枝、干姜、芍药、细辛各 50 克，五味子、半夏各 125 克。

上八味，以水 1200 毫升，煮取 750 毫升，温服 250 毫升。

缓方，太阳中风或伤寒，脉浮紧，发热恶寒，身体疼痛，不汗出而烦躁者，大越肺汤主之。

麻黄 100 克，桂枝、芍药、炙甘草、细辛、杏仁、生姜各 50 克，大枣 12 枚，石膏如鸡子大。

上九味，以水 2250 毫升，煮取 750 毫升，去滓，温服 250 毫升，取微似汗佳。

通方：发汗后不可更行桂枝汤，汗出而喘，无大热者，可与麻黄杏仁甘草石膏汤，并治喘息，喜中风方。

麻黄 60 克，杏仁 50 枚，炙甘草 30 克，石膏 125 克。

上四味，以水 1750 毫升，煮取 500 毫升，去滓，温服 250 毫升。

②宣剂，所谓宣可去郁，调清浊，通经脉也，半夏干姜之属。半夏消胸膈心腹痰热满结，咳嗽上气，心下急痛坚痞，时呕逆。生姜主伤寒头痛鼻塞，咳逆上气，止呕吐，久服去臭气，通神明。

小方，小半夏汤，疗呕哕，心下悸，痞硬不能食，气噎不下食而呕吐。

半夏 250 毫升洗，生姜 125 克去皮。

上二味，以水 1750 毫升，煮取 375 毫升，去滓，分再服。

急方，半夏加茯汤，疗呕哕，心下痞硬者，以膈间有水气，头眩悸。

半夏 250 克，生姜 125 克去皮，茯苓 50 克。

上三味切，以水 1750 毫升，煮取 375 毫升，去滓，温分再服。

专方，通气汤，疗饮食噎不下，或呕涎沫，胸膈不理，脏腑所致，又治散发呕吐。

生姜 10 克，半夏 250 克，橘皮、桂心各 50 克。

上四味，以水 2000 毫升，煮取 625 毫升，分温 3 服。

正加方，若脐下悸，欲作奔豚，于通气汤加大枣 12 枚，生姜 10 克，半夏、橘皮、桂心各 50 克。

上五味，以水 2000 毫升，煮取 625 毫升，分温 3 服。

变加方，半夏厚朴汤，治胸内满，心下坚，咽中如炙脔，吐之不出，咽之不下。

生姜、半夏、茯苓各 62.5 克，炙厚朴 50 克，大枣 12 枚，苏叶 30 克。

上六味，以水 1750 毫升，煮取 625 毫升，分 3 服，相去如八九里。

复方，疗胸中痞塞气满，呕逆不下食，脚气，脚无力，或小便不利方。

桂皮、旋覆花各 50 克，生姜、茯苓各 50 克，苏叶 15 克，香豉 250 克，大枣 12 枚。

上七味，以水 2000 毫升，煮取 625 毫升，分 3 服，如人行八九里时。

大方，大半夏汤，疗胃反，不受食，食入即吐，又呕吐心下痞硬。

半夏 500 克洗，人参、生姜、桂皮各 50 克，大枣 12 枚，白蜜 250 克。

上六味，以水 1750 毫升，煮取 625 毫升，去滓，次上火内蜜，更扬 50～200 下，煎 3～5 沸，温分 3 服。

缓方，范汪茯苓白术汤，主胸中之痰结及饮癖结脐下，弦满呕逆不得食，亦主风水。

半夏、生姜、橘皮各 62.5 克，桂心、细辛、白术、茯苓各 50 克，炮附子 1 枚，当归 30 克。

上九味，以水 2500 毫升，煮取 750 毫升，去滓，分 3 服。

通方，半夏汤，疗心腹虚冷，不下食，胸中冷。

半夏 250 克洗，生姜 250 克，橘皮 62.5 克。

上三味，以水 2500 毫升，煮取 750 毫升，分 3 服。若心下急及心痛者，加肉桂 62.5 克；其腹内痛，内当归 62.5 克。瘦弱老人服之佳。

（2）治热者二剂：清剂；滋剂。

①清剂者，清可存阴，制亢阳也，黄芩、栀子之属也。黄芩主诸热黄疸，肠澼下利。栀子疗目赤热痛，心胸二肠大热，心中烦闷，胃中热。

小方，治肠中热，腹中引痛，大便黄糜，补方。

黄芩 50 克，大枣 12 枚。

上二味，以水 1250 毫升，煮取 500 毫升，再服。

急方，治肠澼下痢，腹中强引痛，补方。

黄芩 50 克，大枣 12 枚，芍药 30 克。

上三味，以水 1250 毫升，煮取 500 毫升，分再服。

专方，治身热胸胁满，腹不痛，自下痢者，与黄芩汤，一名阴旦汤。

黄芩 50 克，甘草 50 克，芍药 50 克，大枣 12 枚。

上四味，以水 1500 毫升，煮取 750 毫升，温服 250 毫升，日再夜 1 服。

正加方，黄芩汤，证而有呕者，加半夏 125 克，若干呕食臭者，加生姜 37.5 克。

变加方，栀子汤，主天行一二日，头痛壮热，心中热者。

栀子 50 克，豉 250 克，黄芩 30 克，葱白切 250 克，石膏 62.5 克，葛根 62.5 克。

上六味，以水 1500 毫升，煮取 650 毫升，分 3 服如行八九里。

复方，小柴胡汤，治伤寒中风五六日，往来寒热，胸胁苦满，默默不欲饮食，心烦喜呕，或胸中烦而不呕，或渴或腹中痛，或胁下痞坚硬，或心悸，小便不利，或不渴，外有微热或咳。

柴胡 80 克，黄芩、人参、炙甘草、生姜各 30 克，半夏 125 克，大枣 20 枚。

上七味，以水 3000 毫升，煮取 1500 毫升，去滓，再煎减半，温服 250 毫升，日 3 次。

大方，疗积年久患热风方。

羚羊角屑、葛根、栀子各 100 克，豉 250 克，黄芩、干姜、芍药各 50 克，鼠尾草 30 克。

上八味，以水 1750 毫升，煮取 625 毫升，分再服。

缓方，柴胡桂枝汤，治伤寒六七日，发热微恶寒，关节烦疼，微呕，心下支结，外证未去者，又治心腹卒急痛。

柴胡 90 克，黄芩、人参各 25 克，半夏 100 克，甘草 15 克炙，桂枝、芍药、生姜各 40 克，大枣 6 枚。

上九味，以水 1750 毫升，煮取 750 毫升，温服 250 毫升。

通方，栀子豉枳实大黄汤，疗酒瘅者，心中懊恼，或热痛。又大病瘥后，劳复者，栀子豉枳实汤主之，有宿食者，加大黄主之。

栀子 10 枚，香豉 250 克，枳实半枚，大黄 15 克。

上四味，以水 1500 毫升，煮取 500 毫升，温服 175 毫升许。

②滋剂，滋可已燥，调血脉也，阿胶生地黄之属是也。阿胶主心腹内崩劳极，洒洒如疟，腰腹痛，四肢酸痛，女子下血，安胎。生地黄治折跌，绝筋伤中，逐血痹，填骨髓，长肌肉。

小方，小胶艾汤，疗吐血衄血，妇人伤胎去血，腹痛。

阿胶 30 克，炙艾叶 30 克。

上二味，以水 1250 毫升，煮取 625 毫升，分 3 服。

急方，治卒尔吐血衄血，心胸烦满喘气者。

阿胶 30 克，艾叶 30 克，干姜 30 克。

上三味，以水 1250 毫升，煮取 500 毫升，温服 250 毫升。

专方，小朱雀汤，治丈夫从高坠下，伤五脏，微者唾血，甚者吐血，及金创伤绝崩中，疗妇人产后崩中伤，下血过多，虚喘，腹中绞痛，下血不止，服之悉愈。

阿胶、干姜各 30 克，艾叶、地黄各 50 克。

上四味，以水 2000 毫升，煮取 750 毫升，去滓，入胶令烊，分 2 服，羸人 3 服。

正加方，柏叶汤，治吐血，内崩上气，面如土方。

干姜、阿胶、柏叶各 30 克，艾叶 15 克，马通汁 250 毫升。

上五味，以水 1250 毫升，煮取 250 毫升，内马通汁及胶，待胶烊尽顿服。

又方，疗妊娠二三月至八九月，胎动不安，腰痛，已有所见方。

阿胶、艾叶各 50 克，川芎、当归各 30 克，甘草 22.5 克。

上五味，以水 2000 毫升，煮取 750 毫升，分 3 服。

变加方，伏龙肝汤，主吐血衄血。

伏龙肝 125 克，干地黄、干姜、牛膝各 30 克，阿胶、甘草炙各 50 克。

上六味，以水 2500 毫升，煮五味取 750 毫升，去滓，内胶，更上火令胶烊已，分 3 服。

复方，治下血日久不止者，其人瘦弱，面无华色，身热恶寒，心中动悸，虚烦不得眠，或少腹痞满，小便不利，大便鸭溏，身浮肿，黄土汤主之。

伏龙肝 125 克，炙甘草、干地黄、白术、炮附子、阿胶、黄芩各 30 克。

上七味，以水 2500 毫升，煮伏龙肝至 2000 毫升讫，去滓，内五味药，煮取 750 毫升，复去滓，后下胶令烊，分温再服，日 2 次。

缓方，炙甘草汤，治虚劳不定，汗出而闷，脉促结，行动如常，不出百日死，危急者 20 日死。

炙草，桂枝、生姜各 50 克，生地 250 克切，大枣 30 枚，麻仁 125 克，阿胶、人参各 30 克。

上九味，以清酒 1750 毫升，水 2000 毫升，煮取 1500 毫升，每服 500 毫升，日 3 服。

大方，大胶艾汤，主男子伤绝，或高坠下，伤五脏，微者呕血，甚者吐血，及金创经内绝方。此方正主妇人产后崩中，伤下血多，虚喘欲死，腹痛血不止者，服之甚良。

阿胶、艾叶、芍药、干地黄各 50 克，干姜、当归、炙甘草、川芎各 30 克。

上八味，以水 2000 毫升，煮取 750 毫升，去滓，内胶令烊，分再服，羸人 3 服。

通方，柏皮汤，疗热病久下痢脓血，心中烦不得卧。

阿胶 30 克，栀子 20 枚，黄连、黄柏各 50 克。

上四味，以水 1500 毫升，煮取 750 毫升，分 3 服。

（3）病属实证者二例，邪气盛则实也：滑剂；泻剂，此二剂者，但列方之目次大小，不同他例，以五脏自禀不同耳。

①滑剂者，所谓滑可去着，以去脏腑积滞之气也。

肝着，旋覆花汤主之，常欲蹈其胸上，先未苦时，但欲饮热。

旋覆花 50 克，葱叶 14 茎，新绛少许。

上三味，以水 750 毫升，煮取 250 毫升，顿服。

中恶客忤垂死者，华佗疗中恶客忤短气垂死者，韭根汤主之。

韭根 50 克，乌梅 10 枚，茱萸 125 克。

上三味，以劳水 2500 毫升煮之，内病人栉于中，煮 3 沸，栉浮者生，沉者死，取得 750 毫升，分 3 服。

心下痞，诸逆，心悬痛，桂枝生姜枳实汤主之。

桂枝、生姜各 30 克，枳实 5 枚。

上三味，以水 1500 毫升，煮取 750 毫升，分 3 服。

胸痹之为病，喘息咳唾，胸背痛，寸口脉沉迟，关上小紧数，栝蒌薤白白酒汤主之。

栝蒌实 1 枚捣，薤白 125 克，白酒 1750 毫升。

上三味同煮，取 500 毫升，分温再服。

肾着之为病，其腰以下冷痛，腰重如带五千钱，肾着汤主之。

茯苓、干姜、炙甘草各 50 克。

上三味，以水 1250 毫升，煮 750 毫升，分温 3 服，腰中即温。

跌仆瘀血在内者，桃仁大黄桂心汤主之。

桃仁 60 枚打，大黄 100 克，桂心 30 克。

上三味，以水 1500 毫升，煮取 750 毫升，分 3 服，当下血。

破癖汤。

白术、炙枳实、柴胡各 50 克（《近效》有鳖甲）。

上三味，以水 1250 毫升，煮取 500 毫升，分温 3 服。

腹中痛而闭者，厚朴三物汤下之则愈。

厚朴 120 克，大黄 62.5 克，枳实 5 枚。

右三味，以水 2750 毫升，先煮枳朴二味，得 1250 毫升，次内大黄煮得 750 毫升，服 250 毫升，得利则止。

治大小便关格不通，咸池汤主之。

滑石、葵子、茯苓各 30 克。

上三味，以甘澜水 1250 毫升，煮取 250 毫升，顿服。

②泻剂，所谓泻可去盛，邪气盛者，是脏腑失调，有余之气也。以下诸方，抄自陶弘景《五脏用药法要》。

泻肝汤，疗肝气实，善怒，两胁下痛，痛引少腹，气逆则耳聋颊肿。

芍药、枳实熬各 50 克，生姜 30 克，炙甘草 30 克。

上四味，以水 1000 毫升，煮取 500 毫升，分再服。耳聋颊肿，加大黄、黄芩各 15 克，即大汤也，水则倍之，煮如上法。

泻心汤，疗心气实，心下坚痞，惊悸不定，甚则吐血衄血，口舌生疮。

黄连、黄芩各 50 克，大黄、芍药各 30 克。

上四味，以水 1000 毫升，煮取 500 毫升，分再服。口舌生疮者，加干姜、甘草各 30 克，水则倍之，服如上法，即大汤也。

泻脾汤，疗脾气实，身重善饥，肌肉萎，甚则足痿不收，行善瘛，脚下痛。

炙厚朴、干姜各 50 克，黄芩 30 克，甘草 30 克。

上四味，以水 1000 毫升，煮取 500 毫升，分 4 服。若足不收，脚痛者加大黄、枳实各 30 克，水则倍之，煮服如上法，即大汤也。

泻肺汤，疗肺气实，咳喘上气，凭胸仰息，甚则汗出憎风，口苦咽干。按末八字当作"腹满便难，口渴咽干"。

葶苈子（熬黑打如泥）、大黄各 50 克，枳实、干姜各 50 克。

上四味，以水 1000 毫升，煮取 750 毫升，分 3 服。其汗出憎风，口苦咽干者，加炙黄芩、甘草各 30 克，水则倍之，煮服如上法，即为大汤也。

泻肾汤，疗肾气实，小腹胀满，小便不利，或溺下血，甚则腰痛，不可俯仰。

茯苓、炙甘草各 50 克，黄芩、大黄各 50 克。

上四味，煮如上法。其腰痛不可俯仰者，加干姜、炒枳实各 30 克，则为大汤也。

泻心胞汤，疗心胞积热，身烦热，心中懊恨，不得眠，或少气，或呕吐，或心下窒痛者，补方也。

栀子 20 枚，香豉 250 克，炙甘草 30 克，生姜（切）30 克。

上四味，以水 1000 毫升，煮取 500 毫升，分再服。若心下坚而窒痛，加枳实，大黄各 30 克，并主赤白带下，水则倍之，煮如上法，即为大汤也。

2. 阴综

（1）病在里者二剂：收剂；重剂。

①收剂，所谓收可止耗，敛魂魄也，石膏酸枣之属。石膏主中风寒热，心下气逆，口干舌焦，不能息，大汗出。酸枣主心烦不得眠，脐上下痛，心转久曳，虚汗烦渴。

小方，治发热而渴者，补方。

石膏 125 克，知母 50 克。

上二味，以水煮取 500 毫升，分再服。

急方，补。

石膏 125 克（打），知母 50 克，甘草 50 克。

上三味，以水 1500 毫升，煮取 500 毫升，分再服。

专方，白虎汤，治一身大热，烦渴，大汗出，每饮水数升，脉洪大者。

石膏打 250 克，知母 100 克，炙甘草 50 克，粳米 12.5 克。

以水 3000 毫升，煮米熟讫，去米，次内诸药，煮取 500 毫升，分作 3 服。

正加方，太阳中热暍者，其人汗出恶寒而渴，上方加人参 50 克，名白虎加人参汤，煮如上法。

变加方，知母鳖甲汤，疗温疟壮热，不能食。

石膏（打）62.5 克，竹叶 250 克，知母、炙鳖甲、地骨皮各 50 克，常山 30 克。

上六味，以水 1750 毫升，煮取 750 毫升，分 3 服。

复方，竹叶石膏汤，治虚羸少气，烦热不息，口干渴，或干呕。

石膏（打）250 克，竹叶 50 克，半夏 125 克，人参 30 克，甘草 30 克，麦门冬 250 克，粳米 125 克。

上七味，以水 2500 毫升，煮取 750 毫升，温服 250 毫升，日三夜一。

大方，治虚劳汗出不得眠方。

石膏（煅）62.5 克，酸枣仁（打）750 克，知母、桂枝、生姜、甘草各 30 克，茯苓、人参各 15 克。

上八味，以水 2250 毫升，煮取 750 毫升，温服 250 毫升，日 3 服。

通方，常山汤，救疗一切疟。经云：夏伤暑，秋病痎疟，故列入此。

石膏（打）12.5克，竹叶15克，糯米100粒，常山50克。

以水2000毫升，明旦欲服，今晚纳铜器中，置星月下高净处，横一刀子于其上，向明取药，于病人房门前，缓火煮取750毫升，分3服。日出一，临发一，若即定，不需后服。取药滓、石膏置心上，余50克置左右手足心，甚效。

②重剂，所谓重可止怯，宁神志也，牡蛎龙骨之属是也。牡蛎疗虚热去来不定，烦满汗出，心痛气结，止渴去老血，疗先天或药物伤损，惊狂烦躁，幻觉不眠。龙骨疗小儿大人惊狂癫痫狂走，治烦惊失精，止衰脱。

小方，治烦热汗出，腹动悸，补方也。

煅牡蛎、煅龙骨各50克。

上二味，以水750毫升，煮取500毫升，再服。

急方：治凡吐下后，腹中气上冲，烦热不安，不胜动转方。

煅牡蛎、煅龙骨各50克，桂枝15克。

上三味，以水1250毫升，煮取600毫升，温分3服。

正方，紫宫汤，疗火逆，下之或因烧针烦躁者，治营虚自汗出，心腹动悸不安者。

煅牡蛎、煅龙骨、炙甘草各50克，桂枝15克。

上四味，以水1250毫升，煮取600毫升，温服200毫升，日3服。

正加方，治身烦热汗出口渴，心腹动悸，脉促结方，即与正方内加生地黄50克，水、服法如上方。

变加方，病寒热汗出，口舌干燥，脉有结止者，此素有瘀血在内也，化为风热，其气上冲，胸中气瀄，时或心中急痛，常自头目眩晕，善忘善怒，久发暴厥，名曰中风，则卒然而仆，生死转侧候也，此汤主之。

煅牡蛎、煅龙骨、炙甘草各50克，生地50克，射干50克，芎䓖 30 克。

上六味，以水 1750 毫升，煮取 500 毫升，分再服。

复方，伤寒脉浮，医以火迫劫之，汗必亡阳，惊狂，起卧不安，桂枝去芍药加龙牡蜀漆救逆汤主之，并治癫痫效。

桂枝 50 克，炙甘草 50 克，生姜 50 克，蜀漆（洗去腥）50克，大枣 12 枚，牡蛎熬 75 克，龙骨 62.5 克。

上七味，以水 2000 毫升，先煮蜀漆减 500 毫升，次内诸药煮取 750 毫升，去滓，温服 250 毫升。

大方，深师龙骨汤，疗宿惊失志，忽忽喜忘，悲伤不乐，阳气不起方。

龙骨、茯苓、桂心、远志各 30 克，麦门冬 30 克，煅牡蛎、炙甘草各 50 克，生姜 60 克。

上八味，以水 1750 毫升，煮取 500 毫升，分 2 服。

缓方，伤寒八九日，下之，胸满烦惊，反复转侧，起卧不安，谵语，小便不利，柴胡加龙骨牡蛎汤主之（据经验，治疯狂效）。

柴胡 62.5 克，黄芩、生姜、龙骨、牡蛎熬各 25 克，半夏125 克，大枣 12 枚，大黄 30 克，茯苓 50 克。

上九味，以水 3000 毫升，煮取 1500 毫升，温服 500 毫升，日 3 服令尽。

通方，治胸腹动悸，若有所著，头目眩晕，行动不自持方，补方也。

煅牡蛎、龙骨各 50 克，射干、川芎各 50 克。

上四味，以水 1250 毫升，煮 500 毫升，分再服。

（2）病属寒者二剂：温剂；渗剂。

①温剂者，所谓温可扶阳，以却阴翳之气也，桂心吴萸之属是也。桂利肝肾气，主寒热，诸冷疾，通十二经，宣百药，已冲逆，止汗出。吴茱萸去冷痰，腹内疬痛，诸冷，食不消，中恶，

心腹痛，逆气，利五脏。

小方，治汗出过多后，其人心中悸，叉手自冒心，欲按者。

桂枝 60 克，甘草 30 克。

上二味，以水 1500 毫升，煮取 500 毫升，顿服。

急方，治心中悸而痞，欲呕者，补方也。

桂枝 60 克，炙甘草、生姜各 50 克。

上三味，以水 500 毫升，煮取 250 毫升，顿服之。

专方，阳旦汤也，仲景名桂枝去芍药汤，治太阳病下后，脉促，胸满者。深师疗中风，汗出，干呕。补曰：阳虚之人，外则营卫不谐，自汗出，每怯风寒，内则胃气衰冷，不胜凉硬饮食方。

桂枝 50 克，炙甘草 30 克，生姜 30 克，大枣 12 枚。

上四味，以水 1500 毫升，煮至 750 毫升，去滓，每服 250 毫升，日 3 服。

正加方，若发热，脉浮缓，自汗出，鼻鸣，干呕，恶风者，名曰中风，上方加芍药 50 克，为桂枝汤主之。

变加方，小建中汤，治虚劳里急，悸衄，腹中痛，梦失精，四肢酸痛，手足烦热，咽干燥。

桂枝 50 克，炙甘草 50 克，芍药 100 克，生姜 50 克，大枣 12 枚，胶饴 250 克。

上六味，以水 1750 毫升，煮取 500 毫升，去滓，内饴，更上火消解，温服 250 毫升，日 3 服。

复方，吴茱萸汤，治胸中积冷，心嘈烦，满汪洋，不下饮食，心胸膺背痛。

吴茱萸 50 克，半夏 62.5 克，人参、桂心各 50 克，甘草 15 克，生姜 75 克，大枣 20 枚。

上七味，以水 2000 毫升，煮取 750 毫升，去滓，分 3 服，日 3 次。

大方，大建中汤，治虚劳寒癖，饮在胁下，决决然有声，饮已如从一边下，决决然也，有头足冲皮起，引两乳内痛，里急善梦，失精，气短，目恍恍惚惚。

蜀椒50克，半夏250克，生姜250克，炙甘草30克，人参50克，桂心、芍药各50克，饴糖250克。

上八味，以水2500毫升，煮取750毫升，去滓，内饴令烊，服175毫升。

缓方，姜椒汤，治胸中聚痰饮，饮食减少，胃气不足，咳逆呕吐方。

姜汁175毫升，蜀椒22.5克，桂心、附子、甘草各15克，橘皮、桔梗、茯苓各30克，半夏50克。

上九味，以水2250毫升，煮取625毫升，去滓，内姜汁，重煎，取500毫升，分3服。

通方，四逆汤，治呕吐清冷，下利完谷，脉微细，四肢厥冷方。

干姜50克，附子1枚，炙甘草30克，人参30克。

上四味，以水750毫升，煮至300毫升，再服。

②渗剂，所谓渗可祛湿，以兴意志也，茯苓术之属是也。茯苓利小便，止心悸，消渴，好睡，大腹淋沥，膈中痰水，水肿淋结，伐肾邪。术主风寒湿痹，消痰水，逐皮间风水，结肿，除心下急满。

小方，主口渴小便不利，补方也。

茯苓60克，甘草30克。

上二味，以水750毫升，煮取250毫升，顿服。

急方，主口渴，小便不利，心下动悸，振振然不自持，补方。

茯苓60克，甘草30克，桂枝30克。

上三味，以水1000毫升，煮取250毫升，顿服。

专方，小真武汤，治小便不利，留饮伏饮，发则心胁胀满，气上冲胸，起则头眩，悉主之方。

茯苓 60 克，桂枝 50 克，炙甘草、白术各 30 克。

上四味，以水 1500 毫升，煮取 750 毫升，分 3 服。

正加方，五苓散，伤寒或内伤，脉浮，小便不利，微热消渴者，此方主之。

茯苓、猪苓、白术各 30 克，泽泻 25 克，桂枝 7.5 克。

上五味，共为散，每服 5 克，日 3 次，白饮下，多饮暖水，取汗。

变加方，桂枝加茯苓术汤，《伤寒论》云：服桂枝汤，或下之，仍头项强痛，翕翕发热，无汗，心下满，微痛，小便不利者，桂加茯苓术汤主之。

桂枝 50 克，炙甘草 30 克，生姜 30 克，大枣 12 枚，茯苓、白术各 50 克。

上六味，以水 1750 毫升，煮取 1250 毫升，温分 3 服。

复方，茯苓泽泻汤，治消渴脉绝，胃反吐食，渴欲饮水者。

茯苓 125 克，泽泻 62.5 克，炙甘草 15 克，桂枝 30 克，白术 50 克，生姜 62.5 克，小麦 750 克。

上七味，以水 2500 毫升，先煮小麦，取 1250 毫升，去滓后，内诸药，再煮取 500 毫升，温服 200 毫升，日 3 服。

大方，大真武汤，《伤寒论》云：少阴病二三日不已，至四五日，腹痛，小便不利，四肢沉重疼痛且下利者，此为有水气，其人或咳或小便利或呕主此汤。

茯苓 50 克，芍药、生姜各 50 克，白术 30 克，附子 2 枚炮，细辛、五味子各 15 克，甘草 50 克炙。

上八味，以水 2000 毫升，煮取 1500 毫升，去滓，温服 175 毫升，日 3 服。

缓方：白术茯苓汤，主胸中结痰，饮癖在脐下，弦满呕逆不得食，亦主风水。

白术 75 克，茯苓 50 克，橘皮、当归、炮附子各 30 克，生姜、半夏、桂心、人参各 62.5 克。

上九味，以水 2500 毫升，煮取 750 毫升，分 3 服。

通方，甘草附子汤，治风湿，骨节疼烦，掣痛，不得曲伸，近之则痛剧，汗出短气，小便不利，恶风，不欲去衣，或身微肿，或一身流肿者。

桂枝 62.5 克，炙甘草，白术各 30 克，附子 1 枚（炮）。

上四味，以水 1500 毫升，煮取 750 毫升，去滓，温服 250 毫升，日 3 服。初服得微汗则解，能食，汗出复烦者，服 125 毫升。

（3）病属于虚者二剂：补剂；涩剂。

①补剂，补可已弱，弱虚也。经云：精气夺则虚。此等诸方，因五脏所官不同，故只列大小，不列他等类名也。

补肝汤，治肝气不足，胁下满，筋急，不得叹息，四肢厥冷，疝瘕上抢心，心腹中痛，两目不明方。

桂心 50 克，细辛 30 克，小麦 125 克，炙甘草 30 克，炮乌头 4 枚，防风、蕤仁、茯苓各 30 克，大枣 24 枚，皂矾 15 克。

上十味，以水 2500 毫升，煮取 1250 毫升，分 3 服。前五味共为小汤，疗肝气不足，两胁下痛，痛连少腹，善恐，目恍恍无所见，耳有所闻，心澹澹然，如人将捕之，水法则半数可也。

补心汤，治心气不足，多汗，心烦，独语多梦，不自觉，咽喉痛，时吐血，舌本强，水浆不通。

麦门冬 50 克，人参、茯苓、桂心、甘草炙、紫菀各 30 克，秫米 150 克，大枣 3 枚，紫石英 12.5 克。

上九味，以水 2500 毫升，煮取 600 毫升，弱人 3 取，强人再服。小汤佚。

补脾汤，治脾气不足，不欲食，食留腹中，或上或下，烦闷欲吐，吐已即胀满不消，噫气腥臭，发热，四肢肿而苦下身重，不能自胜方。

大枣 100 枚，麻子仁 75 克，干姜、炙甘草、白术各 30 克，桑白皮、黄连、禹粮石各 30 克。

上八味，以水 2500 毫升，煮取 1250 毫升，去滓，得 725 毫升，日 1 服，3 日令尽。前五味即小汤，治脾病善饥，腹满肠鸣，飧泻，食不化，水则减半可也。

补肺汤，治肺气不足，逆满上气，咽喉闷塞短气，寒从背起，口如含霜雪，语言失声，甚者吐血方。

五味子 50 克，麦门冬 250 克，粳米 75 克，桑根白皮 250 克，干姜 30 克，款冬花 15 克，桂心 30 克，大枣 24 枚，钟乳石 50 克。

上九味，以水 2500 毫升，先煮大枣，桑皮，粳米 5 沸后，内诸药，取 750 毫升，分 3 服。前五味即小汤，水则用大汤之半可也，治少气不足息者。

补肾汤，治肾气不足，心中悒悒而乱，目视恍恍，心悬少气，阳气不足，耳聋，目前如星火，消渴，痎痔，一身悉痒，骨中痛，少腹拘急，乏气，咽干，唾如胶，颜色黑方。

玄参 30 克，牡丹皮 50 克，大豆 50 克，五味子 30 克，炙甘草 30 克，附子（炮）1 枚，防风、桂枝、生姜、磁石各 30 克。

上十味，以水 3000 毫升，铜器内扬 200 遍，内药煮取 1500 毫升，去滓，更重煎得 700 毫升，分 3 服。

五补汤，主五脏虚竭，短气，咳逆，伤损，郁郁不足，下气，通精液。

麦门冬、小麦、粳米、地骨皮、薤白、人参、五味子、桂心、炙甘草各 30 克，生姜切 125 克。

上十味，以水 3000 毫升，煮取 750 毫升，分 3 服，口干，先煮竹叶 15 克，减 250 毫升，内药中。

②涩剂，所谓涩可止脱，以葆精气也，石脂、龙骨之属是也。诸脱之救以生死旦夕，故皆急方也。

血脱，血脱者色白，夭然不泽，其人或从金疮，或从跌损，或从内衄出血不止，妇人产后崩中，起死人方。

羊肉 250 克，当归、干姜各 75 克。

上三味，以水 2000 毫升，煮取 750 毫升讫，别捣生地黄 500 克，取其汁，将上汤共煮至 1000 毫升，温服 250 毫升，1 日夜尽之，神良。

脉脱，脉脱者，其脉空虚，通脉四逆汤主之。

炙甘草 30 克，附子大者 1 枚，干姜 60 克。

上三味，以水 750 毫升，煮取 300 毫升，分再服。脉不出者，加人参 30 克。

洞下完谷，入而即出，或下利便脓血不止者，桃花汤主之。

赤石脂 250 克，干姜 50 克，粳米 250 克。

上三味，以水 1750 毫升，同煮，待米熟去滓，更纳石脂末方寸匕，温服 175 毫升，日 3 服。

津脱，津脱者，腠开，汗大泻。

麻黄根、黄芪各 30 克，小麦 250 克。

上三味，以水 1500 毫升，煮取 500 毫升，分再服。

精脱，精脱者，耳聋，韭子汤主之。

韭子 250 克，煅龙骨 50 克，赤石脂 50 克。

上三味，以水 750 毫升，煮取 375 毫升，分 3 服。

气脱，气脱者，目不明，补方。

人参、桂心各 30 克，栗仁 3 枚。

上三味，以水 1250 毫升，煮取 500 毫升，每服 250 毫升。

液脱，液脱者，骨属屈伸不利，脑髓消，皮肤枯，补方。

石蜜、阿胶、附子各 50 克。

上三味，以水 1250 毫升，煮取 750 毫升，去滓，内胶烊已，再服。

魂脱，目不瞑，识如醉，补方。

萸肉 50 克，苦酒 500 毫升，细辛 30 克。

用苦酒煮二味，得 250 毫升，顿服，频作之。

魂脱，息如奔，形如狂，补方。

桂心 50 克，细辛 30 克，鸡子白 3 枚

以上 750 毫升，煮桂细辛得 250 毫升，待稍冷，内入鸡子白，搅令相得，顿服。

神脱，语无伦，形无觉。

人参 50 克，炙甘草、五味子各 30 克（甘草，一作饴糖三合）。

上三味，以水 750 毫升，煮取 250 毫升，顿服。

跋

按《神农本草经》云："本经志药三百六十五种，以合周天届年之数，类分三品，各百二十，上品是养生延年药，中品是遏病补羸药，下品是辟邪破积药。"此云者，殆单指药性而言。陶隐居《用药法要》云："昔伊尹依《神农本草经》撰《汤液经》三十卷，方分三部，上部是服食颐养方，中部是祛疾疗病方，下部是外创痈疽等方。每部凡百二十首，共合三百六十首，亦应周天之数也。"《道经》云："人法地，地法天，天法道，道法自然。"夫日月相推，寒暑往还，四时行，万品章，天人之际，其为数也，抑何微哉！汤液经法，久称湮亡，而《素问》、《灵枢》在，是其规矩、准绳未失也。《玉函》、《千金》、《肘后》、《外台》在，而其迹象、声容仍存也。藉藏内府，非求草野，坏失而范在，兔脱而蹄留，乃亡而未亡也。余酷嗜此道，尝技四十余年，依大易之数，筹算综归，得方一百二十，用药亦一百二十，剡《汤液经》三之一欤，稿凡八修，功耗二稔，引据必系璧文，补

亡何妨冬官？若谓可泥一隙，若谓可覆一瓿。耳顺之岁，风过簌
息，久修净业，人我已忘，则何尤焉。是谓之跋。

二、张师《汤液经法十二神方》

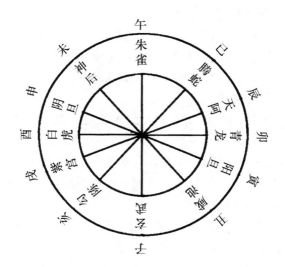

（一）四正方

东方卯　其气散。其宿角亢氏房心尾箕。合 75 度。应于春。
其神勾芒。其兽青龙。

小青龙汤治一身尽疼痛，无汗而喘。

麻黄 50 克，桂枝 30 克，杏仁 70 枚，甘草 30 克。

大青龙汤治伤寒发汗已。表不解，心下有水气，其人干呕发
热而咳。或渴，或利，或噎，或小便利，少腹满而喘头痛者。

麻黄 50 克，桂枝 50 克，五味子 62.5 克，干姜 50 克，半夏
62.5 克，细辛 30 克，甘草 30 克，芍药 15 克。

西方酉　其气收。其宿奎娄胃昴毕嘴参。合 80 度。应于秋。其神蓐收。其兽白虎。

小白虎汤治伤寒发热汗自出，口渴。口舌干燥欲饮水者。

石膏 250 克，知母 30 克，甘草 30 克，粳米 150 克。

大白虎汤治伤寒表解后。虚弱少气自汗出，气逆欲吐，凡病虚弱自汗。少气而咳，口舌干渴者。

石膏 250 克，麦门冬 250 克，甘草 30 克，粳米 125 克，竹叶 15 克，半夏 125 克，人参 30 克，生姜 30 克。

北方子　其气渗。其宿斗牛女虚危室壁。合 98 度。应于冬。其神玄冥。其兽玄武。

小玄武汤治短气小便不利，此积饮也。其人腹动悸，目眩身重。

茯苓 62.5 克，桂心 50 克，白术 50 克，甘草 30 克。

大玄武汤病者脉微身倦，腹痛，小便不利，四肢重痛疼。自下利者。此为有水气。

茯苓 62.5 克，桂心 50 克，白术 30 克，附子 1 枚炮，干姜 30 克，芍药 30 克，甘草 30 克，大枣 12 枚。

南方午　其气滋。其宿井鬼柳星张翼轸。凡 120 度。应于夏。其神祝融。其兽朱雀。

小朱鸟汤治精血虚少，脉微细，其人烦热不得卧，或吐血下血者。

黄连 30 克，黄芩 15 克，栀子 20 枚，阿胶 5 克。

大朱鸟汤治吐衄下血，烦热不安，或腹中痛方。

伏龙肝 125 克，黄芩 15 克，阿胶 5 克，芍药 30 克，栀子 12 枚，干姜 30 克，生地 30 克，甘草 30 克。

右东北西南四正方。

（二）八维方

东北寅　其气温。日出之方也。男生于寅。故曰生门。寅动也。

小阳旦汤治阳虚者能热不能寒。虚寒心痛。

桂心 30 克，生姜 30 克，大枣 12 枚，饴 125 克。

大阳旦汤虚劳里急，诸不足。气力乏少，腹中冷痛，自汗而烦。

桂心 30 克，大枣 12 枚，生姜 50 克，芍药 50 克，黄芪 50 克，人参 50 克，甘草 50 克，饴 250 克。

西南申　其气清。月之所出。女子生于申。阴气始启。魄户也。申呻也。

小阴旦汤治阴虚者。能冬不能夏，发热而利，腹中疼，肠中热则便黄糜。

黄芩 50 克，苦酒、甘草各 30 克，大枣 12 枚。

大阴旦汤治积热在内。胸满腹痛，时寒热如疟，作呕不欲食方。

黄芩 50 克，芍药、甘草各 30 克，大枣 12 枚，柴胡 50 克，半夏 125 克，生姜 30 克，苦酒 125 克。

东南辰　其气宣。帝之阙也。以朝百神。天之门也。辰振也。一名天阿。

小天阿汤治心下坚，胸中满，咽中帖如有炙脔，吐之不出，咽之不下。

生姜 75 克，粳米 250 克，厚朴 50 克，茯苓 30 克。

大天阿汤治前证素或小便不利，舌上苔白如粉露，咽中干涩而喜呕，胸胁坚满，背上楚楚者方。

生姜 75 克，半夏 125 克，厚朴 50 克，茯苓 30 克，橘皮 30 克，苏叶 30 克，枳实 30 克，甘草 30 克。

西北戌　其气重。地之户也。阳气下潜。光明隐。夜已深。戌息也。

小紫宫汤治心中动悸，惊悸不安，精神恍惚方。

桂枝 50 克，甘草 30 克，龙骨烧 30 克，牡蛎 30 克。

大紫宫汤疗宿惊失志。忽忽喜忘。悲伤不乐。阳气不起方。

茯苓、桂心各 15 克，麦门冬 30 克，牡蛎烧、甘草炙各 50 克，半夏 15 克，生姜 60 克，龙骨 30 克。

南东巳　其气泄。阳气已极。阴精下降。大雨时行。巳已也。

小腾蛇汤治身热汗出，气盛腹满大便不利者。

大黄 60 克，厚朴 125 克，枳实 5 枚，芒硝 75 克。

大腾蛇汤发热 10 日，脉浮而数，不大便，饮食如故。

厚朴 125 克，甘草 50 克，大黄 50 克，大枣 12 枚，枳实 5 枚，桂枝 30 克，生姜 75 克，芒硝 75 克。

北东丑　其气滑。阴极转阳之位也。为帝之池厕也。转水饮。除积秽。丑纽也。

小咸池汤治小便不利，渴而胃反者。

生姜 50 克，茯苓 125 克，桂枝 30 克，甘草 30 克。

大咸池汤治水气渍入胃，头眩运，冒冒然，心中悸，时呕吐，或头面一身浮肿，此名气水。

茯苓 125 克，桂心 30 克，生姜 50 克，甘草炙 30 克，泽泻 62.5 克，白术 30 克，猪苓 30 克，小麦 250 克。

南西未　其气涩。固水谷之气也。未味也。五谷成熟之时也。

小神后汤治下利完谷者。

赤石脂 125 克，干姜 30 克，白术 30 克，粳米 125 克。

大神后汤治完谷不化，腹满消瘦，四肢冷者方。

赤石脂 125 克，干姜 50 克，白术 30 克，粳米 125 克，禹粮石 50 克，附子炮 1 枚，人参 30 克，大枣 12 枚。

北西亥　其气补。勾陈帝后之宫室也。亥阁也。深闭密藏地也。

小勾陈汤治吐利虚痞，喜唾方。

人参、干姜、炙甘草各 50 克，大枣 30 枚。

大勾陈汤治下利呕吐，心下痞满，腹中雷鸣痛方。

人参、炙甘草、生姜各 50 克，半夏半升，黄连、黄芩各 30 克，大枣 12 枚，干姜 30 克。

上十二小汤为正局。十二大汤为变局。正局者邪气多实，变局者邪气多虚。共为廿四方，用药 42 味。

又药对者十二。麻黄对石膏，桂枝对黄芩，黄连对附子，知母对茯苓，术对大枣，人参对枳实，生姜对半夏，竹叶对细辛。

上《汤液经法十二神方》。

附：张师《论伤寒论》

是书为仲景撰用《汤液》等书而作，理事兼备，体用并举。为医者不谙此书，则终身无由矣。观乎近年出土文物，《五十二病方》与《内经》十三方，皆组剂简陋，仅为医方之基础尔。及乎沙流、武威文物医简，载方法度已扩，然与《伤寒论》相比，亦瓦砾与金丹也。《伤寒论》方，精湛有序，深奥入微，变如盘珠，准如绳墨，斯真圣人之作也。万世之下，少能驾其上者，鸾凤之仪，美无与待。

三、张师《五神方》

1. 东方木帝，其神勾芒，其主蚕，其方通治诸痉病：
天麻、防风、天虫各等分，共为细末，每以黄酒送 10 克。

主治：破伤风，产后风，小儿脐风，痉咳，顿嗽，喘，腰臀疼痛，闪腰，癫痫，脑痉挛。

2. 南方火帝，其神祝融，其主扑灯蛾（䗪虫之雄也），其方通治诸瘀病：

大黄、干漆各 30 克、䗪虫 10 个，以酒煮半日，捣为丸，如桐子大，每服 3 丸。

主治：诸血伤骨、内痛，产后瘀血诸症，中风后遗症，一切诸痨、内有干血，经痛，经闭，产后不见月经。

3. 中央黄帝，其神黄龙，其主土龙，其方通治诸痹：

苍术、地龙（土炒）、川乌各等分，共为细末，蜜丸如弹子，每服 2 丸，黄酒送下。

主治：臂痛，腿痛，关节痛等。

4. 西方金帝，其神蓐收，其主蜂，其方通治诸瘰（结核）内痛：

浮黄蜡 30 克、明矾 30 克（研）、雄黄 10 克（研），将蜡熔化，入矾、雄黄拌匀为丸，绿豆大，每服 60～70 丸，开水送下，若服后呕者，嚼食大葱 1 棵即不呕。日 3 服。3 日后，日 1 服。朱砂为衣更效，外科圣药哉。又作陀僧丸，即上方加陀僧。作膏外敷，可治肝炎。

5. 北方水帝，其神玄冥，其主蛙，其方治一切水：

蟾蜍 1 只，砂仁 15 克，将砂仁塞入蛙腹，泥裹共焙。去泥，加五苓散 30 克，共为细末。黄酒送服。

四、张师《江湖秘传二十八宿药》

道士老金为说江湖流医秘传 28 宿药，甚是有所谓，故整订之，志之如下：

东方 7 宿为青龙，皆能发汗，麻黄为主。

角木蛟：麻黄

亢金龙：葛根

氐土貉：防风

房日兔：桂

心月狐：细辛

尾火虎：柽柳

箕水豹：浮萍

北方 7 宿为玄武，皆可利痰水，术为主。

斗木獬：术

牛金牛：车前子

女土蝠：半夏

虚日鼠：茯苓

危月燕：防己

室火猪：猪苓

壁水貐：泽泻

西方 7 宿为白虎，皆能清降，石膏为主。

奎木狼：石膏

娄金狗：栝蒌

胃土雉：代赭石

昴日鸡：青葙子

毕月乌：知母

觜火猴：硫磺

参水猿：滑石

南方 7 宿为朱鸟，皆能泻下，葶苈子为主。

井木犴：葶苈子

鬼金羊：大黄

柳土獐：商陆

星日马：决明子

张月鹿：败酱

翼火蛇：菟丝苗

轸水蚓：灯草

五、张师《急病方》

序曰：夫人寿百岁，终身不罹疾病者鲜矣。然病有缓急之分，疗存久暂之别。缓者委顿床枕，迁延时日，或遇明医，安详处治，则其瘳也易。若夫急者，顿刻暴变，纵有医者趋救，或地僻乡穷，方药难致，或医少阅历，对之扼腕措手，则瞬息沦于冥途矣。故古来贤哲，若张机、葛洪、陶隐居、孙真人辈，皆遗存急要之籍，其为心也溥矣。迩来德风渐泯，医者售技以食，寡于学术，巫妄欺人，惟利是务，虽院所林立而夭枉仍多，徒任诸天命尔。静思斯事，甚怆肺腑，复应亲教弟子隆普、隆晞之请，授解之余，更拣古索今，集成此册。方必实效，药皆平常，证条清详，同异攸分，以贻门人，惠我胞民也。沾沾堂主人张唯静识。

1. 急黄（急性胆囊炎，胆结石）

发则右上腹部疼痛，或腹胀或串痛，剧者攻右肩及背，或恶心、呕吐、发热，胆囊区压痛、肌挛急。

硝石 10 克，金钱草 15 克，栀子 24 枚，桔梗、枳壳各 10 克，郁金 15 克，水煎服。

2. 蛔咬心痛（胆道蛔虫）

心下卒然痛，或呕吐胆汁，阵痛后则爽然若常人，然久则复作，如是反复。

葱白 100 克，臼中捣如泥，以麻油调和如糊状，吞服之。

3. 胃痛、小肠痛（胃与十二肠穿孔）

腹痛颇剧，病人不敢改变体位，初痛在上腹，渐波及全腹，腹拘急，如板状，肠鸣音消失。

急与大陷胸汤（见《伤寒论》），1时后，复灌以白及末15克。

4. 肠痈（急性阑尾炎）

初则上腹或脐周阵痛，渐剧，数小时乃至1天后移至右下腹呈持续性疼痛，于髂前上棘与脐连线中、外三分之一点交界处，以手按而反跳痛云云。

以面粉碗许，水和搓如条状，圈绕痛处一圈。次用大蒜2头，打如泥，纳至圈内。约半时许，圈内皮肤发红，即去蒜。用芒硝60克、大黄60克，共为末，以醋和如泥状，摊于圈内，不断加醋、白酒调之。少时，痛止气泄而愈矣。

5. 关格、肠结（肠梗阻、嵌顿疝、肠粘连、肠套叠）

6. 肠梗阻。腹中胀急而痛，肠鸣音低或消失，呕吐气闭。

干马粪一枚，烧灰，黄酒送下，登时气通而消。

又方：盐两大匙，熬令黄，童便500毫升，和合温服，少顷吐下即愈。盖物之理，上窍闭则下不通，若上启则下利矣。勿论何种卒暴邪塞，胃肠急证，关格不通，此为救命要方，慎勿浅视，识者珍之。

7. 嵌顿疝。病者素患疝，忽而下嵌不能收回，阻塞不通。

七星蜘蛛14枚熬焦，小茴香15克，共为细末，每服3克，温水送下，日3服。

8. 肠粘连。腹疼痛，呕吐不能饮食，腹中气冲皮起，如有头足上下，痛不可触。

大建中汤神验。（方见《伤寒杂病论》）

9. 肠套叠。腹中痛迫，或血便，或肠气上逆，出响亮之哽声，用肠梗阻方。

10. 左胁下痛（急性胰腺炎）

左上腹痛，逆攻腰背，剧者如刀割，时发休克。

川楝子、元胡、枳实各 10 克，水煎服。

11. 真心痛（心绞痛）

左上胸当虚里处痛如刀割针刺，放射左肩胛，胸腔憋闷，剧者唇舌青绀色。

真枪药 10 克，烧酒送下，立瘥。

12. 腹胀痛（急性腹膜炎）

腹痛、胀，拒按或坚硬如板状，或发热。

桔实、桔梗、醋、白芍、莱菔子（打）、生姜各 10 克，水煎服。

13. 脐风、产后风、金创痉（破伤风）

发则神志不清，牙关紧闭，苦笑面容，阵阵抽搐，角弓反张，甚则窒息而死。

荆芥穗、防风、丹皮、陈皮、甘草各 10 克，蜈蚣 1 条（焙、冲服），水煎，顿服必愈。若热毒甚者，加连翘 15 克。

又方：羊矢 7 枚、杏仁 7 枚，俱炒焦黄，共为细末，热黄酒送下，极效。

14. 中暍（中暑）

头昏痛，忽而晕仆。急移病者至凉爽之地，取大蒜数瓣，道中土一撮，合捣如泥，温水搅匀，澄其清汁灌之，无不活者。切记，勿令饮冷水，否则热气内遏，必致不救。

又方：用一半开水一半好醋搅匀，服下。谓"醒心汤"。往年村场小店使此法以救人，近日道德已微，无人识此事也。

附方

1. 吐血者，带皮大蒜，随病者年龄，1 岁 1 瓣，加白糖等量，放入锅内，水煮。沸后，即用纸卷做喇叭筒状，大口一端对锅，小口一端对病者嘴，随将蒜气吸入，候蒜熟去皮，连汤和蒜吃完即愈。

2. 冬日外出，受暴寒，冷冻僵仆，灌以冷白酒半杯，即急移病者于温暖处，即活。万不可近烈火烘烤，否则四肢皮肉烂脱，切记。

3. 饮酒大醉者，以盐卤 1 小盅和水灌之即醒。如嫌味苦，加白糖少许亦可。

4. 服卤觅死者，灌服烧酒 1 杯立解。此乃酒活血而卤凝血故。

5. 服砒霜觅死者，以无名异 10 克，研末，温水灌服即活。

6. 服硫黄过度者，吃豆腐立解。

7. 凡百饮食触及不相宜者，如食淀粉胃痛，吃麦芽即解；如吃鸡子心胃痛，食生蒜立解；如吃杏仁中毒，煮杏核皮水，饮之即解，此皆物理相制之妙，如是之属，平日细心体识可也。

8. 凡食某物过多，则难化而内痛，觅原食物烧灰服之则解。

9. 误吞金属物，如钮扣、铁钉、戒指、针等，觅韭菜 100 克，整叶煮熟，顿吞食之，翌日便时即将异物包裹而出。

10. 被蜂、蝎螫，以硇砂末，水敷之，痛肿立止旋消。

11. 被毒蛇咬，以雄黄、五灵脂各 3 克，共为细末，水调抹上即愈。如出血不止，撒干药即可。

12. 煤气中毒，昏不知人欲死，以白萝卜打取汁，灌之即活。

13. 火眼暴发肿痛、耳内痛如刀锥、牙痛及偏正头风，细辛、石膏（打）、大黄、芎藭各 10 克，用水 2 杯，煎取 1 杯，随漱随服，即时见效，随睡片时即愈。连进两剂佳。

14. 外伤，止血止痛

金创散：生石灰 60 克，末之，拌入皂矾 15 克，置入 1 瓦瓶内，放潮地上数日，看瓶内石灰变红色，即转放无风处干地，待干讫，药即成，乃密封之，遇有伤者，血流不止，撒上立止。

15. 骨折，接骨散

土蚖微炒 30 克，自然铜煅红醋淬 7 次，甜瓜子仁 30 克，马前子炒焦，刮去皮，乳香、没药各 15 克，麻黄 15 克，共末，每服 3 克，温黄酒送服，少许，浑身骨节作响即效，不论伤在何部俱可。

16. 烧、烫伤

寒水石、大黄、赤石脂、牡蛎、地榆各 30 克，冰片 10 克，共末，麻油调抹。有泡刺破，再抹药。日久化脓，可撒干粉。无不止痛敛毒。

跋曰：1985 年初春，请师授述急病验术。师再日讲毕，复整理之，集腋一册，曰《急病方》，诚救卒之要妙，七尺之躯，不可不备者。弟子周连淼、赵俊欣九拜之，谨述缘起，以志上唯下静恩师悯念苍生悲情之至焉。1985 年，释迦牟尼佛陀成道日。

第三节　其　他

一、王师《伤寒论便读》

序

著书难，读书更难。著书难，难在立言足法万世。读书难，难在万世之下，印心先贤。是两者岂易谈哉。《伤寒》一书，医家之圣典也，其言足法万世。而后来读者，未能通晓真意，以蠡测海，妄生曲解，注阐徒多，路歧羊亡，信书乎不如无书矣。《伤寒》之治，自《活人》、《明理》启端已来，绪焰百家，得失参半，唯日本丹波医官，主张醇正，条理明畅，父子麟凤，《辑》、《述》二编，独步九州。继而风起者蔚然成薮。山田正珍之精简，汤本求真之核当，皆当代巨擘，声驰全球，视近日阴阳医派者流，蹈空浮夸，其价值不啻霄壤比也。王君春堂，研究《伤寒》，尊尚实践，读书行道已 30 年，箕裘之业也数世，遐迩知名，与吾为畏友，每惜读《伤寒》之艰，乃于诊余暇光，撰成一帙，曰《伤寒论便读》。其中多以丹波元坚《述义》为主干，旁证则浅田、渡边诸氏为支辅，酌情尽理，珠璧边辉。读之如清飙破雾，天日洞开，秦境鉴容，五内毕透，如临康庄，步步坦途，如获神算，黍铢无遗，诚佳作也。夫蛙行小儿，乘轮车可驰千里之外，驼背衰叟，得引杖能登泰岱之巅，岂有他哉，得便之故也。春堂此著，为轮车乎，为引杖乎，吾读之竟日有斯感焉。为《便读》序如此。

公元 1979 年仲春邑人张唯静序

编辑说明

《伤寒论》一书，汉张仲景所著。历代医达，奉为准绳。后汉西晋之乱，是书已散失焉，赖太医王叔和为之搜集，得传后世，然已非仲景之旧目矣。今距叔和已千余年，《伤寒论》已有数种之异，何者为叔和编辑之真本，已不可知尔。原书条文之错乱，文字之脱误，文义不无难通之处，读者辄苦难之。先哲有鉴于此，均有改编之举，以加惠后学，但用功虽苦，成效颇鲜。不佞读《伤寒论》30 年，与古哲有同感，兹不揣冒昧，踵先哲之遗义，仿丹波元坚《伤寒论述义》为之改编，分三阴三阳诸篇于前，合病并病及兼变诸证于后。原文中有缺误之条文，以删除之，其余不忍割爱，一概收录，使学者得读是书有一目了然，触类旁通之得，颇便于初读，故名之曰《伤寒论便读》。

读《伤寒论》，当知三阴三阳之真义。仲景虽取《内经》阴阳之名，而其义则自有不同，《内经》以经络立论，仲景以辨证论治为纲领。论其篇次之别，则太阳、阳明、少阳、三阴则太阴、少阴、厥阴，此《内经》之序也。然大论明言，太阳为表，阳明为里，少阳为半表半里。少阳为半表半里矣，则当在太阳之次，不当列入阳明之后，此传变之序也。三阳既分表里，三阴何能例外，惜经无明文。山田正珍云：又尝详三阴诸论，所谓少阴乃邪之中表，从寒而化者，所谓太阴乃少阴之传入而颇重者，所谓厥阴乃太阴之传入而至重至急者，犹太阴一转为少阳，少阳一转为阳明，此三阴宜以少阴为始，太阴为中，厥阴为终也。喜多村云：太阳虚即是少阴，少阴实即是太阳，如此少阴确当居三阴之首，为三阴之表。然正珍氏以太阴为中则不当，中者，应以厥阴当之，因厥阴与少阳相表里，少阴虚即是厥阴，三阴之半表里自当属于厥阴，如此太阴则是三阴之终矣。柯琴云：胃家不实便是太阴，阳明为三阳之里，太阴自然是三阴之里。所以余之改编次序，为太阳、少阳、阳明、少阴、厥阴、太阴者如此。

三阳三阴六篇之首条，先贤为之提纲。太阳篇之提纲，太阳之为病，脉浮头项强痛而恶寒。少阳之为病，口苦咽干目眩也。阳明之为病，胃家实是也。少阴之为病，脉微细，但欲寐也。厥阴之为病，消渴，气上撞心，心中疼热，饥而不欲食，食则吐蛔，下之利不止。太阴之为病，腹满而吐，食不下，自利益甚，时腹自痛，若下之，必胸下硬。然细味仲景所谓阴阳者，寒热之谓也。发热恶寒发于阳，无热无寒发于阴，论有明文可证。六经之提纲自当以寒热为的准。太阳为表，太阳伤寒有或已发热，或未发热，必恶寒之文，如此发热恶寒，当为太阳之提纲，少阳为半表半里，小柴胡汤证有往来寒热，胸胁苦满等证，如此少阳当以往来寒热为提纲，口苦咽干似不足当。阳明为里，自当以里证为主，虽阳明不无表证，而不拿入者，盖重里故也，以胃家实为提纲也。无热恶寒发于阴，太阳虚即是少阴，无热恶寒当是少阴之提纲，脉微细但欲寐，不足当之也。厥阴与少阳相表里，少阳以往来寒热为提纲，厥阴自当以厥热进退当之，原文无此四字者，脱漏也。太阴与阳明相表里，胃家不实，便是太阴，如此太阴自当以自利为提纲，原条文缺此二字也。苟如是，为提纲者，则太阳之发热恶寒，少阳之寒热往来，阳明之胃家实，少阴之无热恶寒，厥阴之厥热进退，太阴之自利，方感允贴。

三阳有合病并病，而三阴无合并之名。细读本论，而有合并之病，如太阴之桂枝证，及太阳厥阴之桂枝四逆各施等，多是合病。丹波元坚云：三阴无并病，理同合病也。故三阴无单见一经之证者，读者顾诸。中西惟忠曰：合并之为名，其相交或及者也，而三阳有之，则三阴亦不得无言焉，惟不设其名耳。设其名者，以治法之有先后也。不设其名者，以治法之一于救里而无有先后也。

伤寒传经之说，人各一主，今录太炎先生之见解一段，以供识别，曰：《伤寒论》称太阳病六七日，太阳病八九日，太阳病过经十余日。又云：阳明居中，土也，无所复传。又云：少阴病得之一二日，少阴病得二三日。是伤寒非传遍六经，三阴病不必自三阳传致，更无一日传一经之说。叔和序例引《素问》以皮肤后入转相师法，遂谓一日太阳、二日阳明、三日少阳、四日太阴、五日少阴、六日厥阴。刘守真见世无其病，则并仲景《伤寒论》亦疑之，然如正阳阳明之非受传，少阴寒证之为直入，虽《活人》、成无己亦不能有异言，则知《伤寒论》本与《素问》不同也。黄坤载、陈修园皆主之。修园于大论言太阳病几日者，不审其为验病浅深，而云某经主气之期，气既无形，谁能质验？至《素问》所述，六日病象自有见证，何得以气言之？其他或谓太阳为寒冰，故伤寒首中太阳，然厥阴为风木，中风何以不首犯厥阴也？按之大论义皆龃龉，终不如柯氏《论翼》所谓六经提纲各立门户者为截断众流也。及晚季言温病者，则谓伤寒传经，温病不传经，又要其说为伤寒传足不传手，温病传手不传足，《伤寒》

自足太阳传足阳明，温病自手太阴传手厥阴，夫使温病不涉足
经，则脾胃肝肾始终不得受病，彼亦自知其难通也。叔和之失，
独在以《内经》一日一经之说，强相附会，遂失仲景大义。按论
云：病有发热恶寒者发于阳也，无热恶寒者发于阴也，发于阳者
七日愈，发于阴者六日愈。此为全书起例。阳即太阳，阴即少
阴，七日愈，六日愈，则未传经甚明。又云：伤寒一日，太阳受
之，脉若静者为不传，颇欲吐，若烦躁，脉数急者为传也；伤寒
二三日，阳明少阳证不见者，不为传也；伤寒三日，三阳为尽，
三阴当受邪，其人反能食而不呕，此为三阴不受邪也，是虽撰用
《素问》而实阴破其义，见伤寒不传者多矣。又云：太阳病头痛，
至七日，以上自愈者，以行其经尽故也，若欲作再经者，针足阳
明，使经不传则愈。柯氏以为经指经界，非指经脉。世多疑柯氏
好奇，然以《素问》、《伤寒论》比度观之，彼说日行一经，六日
则遍历六经，是一日为一经也。此说七日自愈为行其经尽，是七
日为一经也。所谓再经者，或过经不愈，仍在太阳，或热渐向
里，转属阳明，以预防其入阳明，故针足阳明尔。要之阳病以七
日为一经，阴病以六日为一经，一经犹言一候，与脉病不相涉。
至于太阳诸篇标题言辨太阳病脉证并治法而已，并不称太阳经，
亦不烦改作经界义也。然人之病也，客邪自有浅深，形体亦各自
强弱，或不待一经而愈，或过经仍不愈，或不一经而传，或始终
未尝传。其以七日为一经者，特略说大候以示别于旧义焉尔。若
然者，传经之文，虽若与《素问》相会，要其取义实则绝异。阳
明有太阳阳明、正阳阳明、少阳阳明之别。正阳阳明为胃家实，
不由太阳少阳所传。少阳阳明为少阳病发，汗利不便致胃中燥烦
实大便难。太阳阳明，但举脾约而后又发为问答：何缘得阳明
病？答曰：太阳病发汗若下若利小便，胃中干燥，因转属阳明，
一更衣，内实大便难者，此名阳明也。以是见太阳阳明所由致。
是则少阳阳明，太阳阳明，多由误治而成。其自然转属者，独于

五苓、承气等证偶见之耳。太阳篇又言：太阳病发汗不彻，因转属阳明。若太阳病症不罢者，不可下，此虽转属，犹未尽入阳明也。而正阳阳明不由传致，阳明又无所复传，此与《素问》绝不相谋，更可知也。夫仲景据积验，故六部各自为病。叔和拘旧文，故六经次第相传，彼之失也，则在过尊轩岐，而不暇与仲景辨异同。叔和不明仲景以伤寒二字立论之真义，妄加"伤寒例"于《伤寒论》之首，大背仲景之旨，开疑端于后人，贻误极深，医界之旁门曲径从兹始矣。中西惟忠曰：仲景之法，不问四时，只归一邪，千万其脉证，而极其变态，如此春温夏热及时行疫毒冬温之别，固不足据矣。况于按斗历占之之法哉。仲景所论，千状万形，条条金科，句句玉律，又曷烦伤寒之例也。例中言搜采旧论，且《千金》、《外台》亦多引之，为叔和语，此固叔和之例，而非仲景之例也。

阴阳总述

盖欲明仲景阴阳之义，必先审《素问·热论》之旨，三阴三阳之目所由出也。夫三阳三阴之目，虽取之彼，而其义则自有不同矣，故学者胸次必先了然于此，而始可读仲景书耳。考《热论》，黄帝以热病起问，而岐伯对以人之伤于寒也则为病热，是言真伤于寒气而阳气怫结，因为热证也。曰伤寒一日，巨阳受之，故头项痛腰脊痛云云，是据经络为分，以为三阳经循外，三阴经循里，故表热证为三阳，里热证为三阴，而以表里均热为两感。如所定日期，略示浅深次序耳。故曰其未满三日者可汗而已，其满三日者可泄而已，可以见也。要之《素问》之义，止是热病，与仲景之寒热兼该者，判然两途矣。

仲景所谓阴阳也者，寒热之谓也。曰病有发热恶寒者发于阳也，有无热恶寒者发于阴也，此则全经之大旨。其发热无热，是病热病寒之明徵也，但其章本为邪之初犯，分表热表寒之异而设。然由是推求，则诸般疾证，皆自历然矣。原夫其所以为热为寒之理，固不以所受之地位，亦非所感之邪而有寒与热也。盖人不论强弱，必有一罅隙而邪乃乘入之，其既乘入也，随其人阳气之盛衰，化而为病，于是有寒热之分焉。阳盛之人，邪从阳化，以为表热，此发于阳之义也。阳衰之人，邪从阴化，以为表寒，此发于阴之义也。发于阳者，其阳甚盛，与邪相搏，则传为里热；如胃气素弱，为邪所夺，或内有久冷，则变为里寒。发于阴者，其阳甚衰，不与邪抗，则传为里寒；如本有伏阳，更能撑持，则变为里热。此阴阳之要，受病之略也。经曰：邪气盛则实，精气夺则虚，其义可见也。

寒热者，病之情也。病有所在部位，人有体气强弱，故表里虚实相配，以为三阳三阴，而证状机变，于是乎无不出于此。表者，躯壳之分是也。里者，胃府是也。虚者，无形之名，气亏之义。实者，有形之名，气盈之义。盖阳盛则热，故实证多热。火热炎上，故表证多热。阳衰则寒，故寒证多虚。水热沉下，故寒证多里。然事不可以一定，故热亦有里有虚，寒亦有表有实，此所以分而为六也。太阳病者，表热证也；少阳病者，半表半里热证也，此二者未藉物为结，然其体气则实矣。阳明病者，里热实证也；太阴病者，里寒实证也；少阴病者，表里虚寒证也，而更有等差。厥阴病者，里虚而寒热相错证也。此三阳三阴之梗概也。如诸家所说，一系经络、脏腑之义，愚岂求异前辈，姑拟所见，以俟后之识者尔。

仲景之命病，本有定名，然亦有彼此更称，而示人以不可拘执者。曰伤寒六七日，无大热，其人躁烦者，此为阳去入阴故也。曰伤寒三日，三阳为尽，三阴当受邪云云，此所谓阴阳，就热证中，标表与里者也。曰病发于阳，而反下之，热入因作结胸；病发于阴，而反下之，因作痞也，此所谓阴阳，于太阳中，标虚与实者也。盖虚实表里，以配阴阳，则表为阳，里为阴，实为阳，虚为阴。然经中阳病亦有里，阴病亦有表有实，则不可据以解篇题阴阳之称。至于经络、脏腑之言，经中间或及之，然本自别义，非全经之旨，唯以寒热定阴阳，则触处朗然，无不贯通也。

成氏注《伤寒例》，若或差迟，病即传变，曰传有常也，为循经而传，如太阳传阳明是也；亦为不常之变，如阳证变阴证是也。盖三阳三阴之次第，阳则自表而里，阴则自实而虚，寒极而热，此其概也。病机不一，难得定论，然今原之经旨，如三阳病，自太阳而少阳，而阳明，阳明无所复传；又有太阳直传阳明者；至阳变为阴，则有太阳变太阴者；有太阳变少阴者；有少阳变太阴，或少阴或厥阴者。如三阴病，太阴之实，变为少阴之虚；少阴自有直中，少阴之寒极则为厥阴之燥热；至阴变阳，则有太阴变为阳明者；有少阴变诸阳证者，如三阴将愈，必须寒去阳旺耳，此传变之略也。如其委曲，次卷悉之矣。夫病自表而里，自里而表，自实而虚，自虚而实，自热而寒，自寒而热，有如败坏，有如兼挟，千态万状，不可端倪，然其情机，则实不能出于三阳三阴范围之外也已矣。

太阳病篇

太阳之为病，脉浮，头项强痛而恶寒。

太阳病，发热，汗出，恶风，脉缓者，名为中风。

太阳病，或已发热，或未发热，必恶寒，体痛，呕逆，脉阴阳俱紧者，名为伤寒。

太阳病，头痛，发热，汗出，恶风，桂枝汤主之。

太阳病，头痛，发热，身疼，腰痛，骨节疼痛，恶风，无汗而喘者，麻黄汤主之。

太阳病，得之八九日，如疟状，发热恶寒，热多寒少，其人不呕，清便欲自可，一日二三度发，脉微缓者，为欲愈也。脉微而恶寒者，此阴阴俱虚，不可更发汗更下更吐也。面色反有热色者，未欲解也，以其不能得小汗出，身必痒，宜桂枝麻黄各半汤。

服桂枝汤，大汗出，脉洪大者，与桂枝汤，如前法。若形似疟，一日再发者，汗出必解，宜桂枝二麻黄一汤。

太阳病，发热恶寒，热多寒少，脉微弱者，此无阳也，不可发汗，宜桂枝二越婢一汤。

伤寒脉浮，自汗出，小便数，心烦微恶寒，脚挛急反与桂枝汤欲攻其表，此误也。得之便厥，咽中干烦躁吐逆者，作甘草干姜汤与之，以复其阳。若厥愈足温者，更作芍药甘草汤与之，其脚即伸。若胃气不和谵语者，少与调胃承气汤。若重发汗，复加烧针者，四逆汤主之。

太阳病，项背强几几，反汗出恶风者，桂枝加葛根汤主之。

太阳病，项背强几几，无汗恶风者，葛根汤主之。

太阳中风，脉浮紧，发热恶寒，身疼痛，不汗出，而烦躁者，大青龙汤主之。若脉微弱，汗出恶风者，不可服之，服之则厥逆，筋惕肉瞤，此为逆也。

伤寒脉浮缓，身不疼，但重，乍有轻时，无少阴证者，大青龙汤发之。

伤寒一日，太阳受之，脉若静者，为不传，颇欲吐，若躁烦，脉数急者，为传也。

伤寒二三日，阳明少阳证不见者，为不传也。

病有发热恶寒者发于阳也；无热恶寒者发于阴也。发于阳者七日愈，发于阴者六日愈，以阳数七，阴数六故也。太阳病，头痛至七日以上自愈者，以行其经尽故也，若欲作再经者，针足阳明，使经不传则愈。

服桂枝汤，大汗出后，大烦渴不解，脉洪大者，白虎加人参汤主之。

述太阳病

太阳病者，表热证是也。盖邪之初感，必先犯表，则正气不畅，并而为热。此病大端有二，一则其人腠理素疏者，倘被邪客，其表愈开，邪不内迫，徒泛漫肌肉，故卫特受伤，是属表虚，所谓名为中风者矣，治以桂枝汤调和营卫而汗解之。一则其人腠理素致者，邪正相搏，更致紧闭，遂迫骨节，故营卫俱伤，是属表实，所谓名为伤寒者矣，谓以麻黄汤，发泄郁阳而汗解之，此其分也。就中轻重，更有等差，有表虚经日不愈，以致邪郁者；有表虚重一等，血气俱乏者；有表虚重一等，邪著筋脉者；有表实轻一等，邪著筋脉者；有表实重一等，热势更甚者，大抵随其人强弱为异，今具论于下。有表虚经日不愈，以致邪郁者，何？桂枝麻黄各半汤，桂枝二麻黄一汤，桂枝二越婢一汤证是也；其证轻重不均，故有三方之设焉。盖桂枝证，失汗数日，邪郁肌肉，故热多寒少，其滞稍深，故如疟状，发作有时，但本是表虚，故有嫌麻葛之发，今则郁甚，有桂枝之力不能及者，是以酌量麻桂二方，言日二三发者，其邪稍重，言日再发者，其邪稍轻，不言发数者，其邪尤重，且桂枝二越婢一其力紧，桂二麻一其力慢，桂麻各半在紧慢之间矣。有表虚重一等，血气俱乏者，何？伤寒脉浮，自汗出，小便数，心烦微恶寒，脚挛急是也；此证不啻表疏，其人阳津素少，故虽桂枝本汤，犹过其当，盖与少阴直中稍相近似而不比彼之寒盛，故虽经误汗，仅须甘姜而阳回之后，或变胃燥，若其重误治，则变为纯阴证也。桂麻各半汤之脉微而恶寒，桂枝二越婢一激发之脉微，大青龙汤之脉微弱汗出恶风，盖此类证是也。有表虚重一等，邪著筋脉者，何？桂枝加葛根汤证是也，其证一与桂枝同，啻项背强几几为异，背者大筋之所束，其几几然即是邪著筋脉之征，所以加葛根也。有表实轻一等，邪著筋脉者，何？葛根汤证是也，盖其人表气稍实，必须麻黄之发，然邪未迫骨节而犹著筋脉，是病在桂麻二证之间，故酌量二汤以为之治也。有表实重一等，热势加甚者，何？大青龙汤证是也，其候一与麻黄证相同，但烦躁为彼所无，此表热极郁，内气不能宣达，则有麻黄汤力不能及，故加石膏之凉以发越之，如脉浮缓，身不疼但重者，其机异而其情同者也。以上太阳病要领也。此他，得病之初，有所挟者，有停饮相触，治兼驱和者，有素秉虚弱，不可径汗者，又有风湿相搏者，并类列于后卷中矣。至相传变，则里之受病，皆无不自表，故其类不一，或传少阳，或直传阳明，或直变太阴，或直变少阴，但少阴直中非经太阳者，而厥阴则病之所极，盖自此邅变也。更有医药误投及宿病相触，而变为诸证者，其绪甚繁，今类列于后卷云。

少阳病篇

少阳之为病，口苦、咽干、目眩也。

血弱气尽，腠理开，邪气因入，与正气相搏，结于胁下，正邪分争，往来寒热，休作有时，嘿嘿不欲饮食，脏府相连，其痛必下，邪高痛下，故使呕也，小柴胡汤主之。

伤寒五六日，中风，往来寒热，胸胁苦满，嘿嘿不欲饮食，心烦喜呕，或胸中烦而不呕，或渴，或腹中痛，或胁下痞硬，或心下悸，小便不利，或不渴，身有微热，或咳者，小柴胡汤主之。

本太阳病不解，转入少阳者，胁下硬满，干呕不能食，往来寒热，尚未吐下，脉沉紧者，与小柴胡汤。

太阳病十日以去，脉浮细而嗜卧者，外已解也，设胸满胁痛者，与小柴胡汤，脉但浮者，与麻黄汤。

少阳中风，两耳无所闻，目赤，胸中满而烦者，不可吐下，吐下则悸而惊。

伤寒四五日，身热，恶风，颈项强，胁下满，手足温而渴者，小柴胡汤主之。

伤寒五六日，已发汗而复下之，胸胁满微结，小便不利，渴而不呕，但头汗出，往来寒热，心烦者，此为未解也，柴胡桂枝干姜汤主之。

伤寒八九日，下之，胸满烦惊，小便不利，谵语，一身尽重，不可转侧者，柴胡加龙骨牡蛎汤主之。

伤寒阳脉涩、阴脉弦，法当腹中急痛，先与小建中汤，不差者，小柴胡汤主之。

太阳病，未解，脉阴阳俱停、必先振栗汗出而解，但阴脉微者，先汗出而解，但阴脉微者，下之而解，若欲下之宜调胃承气汤。

服柴胡汤已，渴者属阳明也，以法治也。

伤寒中风，有柴胡证，但见一证便是，不必悉具。

凡柴胡汤病证而下之，若柴胡证不罢者，复与柴胡汤，必蒸蒸而振，却复发热汗出而解。

伤寒五六日，头汗出，微恶寒，手足冷，心下满，口不欲食，大便硬，脉细者，此为阳微结，必有表，复有里也，脉沉，亦在里也，汗出，为阳微，假令纯阴结，不得复有外证，悉入在里，此为半在里半在外也。脉虽沉紧，不得为少阴病，所以然者，阴不得有汗，今头汗出，故知非少阴也，可与小柴胡汤，设不了了者，得屎而解。

伤寒六七日，无大热，其人躁烦者，此为阳去入阴故也。

少阳病，不可发汗，发汗则谵语，此属胃，胃和则愈，胃不和则烦而悸。

食谷欲呕者，属阳明也，吴茱萸汤主之，得汤反剧者，属上焦也。

述少阳病

少阳病者，半表半里热证是也。其来路必自太阳，而不问中风伤寒矣。盖其病，邪气不藉物而结，但其人阳盛，故邪正相持，热留胁下，其证既无表候，亦非里实，故不过口苦、咽干、目眩，往来寒热，胸胁苦满，嘿嘿不欲饮食，心烦喜呕等，其脉亦不数不大而弦，皆为邪客隙地之验，是以汗吐下俱在所禁，而白虎之寒药力过重，其唯小柴胡汤以清解之，实为正对矣。邪毒增剧，耳聋目赤者，此为少阳中风。如其兼表未解者，其等有三，病势加进，兼里实亦有三等，具列如下。兼表未解，其等有三，何？其一，小柴胡条，所谓或不渴，身有微热，及伤寒四五日，身热恶风是也，此表证既轻，将并少阳，故不别须汗药也。其一，柴胡桂枝汤证是也，此太少二病，轻重相均，故治取双解。其一，柴胡桂枝干姜汤证是也，此以错治，邪气未解，而更津液不足者也。病势加进，兼里实者，亦有三等，何？其一，大柴胡汤证是也，此小柴胡汤，而邪热壅实，既并阳明，故清解中兼以疏里。其一，柴胡加芒硝汤是也，此其壅实稍轻于前证，而以丸药之故，里邪胶固，殆属坏病。其一，柴胡加龙骨牡蛎汤证是也，此以误下，邪陷于里，加以诸证错杂，盖坏之甚者矣。以上少阳病要领也。此他，有兼虚小建中汤证，其愈，有振汗而解者，其传阳明，有为白虎证者，有为承气证者，其变或为太阴，或为少阴，或为厥阴，殆一定矣，盖以其界表里所系不一，而医之失治，多于此位，故兼挟变坏之证，少阳最多，而经中所举，不过数章，学者当扩而充之也。

阳明病篇

阳明之为病，胃家实是也。

问曰：病有太阳阳明，有正阳阳明，有少阳阳明，何谓也？

答曰：太阳阳明者，脾约是也。正阳阳明者，胃家实是也。少阳阳明者，发汗，利小便已，胃中燥，烦，实，大便难是也。

问曰：何缘得阳明病？答曰：太阳病，若发汗，若下，若利小便，此亡津液，胃中干燥，因转属阳明，不更衣，内实，大便难者，此名阳明也。问曰：阳明病外证云何，答曰：身热，汗自出，不恶寒，反恶热也。

问曰：病有得之一日，不发热而恶寒者，何也？答曰：虽得之一日，恶寒将自罢，即汗出而恶热也。

问曰：恶寒何故自罢？答曰：阳明居中，主土也，万物所归，无所复传，始虽恶寒，二日自止，此为阳明病也。

伤寒转系阳明者，其人漐然微汗出也。

阳明病，若能食，名中风，不能食，名中寒。

脉阳微而汗出少者，为自和也。汗出多者，为太过。阳脉实，因发其汗，出多者，亦为太过。太过者，为阳绝于里，亡津液，大便因硬也。

跌阳脉浮而涩，浮则胃气强，涩则小便数，浮涩相搏，大便则硬，其脾为约，麻子仁丸主之。

服桂枝汤，大汗出后，大烦渴不解，脉洪大者，白虎加人参汤主之。伤寒若吐若下后，七八日不解，热结在里，表里俱热，时时恶风，大渴，舌上干燥而烦，欲饮水数升者，白虎加人参汤主之。

阳明病，本自汗出，医更重发汗，病已差，微烦不了了者，此必大便硬故也，以亡津液，胃中干燥，故令大便硬。当问其小便日几行，若本小便日三四行，今日再行，故知大便不久出，今为小便数少，以津液当还入胃中，故知不久必大便也。

伤寒呕多，虽有阳明证，不可攻之。

本太阳病，初得病时发其汗，汗先出不彻，因转属阳明也。

伤寒发热无汗，呕不能食，而反汗出者，是转属阳明也。

　　阳明病，脉迟，虽汗出不恶寒者，其身必重，短气，腹满而喘，有潮热者，此外欲解，可攻里也，手足濈然汗出者，此大便已硬也，大承气汤主之。若汗多，微发热恶寒者，外未解也，其热不潮，未可与承气汤。若腹大满不通者，可与小承气汤，微和胃气，勿令至大泄下。

　　伤寒若吐若下后不解，不大便五六日，上至十余日，日晡所发潮热，不恶寒，独语如见鬼状，若剧者，发则不识人，循衣摸床，惕而不安，微喘直视，脉弦者生，涩者死。微者，但发热谵语者，大承气汤主之，若一服利，则止后服。

　　太阳病过经十余日，心下温温欲吐，而胸中痛，大便反溏，腹微满，郁郁微烦，先此时自极吐下者，与调胃承气汤，若不尔者，不可与。

　　伤寒吐后腹胀满者，与调胃承气汤。

　　阳明病，自汗出，若发汗小便自利者，此为津液内竭，虽硬不可攻之。当须自欲大便，宜蜜煎导而通之，若土瓜根及大猪胆汁，皆可为导。

　　阳明病，谵语，发潮热，脉滑而疾者，小承气汤主之，因与承气汤一升，腹中转矢气者，更服一升，若不转矢气者，勿更与之，明日又不大便，脉反微涩者，里虚也，为难治，不可与承气汤也。

　　阳明病，潮热，大便微硬者，可与大承气汤，不硬者，不可与之。若不大便六七日，恐有燥屎，欲知之法，少与小承气汤，腹中转矢气者，此有燥屎也，乃可攻之，若不转矢气者，此但初头硬，后必溏，不可攻之，攻之必胀满不能食也。欲饮水者，与水则哕，其后发热者，必大便复硬而少也，以小承气汤和之，不转矢气者，慎不可攻也。

　　阳明病，若中寒者，不能食，小便不利，手足濈然汗出，此欲作固瘕，必大便初硬后溏，所以然者，以胃中冷，水谷不别故也。

阳明病，法多汗，反无汗，其身如虫行皮中状者，此以久虚故也。阳明病，心下硬满者，不可攻之，攻之利遂不止者死，利止者愈。

阳明病，面合色赤，不可攻之，必发热色黄者，小便不利也。

阳明病，不能食，攻其热必哕，所以然者，胃中虚冷故也，以其人本虚，攻其热必哕。

阳明病无汗，小便不利，心中懊忱者，身必发黄。

阳明病，被水，额上微汗出，而小便不利者，必发黄。

阳明病，脉浮而紧者，必潮热发作有时，但浮者，必盗汗出。

夫实则谵语，虚则郑声，郑声者、重语也，直视谵语喘满者死，利者亦死。发汗多，若重发汗者，亡其阳，谵语脉短者死，脉自和者不死。

伤寒四五日，脉沉而喘满，沉为在里，而后发其汗，津液越出，大便为难，表虚里实，久则谵语。

病人不大便五六日，绕脐痛，烦躁发作有时进，此有燥屎，故使不大便也。

太阳病寸缓关浮尺弱，其人发热汗出，复恶寒，不呕，但心下痞者，此以医下之也，如其不下者，病人不恶寒而渴者，此转属阳明也。小便数者，大便必硬，不更衣十日，无所苦也。渴欲饮水，少少与之，但以法救之，渴者宜五苓散。

伤寒三日，三阳为尽，三阴当受邪，其人反能食而不呕，此为三阴不受邪也。

述阳明病

阳明病者，里热实证是也。邪热陷胃，燥屎搏结，即所谓胃

家实者也。如其来路或自太阳，或自少阳，而其等不一，病之轻
重亦随而异，有其人胃素有热，邪势亦盛，相藉居实者，其病为
重，即正阳阳明也。有自太阳桂枝证发汗过多，胃液为燥者，其
病最轻，即太阳阳明也。有自少阳病，误发汗利小便，以为胃燥
者，其病颇轻，即少阳阳明也。然误治之后，亦或为正阳阳明。
有自太阳病，误汗下利小便者，有自太阳病失汗者，有自少阳病
误汗者，然一则轻证所由，亦不止一端也，其为证也，不恶寒，
恶热，汗出，身重，短气，腹满而喘，潮热，谵语，不大便，脉
实大迟，此胃实正证，大承气汤主之。若不识人，循衣摸床，惕
而不安，微喘直视者，病加剧而正亦虚，其犹用前方者，不畏虚
以养病也，或剧热迅传，势近危恶者，则有急下之例。如胃实正
证，而轻一等者，小承气汤主之。如液燥热搏，其实则轻者，调
胃承气汤主之。脾约，则病最轻，而但胃燥，故麻子仁丸，仅润
下之。热去津竭，而大便硬者，以蜜煎导之。此阳明病要领也。
此他，有兼素虚者，如无汗身如虫行者，及不大便脉微涩者是，
有兼表者，有兼半表半里者，有迫血分，有挟湿郁，亦宜隅反
尔，盖本病无所复传，然有攻下过度，胃虚热进，以为厥阴者，
殆局外之变也。

少阴病篇

少阴之为病，脉微细，但欲寐也。

少阴病，始得之，反发热，脉沉者，麻黄细辛附子汤主之。

少阴病，得之二三日，麻黄附子甘草汤微发汗，以二三日无
里证故微发汗也。

少阴病，欲吐不吐，心烦但欲寐，五六日自利而渴者，属少
阴也，虚故引水自救。若小便色白者，少阴病形悉具，小便白
者，以下焦虚有寒，不能制水，故令色白也。

病人脉阴阳俱紧，反汗出者，亡阳也，此属少阴，法当咽痛

而复吐利。

少阴病，脉细沉数，病为在里，不可发汗。

少阴病，脉微，不可发汗，亡阳故也。阳已虚，尺脉弱涩者，复不可下之。

少阴病，得之一二日，口中和，其背恶寒者，当灸之。附子汤主之。

少阴病，下利，若利自止，恶寒而倦卧，手足温者可治。

少阴病，恶寒而倦，时自烦，欲去衣被者，可治。

少阴中风，脉阳微阴浮者，为欲愈。

少阴病，吐利，手足不逆冷，反发热者不死。脉不至，灸少阴七壮。

少阴病，恶寒身倦而利，手足逆冷者，不治。

少阴病，身体痛，手足寒，骨节痛，脉沉者，附子汤主之。

少阴病，吐利躁烦，四逆者，死。

少阴病，下利止，而头眩，时时自冒者，死。

少阴病，四逆恶寒而身倦，脉不至，不烦而躁者，死（一作吐利而躁逆者死）。少阴病，六七日，息高者死。

少阴病，脉微细沉，但俗卧，汗出不烦，自欲吐，至五六日，自利，复烦躁不得卧寐者，死。

少阴病，下利，白通汤主之。

伤寒，医下之，续得不利清谷不止，身疼痛者，急当救里，后身疼痛，清便自调者，急当救表，救里宜四逆汤，救表宜桂枝汤。少阴病，饮食入口则吐，心中温温欲吐，复不能吐，始得之，手足寒，脉弦迟者，此胸中实，不可下之，当吐之，若膈上有寒饮，干呕者，不可吐也，当温之，宜四逆汤。

下之后，复发汗，昼日烦躁不得眠，夜而安静，不呕不渴，无表证，脉沉微，身无大热者，干姜附子汤主之。

发汗，若下之，病仍不解，烦躁者，茯苓四逆汤主之。

发汗病不解，反恶寒者，虚故也，芍药甘草附子汤为主之。

病发热头痛，脉反沉，若不差，身体疼痛，当救其里，宜四逆汤。

少阴病，下利清谷，里寒外热，手足厥逆，脉微欲绝，身反不恶寒，其人面色赤，或腹痛，或干呕，或咽痛，或利止脉不出者，通脉四逆汤主之。

吐已下断，汗出而厥，四肢拘急不解，脉微欲绝者，通脉四逆加猪胆汤主之。

少阴病，下利脉微者，与白通汤，利不止，厥逆，无脉，干呕，烦者，白通加猪胆汁汤主之，服汤脉暴出者死，微续者生。

少阴病，吐利，手足逆冷，烦躁欲死者，吴茱萸汤主之。

少阴病，二三日不已，至四五日，腹痛，小便不利，四肢沉重疼痛，自下利者，此为有水气，其人或咳，或小便利，或下利，或呕者，真武汤主之。

少阴病，下利便脓血者，桃花汤主之。

少阴病，四逆，其人或欬，或悸，或小便不利，或腹中痛，或泄利下重者，四逆散主之。

少阴病，得之二三日，口燥咽干者，急下之，宜大承气汤。

少阴病，自利清水，色纯青，心下必痛，口中干燥者，可下之，宜大承气汤。

少阴病，六七日，腹胀，不大便者，急下之，宜大承气汤。

少阴病，下利六七日，咳而呕渴，心烦不得眠者，猪苓汤主之。少阴病，下利便脓血者，可刺。

少阴病，八九日，一身手足尽热者，以热在膀胱，必便血也。少阴病，得之二三日以上，心中烦，不得卧，黄连阿胶汤主之。少阴病，咽中痛者，半夏散及汤主之。

少阴病，咽中伤生疮，不能语言、声不出者，半夏苦酒汤主之。

少阴病，下利，咽痛，胸满心烦，猪肤汤主之。

下之后，复发汗，必振寒，脉微细，所以然者，以内外俱虚故也。

少阴病，脉紧，至七八日，自下利，脉暴微，手足反温，脉紧反去者，为欲解也，虽烦，下利必自愈。

述少阴病

少阴病者，表里虚寒证是也。有直中焉，有传变焉，是故有专于表者，有专于里者，然至其重，则俱无不涉表里。直中者，所谓发于表者也，其人阳气衰，邪气之中，不能相抗，为其所夺，直为虚寒者，而有轻重之分，盖里未甚衰，表传虚寒者，邪气相得以稽留表，故犹有发热，此病为轻，如麻黄附子细辛甘草二汤证是也，里阳素弱，表气从虚者，其感邪也，表里径为虚寒，所谓无热恶寒者，此病为重，如附子汤证是也。传变者，有自太阳病者，有自少阳病者，有自太阴病者，大抵阳之变阴皆因其人胃气本弱，医不知回护，汗下失法而阳虚胃寒以为此病。更有虽不被错治，遂为邪所夺，因而变成者。倘其自太阳而表热仍在者，先救其里后救其表，如四逆桂枝二汤各施证是也。既无表证，一系寒虚者，随宜为治，如干姜附子汤、茯苓四逆汤、芍药甘草附子汤等证是也。传变无专表寒者，直中麻黄附子证，或差其法必为里寒，如太阳中篇四逆汤证是也。要之，至病重者，则直中传变，证治无二，俱以脉微细沉，心烦欲寐，自利而渴，厥冷外热等，为其正证，而四逆汤以温经回阳，实系对治。其重一等者，通脉四逆汤证是也。下利甚者，更温其内，白通汤证是也，而重一等者，加猪胆人尿。此少阴病要领也。此他，有兼水气者，真武汤证是也，有兼寒逆者，吴茱萸汤证是也，大肠滑脱者，桃花汤证是也。至其变也，有变为阳者，或自表寒，或自里寒，而热壅半里者，四逆散证是也，胃家热实者，大承气汤证是也，饮热相并者，猪苓汤证是也，热并血分者，便血，及便脓血可刺证是也，有变为厥阴者，盖少阴之极，更有二端，有阴阳俱败以就暴脱者，有下利亡阴，而孤阳上燔者，如心中烦不得卧，咽痛咽疮，并系上焦燥热，故黄连阿胶、猪肤、苦酒诸汤，皆为润法，盖病既涉厥阴者也。

厥阴病篇

厥阴之为病，消渴，气上撞心，心中疼热，饥而不欲食，食则吐蛔，下之利不止。

伤寒六七日，大下后，寸脉沉而迟，手足厥逆，下部脉不至，咽喉不利，唾脓血，泄利不止者，为难治，麻黄升麻汤言之。

伤寒脉微而厥，至七八日肤冷，其人躁无暂安时者，此为脏厥，非蛔厥也，蛔厥者，其人当吐蛔，令病者静而复时烦者，此为脏寒，蛔上入其膈，故烦，须臾复止，得食而呕，又烦者，蛔闻食臭出，其人常自吐蛔。蛔厥者，乌梅丸主之，又主久利。

伤寒本自寒下，医复吐下之，寒格更逆吐下，若食入口即吐，干姜黄芩黄连人参汤主之。

伤寒先厥后热而利者，必自止，见厥复利。

伤寒始发热六日，厥反九日而利，凡厥利者，当不能食，今反能食者，恐为除中，食以索饼，不发热者，知胃气尚在，必愈，恐暴热来出而复去也，后三日脉之，其热续在者，期之旦日夜半愈，所以然者，本发热六日，厥反九日，复发热三日，并前六日，亦为九日，与厥相应，故期之旦日夜半愈，后三日脉之而脉数，其热不罢者，此为热气有余，必发痈脓也。

诸四逆厥者，不可下之，虚家亦然。

伤寒脉沉，六七日，而反与黄芩汤彻其热，脉迟为寒，今与黄芩汤复除其热，腹中应冷，当不能食，今反能食，此名除中，必死。

病者手足厥冷，言我不结胸，少腹满，按之痛者，此冷结在膀胱关元也。

伤寒厥四日，热反三日，复厥五日，其病为进，寒多热少，阳气退，故为进也。伤寒六七日，脉微，手足厥冷，烦躁，灸厥阴厥不还者死。

伤寒发热，下利厥逆，躁不得卧者死。

伤寒发热，下利至甚，厥不止者死。

伤寒六七日，不利，便，发热而利，其汗出不止者死，有阴无阳故也。伤寒五六日，不结胸，腹濡脉虚复厥者，不可下，此亡血，下之死。

大汗出，热不去，内拘急，四肢疼，又下利厥逆而恶寒者，四逆汤主之。

大汗若大下，利而厥冷者，四逆汤主之。

病人手足厥冷，脉乍紧者，邪结在胸中，心下满而烦，饥不能食者，病在胸中，当须吐之，宜瓜蒂散。

伤寒四五日，腹中痛，若转气下趋少腹者，此欲自利也。

下利有微热而渴，脉弱者，自愈。

下利脉数，有微热汗出，令自愈，设复紧为未解。

下利，手足厥冷，无脉者，灸之。不温，若脉不还，反微喘者，死。少阴负趺阳者，为顺也。

下利，寸脉反浮数，尺中自涩者，必清脓血。

下利清谷，不可攻表，汗出必胀满。

下利，脉沉弦者，下重也，脉大者，为未止，脉微弱数者，为欲自止，虽发热不死。

下利，脉沉而迟，其人面少赤，身有微热，下利清谷者，必郁冒汗出而解，病人必微厥，所以然者，其面戴阳，下虚故也。

下利，脉数而渴者，令自愈，设不差，必清脓血，以有热故也。

下利后脉绝，手足厥冷，晬时脉还，手足温者生，脉不还者死。

伤寒下利，日十余行，脉反实者死。

下利清谷，里寒外热，汗出而厥者，通脉四逆汤主之。

下利腹胀满，身体疼痛者，先温其里，乃攻其表，温里宜四逆汤，攻表里宜桂枝汤。

伤寒先厥后发热，下利必自止，而反汗出，咽中痛者，其喉为痹，发热无汗，而利必自止，若不止，必便脓血，便脓血者，其喉不痹。

伤寒一二日至四五日，厥者必发热，前热者后必厥，厥深者热亦深，厥微者热亦微，厥应下之，而发汗者，必口伤烂赤。

伤寒病厥五日，设六日当复厥，不厥者自愈，厥终不过五日，以热五日，故知自愈。

凡厥者，阴阳气不相顺接，便为厥，厥者，手足逆冷者是也。

厥阴中风，脉浮微为欲愈，不浮，为未愈。

伤寒热少微厥，指头寒，嘿嘿不欲食，烦躁。数日，小便色白者，此热除也，欲得食，其病为愈；若厥而呕，胸胁烦满者，其后必便血。

伤寒脉浮而厥者，里有热也，白虎汤主之。

手足厥寒，脉欲绝者，当归四逆汤主之。若其人内有久寒者，宜当归四逆加吴茱萸生姜汤。

不利谵语，有燥屎也，宜小承气汤。

下利后，更烦，按之心下濡者，为虚烦也，宜栀子豉汤。

干呕，吐涎沫，头痛者，吴茱萸汤主之。

呕而发热者，小柴胡汤主之。

伤寒，哕而腹满，视其前后，知何部不利，利之即愈。

伤寒，大吐、大下之，极虚，复极汗者，其人外气怫郁，复与之水，以发其汗，因得哕。所以然者，胃中寒冷故也。

述厥阴病

厥阴病者，里虚而寒热相错证是也。其类有二，曰上热下寒，曰寒热胜复。其热俱非有相结，而以上热下寒为之正证，盖物穷则变，是以少阴之寒极，而为此病矣，然亦有自阳变者，少阴病误治，最多致之，以其位稍同耳，更有自阳明病过下者，为证也，消渴，气上撞心，心中疼热，饥而不欲食者，上热之征也，食则吐蛔，下之利不止者，下寒之征也，是寒热二证，一时并见者，故治法以温凉兼施为主，如乌梅丸，实为其对方，干姜黄芩黄连人参汤，亦宜适用。寒热胜复者，其来路大约与证相均，而所以有胜复者，在人身阴阳之消长，与邪气之弛张耳，其证厥热各发，不一时相兼，故治法，方其发热，则用凉药，方其发厥，则用温药，调停审酌，始为合辙，倘失其机，必为偏害矣。此厥阴病要领。要之，上热下寒，与寒热胜复，均无所传其，唯阴阳和平，病当快瘳焉。

太阴病篇

太阴之为病，腹满而吐，食不下，自利益甚，时腹自痛，若下之，必胸下结硬。

本太阳病，反下之，因尔腹满时痛者，属太阴也，桂枝加芍药汤主之，大实痛者，桂枝加大黄汤主之。

自利不渴者，属太阴，以其脏有寒故也，当温之，宜四逆辈。

太阴病，脉浮者，可发汗，宜桂枝汤。

下利而腹痛满，为寒实，当下之。

太阴为病，脉弱，其人续自便利，设当行大黄芍药者，宜减之，以其人胃气弱，易动故也。

太阴中风，因肢烦疼，阳微阴涩而长者，为欲愈。

伤寒脉浮而缓，手足自温者，系在太阴，太阴当发身黄，若小便自利者，不能发黄，至七八日，虽暴烦下利日十余行，必自止，以脾家实腐秽当去故也。

伤寒脉浮而缓，手足自温者，是为系在太阴。太阴者，身当发黄，若小便自利者，不能发黄，至七八日大便硬者，为阳明也。

述太阴病

太阴病者，里寒实证是也。盖其人内有久寒，倘遇邪客，虽初得阳证，及其入里，则遂从寒化，而胃气犹有守故，能搏实者矣。其所受者，有自太阳病误下来，则其不误下，亦或有变成者，及或有自少阳来者，皆可知也。曰自利，曰吐食不下，曰时腹痛，皆寒盛之征，曰腹满，曰下之胸下结硬，俱壅实之验，其初起满实，阳气能持者，设桂枝加芍药，及加大黄汤以为和泄温利之法，如其脉弱者，要加斟量，病既重者，则用四逆辈，以温散之，盖寒实之病，虽胃犹闭持，以寒固胃之所忌，其实之极，中气必败，不似热证之久实，故初起虽用温利，至其重者，则宜扶阳散寒耳。此太阴病要领也。他有兼表者，桂枝汤是也，其愈有从外者，太阴中风是也，有从内者，暴烦下利是也，抑病既在里，故无所复传，唯自实而虚，必变为少阴，更有寒去而实存，实以生燥，仍变阳明者，至如厥阴之燥热，则恐非寒实之居变者也。

合病与并病篇

太阳与阳明合病者，必自下利，葛根汤主之。

太阳与阳明合病，不下利，但呕者，葛根加半夏汤主之。

太阳与少阳合病，自下利者，与黄芩汤，若呕者，黄芩加半夏生姜汤主之。

太阳与阳明合病，喘而胸满者，不可下，宜麻黄汤。

阳明少阳合病，必下利，其脉不负者，为顺也，负者，失也，互相克贼，名为负也，脉滑而数者，有宿食也，当下之，宜大承气汤。

三阳合病，脉浮大，上关上，但欲眠睡，目合则汗。

三阳合病，腹满身重，难以转侧，口不仁而垢，谵语遗尿，发汗则谵语，下之则额上生汗，手足逆冷，若自汗出者，白虎汤主之。

阳明中风，口苦咽干，腹满微喘，发热恶寒，脉浮而紧，若下之则腹满小便难也。

阳明病，脉浮而紧，咽燥口苦腹满而喘，发热汗出，不恶寒反恶热，身重，若发汗则躁，心愦愦反谵语，若加温针，必怵惕，烦躁不得眠，若下之，则胃中空虚，客气动膈，心中懊恼，舌上胎者，栀子豉汤主之。阳明中风，脉弦浮大，而短气，腹都满，胁下及心痛，久按之气不通，鼻子不得汗，嗜卧，一身及面目悉黄，小便难，有潮热，时时哕，耳前后肿，刺之小差，外不解，病过十日，脉续浮者，与小柴胡汤。

二阳并病，太阳初得病时，发其汗，汗先出不彻，因转属阳明，续自微汗出，不恶寒，若太阳病证不罢者，不可下，下之为逆，如此可小发汗，设面色缘缘正赤者，阳气怫郁在表，当解之熏之，若发汗不彻，不足言，阳气怫郁不得越，当汗不汗，其人躁烦，不知痛处，乍在腹中，乍在四肢，按之不可得，其人短气，但坐，以汗出不彻故也，更发汗则愈，何以知汗出不彻？以脉涩故知也。

二阳并病，太阳证罢，但发潮热，手足絷絷汗出，大便难而谵语者，下之则愈，宜大承气汤。

太阳与少阳并病，头项强痛，或眩冒，时如结胸，心下痞硬者，当刺大椎第一间、肺俞、肝俞，慎不可发汗，发汗则谵语，五日谵语不止，当刺期门。

太阳少阳并病，而反下之，成结胸，心下硬，下利不止，水浆不下，其人心烦。

太阳与少阳并病，心下硬，颈项强而眩者，当刺大椎、肺俞、肝俞，慎勿下之。

病人烦热，汗出则解，又如疟状，日晡所发热者，属阳明也，脉实者，宜下之，脉浮虚者，宜发汗，下之与大承气汤，发汗宜桂枝汤。

脉但浮，无余证者，与麻黄汤。若不尿，腹满加哕者不治。

阳明病，脉迟，汗出多，微恶寒者，表未解也，可发汗，宜桂枝汤。

阳明病，脉浮，无汗而喘者，发汗则愈，宜麻黄汤。

伤寒六七日，发热微恶寒，肢节烦疼，微呕，心下支结，外证未去者，柴胡桂枝汤主之。

太阳病，过经十余日，反二三下之，后四五日柴胡证仍在者，先与小柴胡，呕不止，心下急，郁郁微烦者，为未解也，与大柴胡汤下之则愈。

伤寒发热，汗出不解，心中痞硬，呕吐而下利者，大柴胡汤主之。

伤寒十三日不解，胸胁满而呕，日晡所发潮热，已而微利，此本柴胡证，下之不以得利，今反利者，知医以丸药下之，此非其治也，潮热者实也，先宜服小柴胡汤以解外，后以柴胡加芒硝汤主之。

阳明病，发潮热，大便溏，小便自可，胸胁满不去者，与小柴胡汤。

阳明病，胁下硬满，不大便而呕，舌上白苔者，可与小柴胡汤，上焦得通，津液得下，胃气因和，身濈然汗出而解。

伤寒医下之，续得下利清谷不止，身疼痛者，急当救里，后身疼痛，清便自调者，急当救表，救里宜四逆汤，救表宜桂枝汤。

太阴病，脉浮者，可发汗，宜桂枝汤。

述合病并病

合病并病者，表里俱病是也。方其感邪，表里同时受病者，谓之合病。表先受病，次传于里，而表邪犹在者，谓之并病。合病则剧，并病则易，此合并之略也。合病总有四证，曰太阳阳明，曰太阳少阳，曰少阳阳明，曰三阳是也。太阳阳明者，热盛于表，而势迫及里，里气扰动，下奔则利，上逆则呕，治发其表，则里随和矣，更有喘而胸满者，亦不过表实里壅也。太阳少阳者，太阳为轻，而少阳为重，故治取清热通壅。阳明少阳者，少阳邪轻而阳明病重，所以下利者，犹是热结旁流，故治宜快药。此三证者，两位之病，不相均齐，故施治责其所重也。三阳合病者，其证有二，其一，周身热炽，邪聚于阳明者为多，故主以白虎，其一，邪聚于少阳者为多，此他，阳明中风，口苦咽干，与阳明病脉浮而紧，咽燥口苦，证候恰合，而实系三阳合病，据其脉候，则专于表者也，阳明中风脉弦浮大，亦是三阳合病，而殆专于少阳者也。此合病要领也。三阴病则其机虽各异，而其位相同，此所以无合病。并病仅有二证，曰二阳、曰太阳少阳是也。二阳者，太阳病，发汗不彻，邪气进入阳明，而表证仍在者矣，治法先解其表，解已，而攻其里，如阳明篇之桂枝麻黄二条，及桂枝承气条亦是此证，其治则先表后里之法也。太阳少阳者，其二条俱用刺法，而其一条为误下结胸，然如柴胡桂枝汤，实其正方，而柴胡桂枝干姜汤，其有所兼者也。少阳与阳明并病，则无见其称，然大柴胡汤，为其对方，而柴胡加芒硝汤，其奇治也，如阳明病，发潮热，大便溏云，小柴胡证，亦即是已。此并病要领也。三阴无并病，理同合病。唯如太阳、厥阴之桂枝四逆各施，及太阴之桂枝证，即是表热里寒相兼者，殆并病之变局乎。

兼变诸证　虚乏篇

脉浮紧者，法当身疼痛，宜以汗解之，假令尺中迟者，不可发汗，何以知然？以荣气不足血少故也。咽喉干燥者，不可发汗。淋家不可发汗，汗必便血。疮家虽身疼痛，不可发汗，汗出则痉。衄家不可发汗，汗出必额上陷，脉急紧，直视不能眴，不得眠，亡血家不可发汗，发汗则寒栗而振。

汗家重发汗，必恍惚心乱，小便已阴痛，与禹余粮丸。

伤寒阳脉涩，阴脉弦，法当腹中急痛，先与小建中汤，不瘥者，小柴胡汤主之。

伤寒二三日，心中悸而烦者，小建中汤主之。

伤寒脉结代，心动悸，炙甘草汤主之。

阳明病，法多汗，其身如虫行皮中状者，此以久虚故也。

发汗病不解，反恶寒者，虚故也，芍药甘草附子汤主之。

太阳病，发汗遂漏不止，其人恶风，小便难，四支微急，难以屈伸者，桂枝加附子汤主之。

发汗后，身疼痛，脉沉迟者，桂枝加芍药生姜各一两人参三两新加汤主之。

脉浮数者，法当汗出而愈。若下之，身重心悸者，不可发汗，当自汗乃解，所以然者，尺中脉微，此里虚，须表里实，津液自和，便自汗出愈。

太阳病，先下而不愈，因复发汗，以此表里俱虚，其人因致冒，冒家汗出自愈，所以然者，汗出表和故也。里未和，然后复下之。

大下之后，复发汗，小便不利者，亡津液故也，勿治之，得小便利，必自愈。

凡病若发汗，若吐，若下，若亡血，亡津液，阴阳自和者必自愈。

太阳病，下之后，脉促，胸满者，桂枝去芍药汤主之，若微恶寒者，桂枝去芍药加附子汤主之。

发汗过多，其人叉手自冒心，心下悸，欲得按者，桂枝甘草汤主之。未持脉时，病人叉手自冒心，师因教试令欬，而不欬者，此必两耳聋无闻也，所以然者，以重发汗，虚，故如此。

太阳病，外证未除，而数下之，遂协热而利，利下不止，心下痞硬，表里不解者，桂枝人参汤主之。

伤寒服汤药，下利不止，心下痞硬，服泻心汤已，复以他药下之，利不止，医以理中与之，理中者，理中焦，此利在下焦，赤石脂禹余粮汤主之，复不止者，当利小便。

少阴病，二三日至四五日，腹痛，小便不利，下利不止，便脓血者，桃花汤主之。

少阴病，下利便脓血者，桃花汤主之。

发汗后腹胀满者，厚朴生姜半夏甘草人参汤主之。

病人脉数，数为热，当消谷引食，而反吐者，此以发汗令阳气微膈气虚，脉乃数也，数为客热，不能消谷，以胃中虚冷，故吐也。

病人有寒，复发汗，胃中冷，必吐蛔。

发汗后身热，又重发其汗，胸中虚冷，必反吐也。（《玉函》）

太阳病，当恶寒发热，今自汗出，反不恶寒发热，关上脉细数者，以医吐之过也，一二日吐之者，腹中饥，口不能食，三四日吐之者，不喜糜粥，欲食冷食，朝食暮吐，以医吐之所致也，此为小逆。

太阳病，吐之，但太阳当恶寒，今反不恶寒，不欲近衣，此为吐之内烦也。

大病差后，喜唾，久不了了，胸上有寒，当以丸药温之，宜理中丸。

伤寒解后，虚羸少气，气逆欲吐，竹叶石膏汤主之。

述坏病

坏病者，误治之后，阴阳无复纲纪，证候变乱，难以正名是也。或得之误汗，或得之误下，或误吐，或温针，而营卫乖错，邪热沉渍，或著上焦，或迫血分，或阳气虚惫，或阴液竭之，或水饮相搏，或湿热内蒸，剧易缓急，种种不同，皆是因素秉强弱、宿疾有无，与误逆之轻重而有异已。所谓汗后之汗漏动经，胸满悸筑，下后之结胸痞硬，协热下利，吐后之内烦吐食，火逆之惊狂奔豚之类，其证多端，不胜枚举，今就其情机，为之区辨，并诸兼证，以述于后，故兹不得详也。

述兼变诸证

兼变者，兼挟变坏之谓也。仲景所立唯是三阳三阴，今更设此目，岂不愆也？曰否。经虽分六病，而不特六病之正证，彼六病之所兼所变，皆具列于其中，倘不加甄辨，则至并正证而不能明，今设此目，即所以使学者于正证与兼变能判然别白，然每证必称何病之类变，以见病之条理，不出于三阳三阴六者之外焉。曰然则如汗漏动经之类，实系坏病，而今更揭仲景所未言之名者，何也？曰：坏病，是误治后变坏者，今斯诸证，有兼于未病之前者，有不经误治而变者，此所以不能题以坏病，而自立此名也。其分类者八，曰虚乏，曰热郁，曰饮邪搏聚，曰饮邪并结，曰血热，曰瘀血，曰热入血室，曰风湿，曰湿热寒湿是也。

述虚乏

虚乏者，气血虚乏是也。盖人身气血，相藉以荣养形骸，故气虚则血亦虚，血虚则气亦虚，然秉素或有偏胜，而误治亦有偏害，是以其证不一，有平素液少，不可经汗者，有平素虚弱，得病更加者，有发汗过多，及汗下错行，气血俱虚者，有汗下失度，胸中阳虚者，有误下中虚者，有误下上脱者，有大邪已解，胃虚生寒者，有大邪已解，胃虚生热者，皆病之属虚者，中间虽未必下变为阴证，犹未足言之真阴证，仍并类列于此。有平素液少，不可经汗者，何？盖其人纵有可汗之证，倘平素血液亏乏者，要须顾虑，放胆施治，必致变败，如身疼痛尺迟，即其明律也，如禁汗六条，俱系验之宿疾之法，咽喉干燥，上焦液少者也，淋家，下焦津干者也，疮家，躯壳血乏者也，衄家，血燥于上者也，亡血家，血亡于内而外随虚者也，汗家，液竭于表者也，此六者，血液所亏之处各异，故过汗之变，亦各殊矣，盖此诸证，皆阴虚阳亢，剧则必益燥热，不敢变为阴矣，但液少之人，其得表证，倘不发汗，恐无邪解之日，乃当别设关防，是在活通矣。有平素虚弱，得病更加者，何？如小建中汤证，其人胃中虚燥有寒，得病更甚，一则二三日，一则少阳病而见其候，俱用此方，以温建中脏，如炙甘草汤证，素常上焦液乏，而不能任邪者，故主此方，以滋养之，如阳明病无汗，身如虫行者，亦素虚所致也。有发汗过多，及汗下错行，气血俱虚者，何？如甘草干姜汤，芍药甘草汤证，是气血素亏，今过汗，更益虚之，而其证各见，故药亦别行，先救其阳，后救其阴，如芍药甘草附子汤证，亦气血俱虚，而其病颇重，既变少阴，治宜急救，故单捷之剂，以双补之，如桂枝加附子汤证，汗多亡阳，筋脉津燥，其表未解，脱势亦剧，故用此方，复阳敛液，如桂枝加芍药生姜各一两人参新加汤证，亦是汗后虚燥，其邪已除，脱势稍缓，故治渐救，此二方并亦双补，而专救阳者也，如大青龙汤之逆二证，俱不出桂枝加附子、芍药甘草附子之法，而厥逆筋惕肉瞤，乃其重者也，如脉浮数下之，身重心悸证，即误下致虚，与过汗同辙者也，如太阳病，先下复发汗，因致冒证，其病本轻，故汗下失序，而气血俱虚矣，如下后发汗，小便不利，是幸不至变坏者也，如汗吐下后自愈者，亦不甚虚，且邪既清解，所以勿药也。有汗下失度，胸中阳虚者，何？如桂枝去芍药汤证，因误下胸虚，邪气乘入，以为胸满，故去芍药，然表邪犹在故用桂散表，亦扶其阳，虚稍甚者，加附子救之，如桂枝甘草汤证，是过汗胸虚，然其邪既解，虚亦为轻，故治宜小方，而师试令欵条，其病加重者也。有误下中虚者，何？如桂枝人参汤证是也，此数下胃虚，邪气内陷，协热下利，故治取双救，盖殆欲属阴者矣。有误下上脱者，何？如赤石脂禹余粮汤证是也，此二三下之，下焦不约，以为泻利，故治取收涩，桃花汤之类证也。有大邪已解，胃虚生寒者，何？如厚朴生姜半夏甘草人参汤证，汗后胃寒，虚气壅滞者也，如病人脉数而反吐证，汗多胃虚气逆者也，如病人有寒，发汗吐蛔证，宿寒为阳虚而加者也，如差后理中丸证，亦胃虚寒者也，盖此诸证，尤与太阴少阴相近似焉。有大邪已解，胃虚生热者，何？如太阳中篇，误吐两证，俱胃中液燥，虚而生热者也，如差后竹叶石膏汤证，病后胃液不复，虚热上逆者也。

热郁篇

太阳病，桂枝证，医反下之，利遂不止，脉促者，表未解也，喘而汗出者，葛根黄芩黄连汤主之。

发汗吐下后，虚烦不得眠，若剧者，必反覆颠倒，心中懊侬，栀子豉汤主之，若少气者，栀子甘草豉汤主之，若呕者，栀子生姜豉汤主之。

发汗若下之，而烦热，胸中窒者，栀子豉汤主之。

伤寒五六日，大下之后，身热不去，心中结痛者，未欲解也，栀子豉汤主之。

伤寒下后，心烦腹满，卧起不安者栀子厚朴汤主之。

大病差后，劳复者，枳实栀子豉汤主之。

伤寒，医以丸药大下之，身热不去，微烦者，栀子干姜汤主之。

心下痞，按之濡，其脉关上浮者，大黄黄连泻心汤主之。

心下痞，而复恶寒汗出者，附子泻心汤主之。

热利下重者，白头翁汤主之。

下利欲饮水者，以有热故也，白头翁汤主之。

述热郁

热郁者，邪热入里，不与物相得，唯郁著各位者是也。其证不一，有表未解，膈有热者，有表既解，热灼膈间者，有心下热结者，有肠中热壅者，皆是少阳之类变尔。盖热偏在一处，故不耐白虎之大寒，且其无所谓，亦非吐下所适，是以制苦寒之剂，而为之治矣。更有上热下冷轻证，并隶于斯。有表未解，膈有热者，何？如葛根黄芩黄连汤是也，此表未解，故汗出，热犯上焦，故喘，且热势并及经下之胃，故利遂不止，所以不用桂者，恐碍里热也。有表既解，热灼膈间者，何？如栀子豉汤证是也，太阳病，误汗吐下，邪气乘入，或阳明病下早，热迸于上，俱能致之，盖不比结胸之邪藉物实，啻是邪热熏灼上焦者耳，其为证也，曰虚烦不得眠，此其轻者也，曰反复颠倒，心中懊恼，此其重也，曰胸中窒，此其郁稍甚者也，曰心中结痛，此其郁最甚者也，盖轻重虽不同，而情机则无异，故均主栀子豉汤，以凉解之。其烦热，身热不去及其外有热，手足温等，并内热外熏之候，非表未解也。至其有兼者，如栀子甘草豉汤证，是胃气不足，故少气也，如栀子生姜豉汤证，是热迫其饮，故呕也，如栀子厚朴汤证，是下后兼胃气壅滞，以为中满者也，如栀子干姜汤证，是丸药大下，兼中焦生寒者也，此二证即系虚实之分矣，如枳实栀子汤证，盖栀子厚朴汤之一类也。有心下热结者，何？如大黄黄连泻心汤证是也，此邪热乘误下之热入，而著心下，以为痞者，唯其无饮，故按之濡，然郁结稍重，故芩连之凉，兼以大黄，而麻沸汤泡用，盖意在疏泄，而不在峻利矣，如附子泻心汤证，是前证而兼表阳虚者，其病表里异情，故治亦凉温并行焉。有肠间热壅者，何？如白头翁汤证是也，此热壅下迫，故为下重，盖与肠澼同局者矣。有上热下冷轻证者，何？盖上热下冷，实厥阴之机，然更有未至其甚，犹属少阴之类变者，此所列是矣，如栀子干姜汤证，是自误下而变者也，如黄连汤证，是从素有之寒热，而膈胃异病者也。

饮邪搏聚篇

伤寒表不解，心下有水气，干呕发热而欬，或渴或利或噎或小便不利，少腹满，或喘者，小青龙汤主之。

伤寒心下有水气，欬而微喘，发热不渴，服汤已渴者，此寒去欲解也。小青龙汤主之。

太阳病下之微喘者，表未解也，桂枝加厚朴杏子汤主之。

发汗后不可更行桂枝汤，汗出而喘，无大热者，可与麻黄杏仁甘草石膏汤。

服桂枝汤或下之，仍头项强痛，翕翕发热，无汗，心下满微痛，小便不利者，桂枝加茯苓术汤主之。

伤寒汗出而渴者，五苓散主之，不渴者，茯苓甘草汤主之。

发汗已，脉浮数，烦渴者，五苓散主之。

太阳病发汗后，大汗后，胃中干，烦躁不得眠，欲得饮水者，少少与饮之令胃气和则愈，若脉浮，小便不利，微热消渴者，五苓散主之。

中风，发热，六七日不解而烦，有表里证，渴欲饮水，水入口则吐者，名曰水逆，五苓散主之。

若脉浮发热，渴欲饮水，小便不利者，猪苓汤主之。

阳明病，汗出多而渴者，不可与猪苓汤，以汗多胃中燥，猪苓汤复利其小便故也。

少阴病下利六七日，欬而呕渴，心烦不得眠者，猪苓汤主之。

发汗后，水药不得入口为逆，若更发汗，必吐下不止。

伤寒厥而心下悸，宜先治水，当服茯苓甘草汤，却治其厥，不尔水渍入胃，必作利也。

病在阳应以汗解之，反以冷水灌之，若灌之其热被劫不得去，弥更益烦，肉上粟起，意欲饮水，反不渴者，服文蛤汤，若不瘥者，与五苓散。

大病瘥后，从腰以下有水气者，牡蛎泽泻散主之。

发汗后，其人脐下悸者，欲作奔豚，茯苓桂枝甘草大枣汤主之。

伤寒若吐若下后，心下逆满，气上冲胸，起则头眩，脉沉紧，发汗则动经，身为振振摇者，茯苓桂枝术甘草汤主之。

太阳病，发汗，汗出不解，其人仍发热，心下悸，头眩身瞤动，振振欲擗地者，真武汤主之。

伤寒吐下后，发汗，虚烦，脉甚微，八九日心下痞硬，胁下痛，气上冲咽喉，眩冒，经脉动悸者，久而成痿。

述饮邪搏聚

饮邪搏聚者，有饮蓄聚，与邪相搏是也。大抵其人有宿水，或因邪而发动，或以误而势长，更得病新成者，其停潴多在心下胃脘之分，然泛漫上下，不凝结一处，其类凡四，有犯上焦者，有壅中焦者，有属表分者，有兼阳虚者，就中节目亦多云。有犯上焦者，何？如小青龙汤证，是表实，而宿饮被邪鼓激，以犯肺者也，如喘家，及桂枝加厚朴杏子汤证，是表虚，而饮邪相得者也，俱系太阳病有所兼者矣，如麻黄杏子甘草石膏汤证，是表既解，而饮热迫肺者也，如发汗后饮灌而喘，是新水所致也。有壅中焦者，何？此证之水，多自宿昔，而有太阳所兼者，有里热所挟者，有表里无热，太阳所兼，更有差别，如桂枝加茯苓术汤、茯苓甘草汤二证，是表有邪，里有水，然两者不相搏，唯饮为邪所动者，而加苓术证为重，苓甘证为轻，如五苓散证，是表有邪，而热更入里，与水相得，或为下滞，或为上逆，故外有太阳脉，内有烦渴，小便不利，主水入则吐等候，然里重而表轻，故治专利水，而旁发其汗，里热所挟者，如猪苓汤证是也，此邪气入里，与饮相并，以为共热，故渗利之品，兼以凉润，且其水并停下焦，不停中焦，盖是阳明之类证，以其有水，不为胃实也，表里无热者，如发汗后水药不得入口，及厥阴，茯苓甘草汤证是也。有属表分者，何？如文蛤散证，是冷水噀灌，水邪郁表，故主以驱散之剂，如牡蛎泽泻散证，是水气外溢，其病在下，故治从内，并得病后，新成者也。有兼阳虚者，何？此其人素虚饮停，今因误治，阳更虚，而饮亦动，其证轻重不同，如茯苓桂枝甘草大枣汤证，其病轻，而饮停下焦者也，如茯苓桂枝术甘草汤证，其病重，而饮停中焦者也，如太阳篇真武汤证，其病最重，而与术甘证，其机相近者也，如伤寒吐下后发汗，虚烦脉甚微，久而成痿，亦是术甘汤证，而经日失治者也。

饮邪并结篇

太阳病，脉浮而动数，浮则为风，数则为热，动则为痛，数则为虚，头痛发热，微盗汗出，而反恶寒者，表未解也，医反下之，动数变迟，膈内拒痛，胃中空虚，客气动膈，短气躁烦，心中懊侬，阳气内陷，心下因硬，则为结胸，大陷胸汤主之，若不结胸，但头汗出，余处无汗，齐颈而还，小便不利，身必发黄。

问曰：病有结胸，有脏结，其状何如？答曰：按之痛，寸脉浮，关脉沉，名曰结胸也。

结胸证，其脉浮大者，不可下，下之则死。

结胸证悉具，烦躁者亦死。

伤寒十余日，热结在里，复往来寒热者，与大柴胡汤，但结胸无大热者，此为水结在胸胁也。但头微汗出者，大陷胸汤主之。小结胸病，正在心下，按之则痛，脉浮滑者，小陷胸汤主之。

太阳病下之，其脉促，不结胸者，此为欲解也，脉浮者，必结胸，脉紧者，必咽痛，脉弦者，必两胁拘急，脉细数者，头痛未止，脉沉紧者，必欲呕，脉沉滑者，协热利，脉浮滑者，必下血。病发于阳，而反下之，热入因作结胸，病发于阴，而反下之，因作痞也，所以成结胸者，以下之太早故也。

伤寒六七日，结胸热实，脉沉而紧，心下痛，按之石硬者，大陷胸汤主之。

太阳病，重发汗而复下之，不大便五六日，舌上燥而渴，日晡所小有潮热，从心下至少腹硬满而痛，不可近者，大陷胸汤主之。伤寒五六日，呕而发热者，柴胡证具，而以他药下之，柴胡证仍在者，复与柴胡汤，此虽已下之，不为逆，必蒸蒸而振，却发热汗出而解，若心下满而硬痛者，此为结胸也，大陷胸汤主之，但满而不痛者，此为痞，柴胡不中与之，宜半夏泻心汤。

脉浮而紧，而复下之，紧反入里，则作痞，按之自濡，但气痞耳。

本以下之，故心下痞，与泻心汤，痞不解，其人渴而口燥烦，小便不利者，五苓散主之。

结胸者，项亦强，如柔痉状，下之则和，宜大陷胸丸。

寒实结胸，无热证者，与三物白散。

太阳病，二三日，不能卧，但欲起，心下必结，脉微弱者，此本着寒分也，反下之，若利止，必作结胸，未止者，四日复下之，此作协热利也。

何谓脏结？答曰：如结胸状，饮食如故，时时下利，寸脉浮，关脉小细沉紧，名曰脏结，舌上白苔滑者难治。

脏结无阳证，不往来寒热，其人反静，舌上苔滑者，不可攻也。病胁下素有痞，连在脐旁，痛引少腹，入阴筋者，此名脏结，死。

病如桂枝证，头不痛，项不强，寸脉微浮，胸中痞硬，气上冲咽喉，不得息者，此为胸有寒也，当吐之，宜瓜蒂散。

太阳中风，下利呕逆，表解者，乃可攻之，其人絷絷汗出，发作有时，头痛，心下痞硬满，引胁下痛，干呕，短气，汗出，不恶寒者，此表解里未和也，十枣汤主之。

伤寒汗出，解之后，胃中不和，心下痞硬，干噫食臭，下有水气，腹中雷鸣，下利者，生姜泻心汤主之。

伤寒中风，医反下之，其人下利日数十行，谷不化，腹中雷鸣，心下痞硬而满，干呕心烦不得安，医见心下痞，谓病不尽，复下之，其痞益甚，此非结热，但以胃中虚，客气上逆，故使硬也，甘草泻心汤主之。

伤寒中风，医反下之，其人下利日数十行，谷不化，腹中雷鸣，心下痞硬而满，干呕心烦不得安，医见心下痞，谓病不尽，复下之，其痞益甚，此非结热，但以胃中虚，客气上逆，故使硬也，甘草泻心汤主之。

伤寒五六日，已发汗而复下之，胸胁满微结，小便不利，渴而不呕，但头汗出，往来寒热，心烦者，此为未解也，柴胡桂枝干姜汤主之。

伤寒发汗，若吐若下，解后，心下痞硬，噫气不除者，旋覆代赭石汤主之。

述饮邪并结

饮邪并结者，水饮与邪相并顽结是也。亦是素有澼饮，或因误治而并，或不因误而并，其结在胸中者有结胸，有脏结，有胸有寒，在心下者，有热实，有冷热不调，要皆凝固一处者也。结胸者，何？饮邪相结，以盘居胸膛，遂及心下是也，盖阳明病之类变，而其证更有等差，如大陷胸汤所主，膈内拒痛，心中懊恼，心下因硬者，其正证也，其来多因太阳病误下，亦有不因误下者，心下痛按之石硬，其证稍重，有自重汗复下者，从心下至少腹硬满而痛不可近，此兼胃实，其证最重，有自少阳病误治者，盖轻重来路，俱虽有异，其性则一，故均用此方，以驱除水热也，如大陷胸丸证，是其并结稍轻于前证，然势连甚于上者也，如小结胸，是病不及膈，属最轻证，故不假攻下，然亦是并结，所以犹须陷胸之法也，如寒实结胸，盖系太阳之类变，此膈间素有寒涎，邪气内陷，相化为实，或是有膈痛心下硬等证，其势连及于下，而阳犹持者，故峻利之也，如本有寒分，下之作结胸者，亦是寒实，然阳素虚，故不宜利药也。脏结者，何？阴寒上结，如结胸状是也，此亦太阴之类变，乃与寒实结胸相似而有异，盖深因沉著，宗气亦衰，故不任攻下，错恶最极者也，如病胁下素有痞，是其位稍殊，而寒凝则一，故同其称矣。有胸有寒者，何？如瓜蒂散证是也，此亦膈中顽涎，与邪相实，盖不自误下者，故病势甚于上，以为寸脉微浮，胸中痞硬，气冲喉咽等候，而不及心下，亦不痛，及其闭甚，阳气阻格，以致厥逆，即是邪高结甚，不得不因而越之，此方之所由设也。有结在心下，而热实者，何？如十枣汤证是也，亦系阳明之类变，其病连胁下，而水与邪，其势俱猛，自非此快峻，岂能直折之者乎？有结在心下，而冷热不调者，何？此其人胃气素弱，水液不行，而误治更虚，胃冷热搏，以为痞硬者是也，盖虚实相半，故病势颇缓，实系少阳之类变，如其治法，温凉并行，以调停之，但其证有别，半夏泻心汤证，是饮盛者也，如生姜泻心汤证，是寒胜者也，如甘草泻心汤证，是虚胜者也，更有二证相类，其一，如柴胡桂枝干姜汤证是也，此病涉太少，而兼饮结，亦冷热并有者也，其一，如旋覆代赭汤证是也，此邪既解，而胃弱饮逆者也。

血热瘀血篇

太阳病，脉浮紧，无汗发热，身疼痛，八九日不解，表证仍在，此当发其汗，服药已微除，其人发烦目瞑，剧者必衄，衄乃解，所以然者，阳气重故也，麻黄汤主之。

太阳病，脉浮紧，发热身发汗，自衄者愈。

凡服桂枝汤吐者，其后必吐脓血也。

阳明病，口燥，但欲漱水，不欲咽者，此必衄。

伤寒脉浮紧，不发汗，因致衄者，麻黄汤主之。

脉浮发热，口干鼻燥，能食者，则衄。

少阴病，八九日，一身手足尽热者，以热在膀胱，必便血也。

少阴病，但厥无汗，而强发之，必动其血，未知从何道出，或从口鼻，或从目出者，是名下厥上竭，为难治。

若脉数不解，而下不止，必协热便脓血也。

少阴病，下利便脓血者，可刺。

伤寒先厥后发热，下利必自止，而反汗出，咽中痛者，其喉为痹，发热无汗，而利必自止，若不止，必便脓血，便脓血者，其喉不痹。

伤寒发热四日，厥反三日，复热四日，厥少热多者，其病当愈，四日至七日，热不除者，必便脓血。

淋家，不可发汗，发汗必便血。

太阳病中风，以大劫发汗，邪风被火热，血气流溢，失其常度，两阳相熏灼，其身发黄，阳盛则欲衄，阴虚小便难，阴阳俱虚竭，身体则枯燥，但头汗出，齐颈而还，腹满微喘，口干咽烂，或不大便，久则谵语，甚者致哕，手足躁扰，捻衣摸床，小便利者，其人可治。

太阳病，以火熏之，不得汗，其人必躁，到经不解，必清血，名曰火邪。

脉浮热甚，而反灸之，此为实，实以虚治，因火而动，必咽燥吐血。

微数之脉，慎不可灸，因火为邪，则为烦逆，追虚逐实，血散脉中，火气虽微，内攻有力，焦骨伤筋，血难复也。

衄家，不可发汗，汗出必额上陷，脉急紧，直视不能眴，不得眠。伤寒一二日至四五日，厥者，必发热，前热者后必厥，厥深者热亦深，厥微者热亦微，厥应下之，而反发汗者，必口伤烂赤。

太阳病，不解，热结膀胱，其人如狂，血自下，下者愈，其外不解者，尚未可攻，当先解其外，外解已，但少腹急结者，乃可攻之，宜桃仁承气汤。

太阳病，六七日，表证仍在，脉微而沉，反不结胸，其人发狂者，以热在下焦，少腹当硬满，小便自利者，下血乃愈，所以然者，以太阳随经，瘀热在里故也，抵当汤主之。

太阳病，身黄，脉沉结，小腹硬，小便不利者，为无血也，小便自利，其人如狂者，血证谛也。抵当汤主之。

伤寒有热，少腹满，应小便不利，今反利者，为有血也，当下之，不可余药，宜抵当丸。

述血热瘀血

血热者，邪热内并，以迫血分是也。盖热之迫血，或血失故道，扰动外溢，或热气燔灼，血液闪烁，其内溢者，有自衄而愈，有用麻黄汤衄而解，有衄而犹用麻黄，皆是属表者也，有热壅上焦，而吐脓血，有热迫下焦，血下而愈，有里热而衄，有热陷入里，及阴变阳而便血，如便脓血，皆是属里者也，更有淋家误汗而便血，有火逆而衄，如吐血，如清血，有少阴误汗，而血自口鼻出，亦并属里者也，其内铄者，有衄家误汗，以增煎熬，有素虚误灸，血散脉中，在厥阴误汗，口伤烂赤，及热气有余发痈脓，皆是营血受伤也。瘀血者，血失常度，瘀畜下焦是也。盖邪热壅郁血中，则相搏为瘀，唯其瘀也，血即水类，故必就下，以结少腹焉，其证有结日浅而病势剧者，有结日深而病热势者，治之之法，随而有别矣，结日浅而病势剧者，桃核承气汤证是也，此盖从失汗，邪气内并所致，其结未紧，故热未敛，而势殊剧，所以此方亟逐利之也，结日深而病势慢者，抵当汤丸证是也，大抵亦自失汗，而其结既紧，其热既敛，故势殆慢，所以专破溃之，但更轻重，是以有汤丸之分矣，桃核之血，多结于得病之后，抵当之血，多结于得病之先，然未可一例而论也，要之病虽在下，均是属实，乃阳明病之类变也。

热入血室篇

妇人中风，发热恶寒，经水适来，得之七八日，热除而脉迟身凉，胸胁下满，如结胸状，谵语者，此为热入血室也，当刺期门，随其实而取之。

妇人中风，七八日，续得寒热，发作有时，经水适断者，此为热入血室，其血必结，故使如疟状，发作有时，小柴胡汤主之。

妇人伤寒，发热，经水适来，昼日明了，暮则谵语，如见鬼状者，此为热入血室，无犯胃气及上二焦，必自愈。

阳明，下血谵语者，此为热入血室，但头汗出者，刺期门，随其实而泻之，濈然汗出则愈。

述热入血室

热入血室者，妇人月事与邪相适，热乘子户是也，有自适来者，有自适断者，适断者，未得病前，月事已来，而得病方断者也，适来血不结，适断则结，治之之法，适来，则曰刺期间，曰无犯胃气及上二焦，而不示方药，然除小柴胡，他无相当也，适断，则虽属血结，而不敢攻之者，以仅是血道为邪滞，非有瘀畜，故小柴胡汤以清其热，则结自散也，要之，此二证，俱邪遏血而遂拒胸胁，实少阳之类变也。更有一证，阳明病，下血谵语者是也，此胃实之热，迫血下夺，血室随空，邪随乘入者，其机稍与前证异，然亦恐柴胡所宜，但胃实轻重，所须加察焉。

湿热寒湿篇

阳明病，发热汗出者，此为热越，不能发黄也，但头汗出，身无汗，剂颈而还，小便不利，渴饮水浆者，此为瘀热在里，身必发黄，茵陈蒿汤主之。

伤寒七八日，身黄如橘子色，小便不利，腹微满者，茵陈蒿汤主之。

伤寒身黄，发热，栀子柏皮汤主之。

伤寒瘀热在里，身必发黄，麻黄连轺赤小豆汤主之。

阳明病，脉迟，食难用饱，饱则微烦，头眩，必小便难，此欲作谷瘅，虽下之腹满如故，所以然者，脉迟故也。

伤寒发汗已，身目为黄，所以然者，以寒湿在里不解故也，以为不可下也，于寒湿中求之。

述湿热寒湿

湿热者，水湿内瘀，热气熏蒸，相郁发黄是也。此犹阳明病，唯有燥湿之分，盖其人州都不通，内蓄水湿，而得病之后，胃热相酿，以为重浊，殆如淤泥之黏泞，是所以郁甚成黄，故以茵陈蒿汤逐除湿热也，更有二证，其一，前证而未内实者，单清凉之，栀子檗皮汤证是也，其一，湿热外迫者，专发散之，麻黄连翘赤小豆汤证是也。

寒湿者，其人素胃寒有湿，邪气相郁为黄，如谷疸，及寒湿在里证是也，此太阴病之类变，而寒亦发黄者，犹是郁黢所致也。

风湿篇

伤寒八九日，风湿相搏，身体疼烦，不能自转侧，不呕不渴，脉浮虚而涩者，桂枝附子汤主之，若其人大便硬，小便自利者，去桂加术汤主之。

风湿相搏，骨节疼烦，掣痛不得屈伸，近之则痛剧，汗出短气，小便不利，恶风不欲去衣，或身微肿者，甘草附子汤主之。

述风湿

风湿者，太阳病而兼湿邪是也。得病之初，两邪相合，以湿性濡滞，故数日之间，犹淹留骨节，而其卫虚，其寒亦甚，治宜温发，而证有轻重，故设桂枝附子、甘草附子二汤，如里素有热者，有去桂加术之法，风湿之病，不止是证，其详在杂病论中，此唯存梗概耳。

霍乱篇

问曰：病有霍乱者何？答曰：呕吐而利，此名霍乱。

问曰：病发热头痛，身疼恶寒，吐利者，此属何病？答曰：此名霍乱。霍乱自吐下，又利止，复更发热也。

伤寒，其脉微涩者，本是霍乱，今是伤寒，却四五日，至阴经上，转入阴必利，本呕，下利者，不可治也，欲似大便，而反失气，仍不利者，此属阳明也，便必硬，十三日愈。所以然者，经尽故也，下利后，当便硬，硬则能食者愈，今反不能食，到后经中，颇能食，复过一经能食，过之一日当愈，不愈者，不属阳明也。

霍乱，头痛，发热，身疼痛，热多欲饮水者，五苓散主之。寒多不用水者，理中丸主之。

吐已下断，汗出而厥，四肢拘急不解，脉微欲绝者，通脉四逆加猪胆汁汤，主之。

吐利汗出，发热，恶寒，四肢拘急，手足厥冷者，四逆汤主之。

恶寒，脉微而复利，利止，亡血也，四逆加人参汤主之。

吐利止而身疼不休者，当消息和解其外，宜桂枝汤小和之。既吐且利，小便复利而大汗出，下利清谷，内寒外热，脉微欲绝者，四逆汤主之。

吐利，发汗，脉平，小烦者，以新虚不胜谷气故也。

述霍乱

霍乱者，内有所伤，外有所感，挥霍之间，便致撩乱是也。其证，内而清浊相干，心腹搅刺，上吐下泻，外而邪正相搏，发热头痛，身疼恶寒，施治之法，以里为急，即先温其里之例也，其病轻者，有热多寒多之分，俱以去胃湿为要，而有五苓、理中之别，其重者，阳之寒盛，则更次第疗之，犹少阴之例，一以回阳为主，如四逆汤，通脉四逆汤，及加猪胆汤，四逆加人参汤是也，其里和而表未和者，用桂枝汤，即乃攻其表之例也。

差后劳复篇

大病差后，劳复者，枳实栀子豉汤主之。

伤寒差以后，更发热，小柴胡汤主之，脉浮者，以汗解之，脉沉实者，以下解之。

伤寒解后，虚羸少气，气逆欲吐，竹叶石膏汤主之。

大病差后，从腰以下有水气者，牡蛎泽泻散主之。

大病差后，喜唾，久不了了，胸上有寒，当以丸药温之，宜理中丸。病人脉已解，而日暮微烦，以病新差，人强与谷，脾胃气尚弱，不能消谷，故令微烦，损谷则愈。

述差后劳复

差后劳复者，大邪既解，阴阳未谐，早有劳动，余热复集是也。热必自内发，故枳实栀子汤，为其对治，如小柴胡汤，亦其正治也，如脉浮者，病后新感也，如脉沉实者，热实于胃也，如竹叶石膏汤证，胃液不复，虚热上逆者也，如枳栀之加大黄，盖所谓食复也，如牡蛎泽泻散证，输化不职，水气外溢者也，如理中丸证，胃虚而上焦有饮者也，此二证者，盖不过以其系病后隶之，实不必劳复也，病邪解除，既至勿药，则唯任调养，医之能事于是毕矣，是故结以损谷则愈，亦所以例百病也矣。

二、刘师《论对中医与中西医结合的认识》

余效力中医学凡 30 余年，虽于此道无甚深造诣，然对其弊端却常常再而思之。今不惮浅陋，将一己之管见四则公诸于世，以求同好斧正，或可有裨于今世云尔。

在新中国刚刚诞生后，党中央和政府就提出：中医科学化、西医大众化。继而又指出中西医结合这条道路。但是，中西医怎样结合？中西医结合为何一直没有形成规章制度？中西医结合所创造的新成绩是什么？这些问题始终没有得到很好的解决。仅以我个人认识：结合应是指以中医、西医各自所长，综合性地对病者施治，进而理论化、系统化，使之成为中国独特的适应新形势的新医学，更好地为人民健康服务。它应该使每个医生都能掌握中、西医两者较高的理论技术水准，根据具体患者个体的适宜，选用中医和西医的单一诊疗法或综合诊疗法。例如：一位医师，在应诊一名患者时，采用了中医诊法，西药疗法；西医诊法，中药治疗；或以中西医诊法，中西药治疗。这都称中西医结合。这不是只用口头上的结合所能解决的。又如只有一种本领的中西医师，双方进行会诊，都能肯定各自的准确疗效来。比较优劣之后，择善者而从之，亦称中西医结合。

如果通过诊断后，各自选用各自处理的方法，这不叫中西医结合。总之，就是中西医技术性结合，而不是仅以中西药物的配合。现在大都是盲目合用中西药，把这也称谓中西医结合。这种"结合"是终无统一概念之直接结合，在实践上是十分有害的。因为中西药都有其各自的配伍禁忌，而中西药之间的配伍禁忌到目前为止尚未有人阐明。混服中西药，实际上是一种二者不统一的药物配合。现在多把这种药物配合称之为"中西医结合"，我认为这是当今医界之一通弊。

现在均以吴氏《温病条辨》作为医家四部经典之一，斯唱不知起于何人，致使鱼目混珠。由此以来，则中医之正义不明世矣！吴氏用臆度推测之论抨击前贤，殊觉欠妥。如讲病理，方药纯用想象推理的方法，不符合事实。

仲景伤寒之学是以三阴三阳学说，阐述多种外感热病发展规律之书，内容丰富：证、法、方、药、救误等，俱有详述。丹波氏云："张子触类而长之，以阴阳标寒热，以六经配表里虚实，常变兼该，细大不遗，立名约而析事明，使人易辨识。但总外感，而名伤寒，先圣后圣，其揆一也。"（见《伤寒广要》序论）其言实为切当，其法亦能治外感热病以外的普通病。处理日常之病，必以此书为基础，才是正确的。

张仲景著《伤寒论》乃治四季热病之书也。吴瑭著《温病条辨》亦治四季热病之书也。仲景视四季热病皆伤寒。吴瑭视四季热病皆温疫也。只不过因时代不同，同其病而异其名而已。即总外感而名伤寒也明矣。仲景之书乃集千圣之大成，承前启后之名著，故历代不出其范畴。可足法万世，放之四海皆准。此实医家之圣典也。吴瑭之书根据当时流行之病，自己试验之方，实为一家言，因是可法可传者绝少，不合于法而荒谬者甚多。其价值不啻云泥相比也，岂可奉为典章哉！由是，"四部经典"应削去《温病条辨》，当之以《本草经》。即《内经灵素》、《本经》、《伤、金》、《脉经》、《甲乙》，故而历来诸朝政府都把仲师之所著例尊为经，其他《本经》传之，启自炎帝，或谓仲景元化辈所记，大多功效确切，综要可述。他如叔和集秦汉诊断大成，皇甫籍九灵之针砭，皆万世不易之规，此等诸书尊奉云经，庶无愧辞。其有裨于医者，药性、配方、诊断、巧治，已尽完美。理法方药规矩可循，俾使陷秦之璧复归于赵。祸福于万众，凡事不可轻举，此乃成败之策也。而谬者与圣典并垂不朽者，贻害后学非浅。此其不能不为中医学之又一弊也。

今世著书，多以六经辨证、八纲辨证、三焦营卫气血辨证、脏腑辨证及十二经辨证等并列。而究竟哪一种较为确切呢？著者均未指明，使学者无所适从。我以为八纲辨证脱胎于六经辨证，三焦营卫气血辨证，亦未能逃脱出六经之外。脏腑辨证仅论述急性热病以外固定型各病病理及治疗。十二经辨证本为针灸立法，后人不明此义，竟把它贯穿到内、外各科去了。本草与十二经有何相干，后人强把药物纳入十二经。仲景的三阴三阳不是经络之义。请观《伤寒论述义》答问第十八可证焉。后人用脏腑经络学说去强解《伤寒论》，致此种种，更使后来者悬惑难解。由是以来，中医学真相不明于世矣！倘若按照这些不符合事实的论说，去学习，应用于临床，势必造成错诊，误治。轻症误措每成痼疾，岂不痛哉！余临床三十年之久，屡见不鲜。每遇有此种病况，目击心伤，哀叹不已！然而世医多不识此，不深究先圣之书，以斯为训，这岂不为中医弊之三者乎！

西医学习中医，是 1954 年党和政府为我国医学发展指出的康庄大道。由此，中医学本身的发展就益发显得重要。然而，建国 30 多年来，中医学本身尚存颇多问题，俟待解决。例如：中医学术，现有古方派、后世方派及折衷三学派之分，其立论制方各不相同。凡西医学习中医之教材，多以后世诸家私意杜撰之论为基础，且漫然拾集各家之方，其间能统一连贯者绝少，诸论亦不统一，各行其是。因此，治疗无规则矣！俾得学习者未能彻底领悟中医学术精髓，而逐渐失去信念，有的至为不用。加之卫生界多为西医和外行执政，大部分对中医学术缺乏认识，正如龙野一雄在其《中医临证处方入门》第一章所说："世人对中医学的看法，可以说大部分是认识不足的。"因此，西学中虽然一直在提倡，但始终未能得到好的效果。

因有以上主要弊端，余触景生情，引以自问：一、为何中医政策未能很好的落实？二、为何如今之中医后继乏人、乏术？三、为何日本中医论著，很多优于中国，而中国仍无中医学统编教材呢？四、中医在广大人民群众中备受欢迎，而在某些医者本身却妄自巫枉呢？这些足以说明中国中医之教材，应仿效走日人之路。以仲景学说为核心，其他无路可循。仲景不及处，可于后世诸论中抉其精当者而补之。惟日人丹波父子章法纯正，条理井然，实能通晓先圣真意。《辑》、《述》等编，独步九洲，震驰全球，尤不可不参。汤本求真、龙野一雄二氏之所著各编核当，亦为西医学习中医之所必须。以此作为辅助教材，或有良好教益。因汤、龙二氏皆为西学之典范，而后著书成名，如借鉴是书，确是学习古方的消化剂，亦为初学中医者的指南。此必经桥梁为西医学习中医者所不履，诚为四之弊，尤觉殊甚。

吾尝终日再思之，医学之道大遍及全球，医家之书多汗牛折轴，医者之任重有关民命，谁人又不慎哉！敝人由 1955 年考入河北省中医进修学校，荣受国家培育，此后对自身修养，开创了良好条件，成为祖国中医队伍之一员。历经 30 年，每日有患者就诊于余，要求解决疾苦，拯救生命，多者竟日数十人，疾苦与生命，迫使我进一步去研究医学，重视临床，争取在诊治上的切当而无误，必求之于认识人体经验的事实为急务，则正确的理论应从实践中来。遗诸人体经验的事实，若只求理论之研究的圆满，那么文学家也能写出中医学著作。此又不同于制数学者，只为理论研究而已足，无需用其经验的知识。中医学，则非单纯之理论所能解决之，故不得不求之于经验的结合。若理论脱离经验的事实，只可谓非真正理论，所以余之重视临床也。吾认为医书可不用其装饰词为好，经过历史检验，符合客观事实，就存在。不符合客观事实，就被淘汰。如果字栉句比探讨古今之论，再审诸现证，就会感到后世诸论多为纲目不析，秩序混乱，颇难遵循。所以龙野一雄说："著者研究古方为主，最初混合的学习古方和后世方会陷于经验主义，而不能深入地研究。因此建议读者先根据古方学到一个体系。但是真正把古方研究到深处，自然就会想到后世方，到这种程度时，对后世方也会正确地理解。希望在初学的阶段，还是正确地学习古方。"汤本求真氏亦云："必须先就古方医术研究有得，行有余力，然后及于后世诸方可也。"逮按其实，则知只有仲景书有资格代表中国中医学，所以我对《伤寒论》、《金匮要略》产生了学习信心。正要下定决心把仲景学说进一步探索学习，此刻"文革"来临，使余之学术探讨废弃十余年之久。自粉碎"四人帮"后，特别是党的三中全会以来，我又重新获得了生命。久弃之志，再而振之。不时苦思，既拙识有斯弊端，不忍终默，窃欲振而起之。譬之误光之鸡，耗人清梦，要在不失晨计，当然——没有什么文章价值的东西，但是还望大家转身推枕一下，当个呼吁材料吧！

1984 年 3 月

三、刘师《"中医节"之由来》

在黑暗的旧中国，统治者本末倒置，连中国之国粹"中医"也不放过，扬言中医杀人4000年，并对中医意取缔。

传统中医药学术，有4000年的历史，始终对广大人民的疾苦，对人类的繁衍昌盛，担负着光荣的使命，任何社会和个人都抹灭不了它的功绩。但在1929年，当时的国民党政府中央卫生委员会通过了《废止旧医以扫除医事卫生之障碍案》的决议，妄图一举消灭中医。此决议立即引起全国人民的愤慨，在上海召开了全国医药界代表大会。210个集团，以吴铁成先生、陆士谔先生、秦伯未先生为代表，直赴南京要求国民党政府取消该项议案，在中医药界的抗议和广大人民群众的反对下，并通过当时中西医界激烈地辩论之后，国民党当局不得不取消这个原议案，使这次捍卫祖国医学的斗争取得了胜利。为了纪念这次中医药学取得的光荣胜利，当时定为每年3月18日为"中医节"。

第三章 家传抄本

一、张师家传抄本《陶弘景·辅行诀五脏用药法要》

辅行诀五脏用药法要
梁·华阳隐居陶弘景撰

隐居曰：凡学道辈，欲求永年，先须祛疾。或有夙痼，或患时恙，一依五脏补泻法例，服药数剂，必使脏气平和，乃可进修内视之道。不尔，五精不续，真一难守，不入真景也。服药祛疾，虽系微事，亦初学之要领也。诸凡杂病，服药汗吐下后，邪气虽平，精气被夺，致令①五脏虚疲，当即据证服补汤数剂以补之。不然，时日久旷，或变为损证，则生死转侧耳。谨将五脏虚实证候悉列于下，庶几识别焉。

（一）辨肝脏病证文

肝虚则恐，实则怒。

肝病者，必两胁下痛，痛引少腹，令人善怒。虚则目恍恍有所见，耳有所闻，心澹澹然如人将捕之。气逆则耳聋，颊肿。治之取厥阴、少阳血者。

邪在肝，则两胁中痛，中寒，恶血在内，则胻善瘈，节时肿。取之行间以引胁下，补三里以温胃中，取耳间青脉以去其瘈。

肝德在散，故经云：以辛补之，酸泻之；肝苦急，急食甘以

① 致令：原作"至令"，据上下文意改。

缓之。适其性而衰之也。

小泻肝汤：治肝实，两胁下痛，痛引少腹迫急，时多怒，干呕者方。

枳实熬　芍药　生姜各三两

上三味，以清浆水三升，煮取一升，顿服。心中悸者，加甘草二两；咳者，加五味子二两；小便不利者，加茯苓二两；下利赤白者，加黄芩二两，或加薤白一升，先煮去滓，内诸药，取如量。

大泻肝汤：治头痛目赤，时多恚怒，胁下支满而痛，痛连少腹，迫急无奈者方。

枳实熬　芍药各三两　生姜切　甘草炙　黄芩　大黄各一两

上六味，以水五升，煮取二升，温分再服。

小补肝汤：治忧疑不安，时多恶梦，气上冲心，汗出，周身无力，头目眩晕者方。

桂枝　干姜　五味子各三两　大枣十二枚，去核

上四味，以水八升，煮取三升①，温服一升，日三服。心中悸者，加桂枝一两半；冲气盛者，加五味子一两半；中满者，去枣；心中如饥者，还用枣；咳逆头痛者，加细辛一两半；四肢冷，小便难者，加附子一枚炮；腹中寒者，加干姜三两；自汗出者，加桂枝二两；胁下坚急者，去枣，加牡蛎四两；哕逆者，去枣，加橘皮三两；头面四肢浮肿者，去枣，加黄芪三两；苦消渴者，加麦门冬二两。

大补肝汤：治凤曾跌仆，内有淤血，或缘久劳，精血内虚，神疲肢缓，身时浮肿，心悸，汗出，气自少腹上冲咽，胸胁苦满，多淡饮，干呕，不能食，头目眩晕，不能坐起者方。

桂枝　干姜　五味子各三两　大枣十二枚，去核　旋覆花代赭石烧　竹叶各一两

---

① 三升：原本换算后作"六升"，据它本改。

上七味，以水一斗，煮取四升①，温服一升，日三夜一。

（二）辨心脏病证文

心虚则悲不已，实则笑不休。

心病者，必胸内痛，胁下支满，膺背肩胛间痛，两臂内痛。虚则胸腹胁下与腰相引痛。取其经手少阴、太阳及舌下血者，其变刺郄中血者。

邪在心，则病心中痛，善悲，时眩仆，视有余不足而调之。

经云：诸邪在心者，皆心包代受，故证如是。

心德在软，故经云：以咸补之，苦泻下；心苦缓，急食酸以收之。

小泻心汤：治卒得心痛，胁下支满，气逆攻膺背肩胛间，不可饮食，食之反笃者方。

龙胆草　栀子打　盐豉各三两

上三味，以酢三升，煮取一升，顿服，少顷②，得吐即瘥。

大泻心汤：治暴得心腹痛，痛如刀刺，欲吐不吐，欲下不下，心中懊恼，胁背胸支满迫急不可奈者方。

龙胆草　栀子打　盐豉各三两　升麻　苦参　半夏各一两

上六味，以苦酒三升，水二升，煮取，温服一升。当大吐下，即瘥。

小补心汤：治胸痹不得卧，心痛彻背，背痛彻心者方。

栝蒌一枚捣　薤白八两　半夏半升

上三味，以白酒七升，煮取二升，温分再服。

大补心汤：治胸痹，心中痞满，气结在胸，时从胁下逆抢心，心痛无奈方。

---

① 四升：原本换算后作"八升"，据它本改。
② 少顷：原作"少倾"，据上下文意改。

　　栝蒌一枚捣　薤白　半夏洗各半升　桂枝一两　枳实熬，二两　厚朴四两 生姜二两，切

　　上七味，以白酒一斗，先煮枳实、厚朴取五升，去滓，次内余药煮二三沸，去滓，分温三服。

　　心包气实者，受外邪之动也，则胸胁支满，心中澹澹大动，若车马惊，面黄目赤，善笑不休，或口舌生疮，或吐衄血。虚则血气少，善怒，久不已，发癫仆。

　　小泻心汤：治心气不定，心中跳动不安，吐血，衄血。

　　黄连　黄芩　大黄各三两

　　上三味，以麻沸汤三升，渍一食顷，绞去滓，顿服。气噎者，加生姜二两；呕者，加半夏二两；汗出恶寒者，加附子一枚炮；腹痛下利脓血者，加干姜二两；目痛，口舌生疮者，加枳实二两。

　　大泻心汤：治心中怔忡不安，时或哭笑，胸中痞满，心中澹澹大动，口舌生疮，面黄目赤，或吐血、衄血。

　　黄连　黄芩　大黄各三两　芍药　干姜　甘草各一两

　　上六味，以水五升，煮取二升，温分再服。

　　小补心汤：治心虚，血气停滞，胸中烦满，时噫气出，时悲泣，心中动悸者方。

　　代赭石烧赤，以醋淬三次　竹叶　旋覆花　豉各二两

　　上四味，以水五升，煮取二升，温服一升，日三服。怔忡惊悸不安者，加代赭石一两半[①]；烦热汗出者，去豉，加竹叶一两半；身热还用豉；心中窒痛者，加豉一两半；气苦少者，加甘草三两；心下满者，去豉，加人参一两半；胸中冷而多噫者，加干姜一两半；咽中介介者，加旋覆花一两半，胸中支满者，去豉，加厚朴四两；咳者，去豉，加五味子二两；小便频数者，加山萸肉二两；心烦不得眠者，加枣仁二两。

———————

　　① 一两半：底本原作“1000 克”，换算后约为“三十两”，当是笔误，据它本改。

大补心汤：治心虚，气血滞痹，胸中烦满，心悸不安，咽中噎塞，脉结，汗出，痞满不食，时眩仆，失溺者方。

代赭石烧赤，以醋淬三次　旋覆花　竹叶　豉各三两　甘草　茯苓　桂枝各二两

上七味，以水一斗，煮取四升，温服一升，日三夜一服。

（三）辨脾脏病证文

脾虚则腹满，飧泻；实则四肢不用，五脏不安。

脾病者，必身重，苦饥，肉痛，足痿不收，行善瘛，脚下痛。虚则腹满肠鸣，溏泻，食不化。

邪在脾，则肌肉痛。阳气不足，则寒中，肠鸣，腹痛；阴气不足，则善饥。皆调其三里。

脾德在缓，故经云：以甘补之，辛泻之，脾苦湿，急食甘以燥之。

小泻脾汤：治脾气寒，身重不胜，四肢挛急而冷者方。

附子一枚炮　干姜　甘草炙各三两

上三味，以水三升，煮取一升，顿服。腹痛者，加芍药二两；呕者，加生姜二两；咽痛者，加桔梗二两；食已如饥者，加黄芩二两；胁下偏痛有寒积者，加大黄二两。

大泻脾汤：治脾气不行，善饥而食，食而不下，心下痞，胁下支满，四肢拘急者方。

附子一枚炮　干姜　甘草炙各三两　大黄　黄芩　芍药各一两半

上六味，以水五升，煮取二升，温分再服。

小补脾汤：治胸腹胀满，饮食不化，呕利并作，脉微者方。

人参　甘草炙　干姜　白术各三两

上四味，以水八升，煮取三升，温分三服，日三次。若脐上筑动者，去术，加桂四两；吐多者，去术，加生姜三两；下利多

者，仍用术；心中悸者，加茯苓二两；渴欲饮者，加术至四两半；腹中满者，去术，加附子一枚，炮；腹中痛者，加人参二两；腹中寒者，加干姜二两。

大补脾汤：治腹胀大，坚如鼓，腹上青脉出，四肢消瘦，大便时溏如鸭屎，小便短涩如蘗汁①，口干，气逆，鼻时衄血出者方。

人参　甘草炙　干姜　白术各三两　枳实熬　芍药　茯苓各二两

上七味，以水九升，煮取三升，温分三服。

（四）辨肺脏病证文

肺虚则鼻息不利，少气；实则喘咳，凭胸仰息。

肺病者，必咳喘逆气，肩息，背痛，汗出憎风。虚则胸中痛，少气不能报息，耳聋，咽干。

邪在肺，则皮肤痛，发寒热，上气喘，汗出，咳动肩背。取之膺中外输，背第三椎傍，以手按之快然，乃刺之，取缺盆以越之。

肺德在收，故经云：以酸补之，咸泻之；肺苦气上逆，急食辛以散之，开腠理以通气也。

小泻肺汤：治胸中迫满，咳喘，不可卧者方。

葶苈子熬黑打如泥　大黄　枳实各三两

上三味，以水三升，煮取二升，温分再服。喉中水鸣声者，加射干一两；胸中痞满者，加厚朴二两；苦喘不汗出者，加麻黄二两；食噎者，加干姜二两；矢气不转者，加甘草炙二两。

大泻肺汤：治胸中有痰涎，喘咳不得卧，迫满，心下痞，时腹中痛者方。

葶苈子熬　大黄　枳实各三两　干姜　黄芩　甘草炙各一两半

---

① 蘗汁：原作"蘗汁"，据通用药名改。

上六味，以水五升，煮取二升，温分再服。

小补肺汤：治胸中积饮，咳而不利，喘不能息，鼻齆不闻香臭，口舌干燥者方。

麦门冬　五味子　旋覆花各三两　细辛一两

上四味，以水五升，煮取二升，温分再服。胸中烦热者，去细辛，加海蛤一两；苦闷痛者，加细辛一两；头痛者，加细辛二两；咳痰不出脉结者，加旋覆花二两；苦眩晕者，去细辛，加泽泻一两；咳而吐血者，倍麦门冬为六两；咳而咯血者，去细辛，加紫菀二两；苦烦渴者，去细辛，加粳米二两①；鼻不利者，仍用细辛；口干燥渴者，加麦门冬二两；咽中痛者，去细辛，加桔梗二两；咳逆作呕者，加乌梅七枚。

大补肺汤：治肺痨，咳喘不利，鼻齆，胸中烦热，心下痞，时吐血者方。

麦门冬　五味子　旋覆花各三两　细辛一两　生地黄　竹叶　甘草各一两半

上七味，以水一斗，煮取四升，温分四服，日三夜一。

（五）辨肾脏病证文

肾气虚则厥逆，实则腹满，泾溲不利。

肾病者，必腹大胫肿，身重，嗜寝。虚则腰中痛，大腹小腹痛，尻阴股膝挛，胻足皆痛。

邪在肾，则骨痛，阴痹，阴痹者，按之不得。腹胀，腰痛，大便难，肩背项强痛，时眩仆。取之涌泉、昆仑，视有余血者，尽取之。

肾德在坚，故经云：以苦补之，甘泻之；肾苦燥，急食咸以润之，至津液也。

---

① 二两：底本原作"250克"，换算后约为"八两"，当是笔误，据它本改。

小泻肾汤：治腰脊中痛，小便赤少不利，少腹满者方。

茯苓　黄芩　甘草各三两

上三味，以水二升，煮取一升，顿服。目下肿如卧蚕者，加猪苓二两；眩晕者加泽泻二两；呕者加半夏二两；大便硬者，加大黄二两；小便不利者，加枳实二两；头痛加桂心一两；茎中痛者，加瞿麦一两。

大泻肾汤：治小便赤少不利，时溺血，大便难，少腹迫满而痛，腰痛如折，不可转侧者方。

茯苓　黄芩　甘草各三两　大黄　芍药　干姜各一两半

上六味，以水五升，煮取二升，温分再服。

小补肾汤：治肾虚，小便遗失，或余沥，或梦中交媾，遗精不禁，骨痿无力，四肢清冷者方。

地黄　竹叶　甘草　泽泻各三两

上四味，以水八升，煮取三升①，日三服。若小便血者，去泽泻，加地榆一两；大便见血者，去泽泻，加伏龙肝如鸡子大；遗精者，易生地黄为熟地黄；小便冷，茎中痛者，倍泽泻为六两；少腹苦迫急者，去泽泻，加牡丹皮一两；小便不利者，仍用泽泻；烦热气逆欲作风痉者，加竹叶二两；腹中动悸者，加茯苓二两；少腹膜胀者，加泽泻二两；失溺及失精不禁者，去泽泻，加山萸肉二两；少腹痞者，还用泽泻；腰中痛者，去泽泻，加杜仲二两；腹中寒者，去泽泻，加干姜二两；足胫清冷者，加附子一枚炮；心烦者，加竹叶二两；腹中热者，加栀子十枚，打。

大补肾汤：治骨痿，小便浑浊，时有余沥，或失便不禁，腰痛不可转侧，两腿无力，不能行走，虚热冲逆，头目眩者方。

地黄　竹叶　甘草　泽泻各三两　桂枝　干姜　五味子各一两半

---

① 三升：底本原作"1000毫升"，换算后约为"二升"，或是笔误，据它本改。

上七味，以长流水一斗，煮取四升，温分四服，日三夜一。

陶曰：有泻方五首，以救诸病误治致变者也。

泻肝汤：救治血气盛，内有淤滞，或误用吐法，或以酒醉，或以大怒，致令血气并行于上，而生大厥，昏不识人方。

枳实熬　芍药　代赭石烧　旋覆花　竹叶各三两

以水七升，煮取二升，温分再服。心中懊恼①者，加盐豉一两，易竹叶为竹茹；言语善忘者，加桃仁一两。

泻心汤：救误用下法。其人阳气素实，外邪乘虚陷入，致心下痞满，饮食不化，干呕，腹痛，下利不止方。

黄连　黄芩　人参　甘草　干姜各三两

以水七升，煮取三升。温分再服。呕甚者，加半夏一两，易干姜为生姜；下多腹痛者，加大枣十二枚。

泻脾汤：救误服过冷药。其人卫阳不行，致腹中满胀，心气内逆，时咽中抢，唾寒②不已方。

附子炮　干姜　麦门冬　五味子　旋覆花各三两　一方有细辛三两

以水七升，煮取三升，温分再服。如人行十里时。若痰吐不利者，易旋覆花为款冬花；喘者，加杏仁一两。

泻肺汤：救误用火法。其人津液素少，血燥致肺痿，胸中痞而气短，迫急，小便反数赤方。

葶苈子熬黑打如泥　大黄　生地黄　竹叶　甘草各三两

以水七升，煮取三升，温分再服。少腹急者，加栗子十二枚；茎中痛者，易甘草为白茅根一两。

泻肾汤：救误用汗法。其人血气素虚，冲气盛，致令其人心

---

① 恼：底本误作“绖”，今正之。
② 寒：底本误作“塞”，今正之。

中动悸不安，汗出，头眩，苦呕逆，不能饮食，或四肢逆冷，腹中痛方。

茯苓　甘草　桂枝　生姜　五味子各三两

以甘澜水一斗，煮取五升，温分再服。若腹中痛者，易五味子为芍药；气冲如奔豚者，加郁李仁一两。

陶隐居云：救诸劳损病方五首，然综观其要义，盖不外虚候方加减而已。录出以备修真之辅，拯人之危。其方意深妙，非俗浅所识。缘诸损候，藏气互乘，虚实杂错，药味寒热并行，补泻相参，先圣遗奥，出人意表。汉晋以还，诸名医辈，张机、卫汜、华元化、吴普、皇甫玄晏、支法师、葛稚川、范将军等，皆当代名贤，咸师式此《汤液经法》，愍救疾苦，造福含灵。其间增减，虽各擅其异，或致新效，似乱旧经，而其旨趣，仍方圆之于规矩也。

养生补肝汤：治虚劳，腹中坚澼，便闭不行方。

枳实炒二两　韭切三两　丹皮六两　干姜三两　桃奴七枚
麻油二斤

以水七升，先煮它药五种讫去滓，内麻油于内，折榆枝尺余者数枚，搅油药相得即止，乘温分三服。

调神补心汤：治虚劳，心中烦悸，慅慅气短，时吐衄血，神识迷妄方。

生地黄三两切　苦茵三两切　甘草炙六两　大黄熬三两　栗七枚打去皮　麦酒二升

以水七升，同酒药煮取四升，温分四服，日三夜一。

建中补脾汤：治虚劳，腹中挛急，四肢无力方。

桂枝三两　芍药六两　甘草三两　生姜切三两　枣十五枚
饴二升

以水七升，煮取五升，去滓内饴糖，更上火，煮取四升，温分四服，日三夜一。

凝息补肺汤：治虚劳，胸中懊烦，汗出，气逆方。

旋覆花　藿切各三两　竹叶六两　芍药三两　杏七枚　苦酒二升

以水七升，同酒药煮取四升①，温分四服，日三夜一。

固元补肾汤：治虚劳，腹痛，下利赤白不止方。

白术三两　附子炮大者三枚　甘草炙　薤白各三两　苦杏七枚　清浆五升

以水二升，同浆药煮取四升，去滓，温分四服，日三夜一。

经云：毒药攻邪，五菜为充，五果为助，五谷为养，五畜为益。尔乃大汤之设。今所录者，皆小汤耳。

陶隐居云：依神农采录，上中下三品之药，凡三百六十五味，以应周天之度②。诸药之要者，可默契经方之旨焉。经云：在天成象，在地成形。天有五气，化生五味，五味之变，不可胜数。今者约列二十五种，以明五行互含之。

味辛皆属木，桂为之主。椒为火，姜为土，细辛为金，附子为水。

味咸皆属火，旋覆花为主。大黄为木，泽泻为土，厚朴为金，硝石为水。

味甘皆属土，人参为主，甘草为木，大枣为火，麦冬为金，茯苓为水。

味酸皆属金，五味为主。枳实为木，豉为火，芍药为土，薯

---

① 四升：底本原作"4000毫升"，换算后约为"八升"，当是笔误，据它本改。
② 周天之度：据它本可知，此下缺"四时八节之气。商有圣相伊尹，撰《汤液经法》三□，为方亦三百六十首。上品上药，为服食补益方，百二十首；中品中药，为疗疾祛邪之方，亦百二十首；下品毒药，为杀虫辟邪痈疽等方，亦百二十首。凡共三百六十首也。实万代医家之规范，苍生护命之大宝也。今检录常情需用者六十首，备山中预防灾疾之用耳。□□□□□□□□□□□□□□□□□□□□□□□□□□□□□□检用"诸文字。

蒉为水。

味苦皆属水，地黄为主。黄芩为木，黄连为火，白术为土，竹叶为金。

此二十五味，多疗内损诸病。

主于补泻者为君，数量同于君而非主故为臣，从于佐监者为佐使。

有大泻诸散汤法①：

肝：硫黄　白矾　雄黄各三两　石膏　赭石　禹粮各一两

心：丹砂　赭石　禹粮各三两　白矾　雄黄　石膏各一两

---

① 有大泻诸散汤法：与其他抄本相较，该本此前缺"金石、草木药五味五行互含文"、诸小泻散汤法（5方）、诸大泻散汤法（5方）、诸小补散汤法（5方）、诸大补散汤法（5方）等内容，约662字。其文如下：今将金石药三十种，以明五行互含之迹，以明五味变化之用，列左：味辛皆属木，琅玕、桂枝主，龙肝、椒为火，黄土、干姜为土，砒石、细辛为金，阳起石、附子为水。味咸皆属火，磁石、旋覆花为主，凝水石、大黄为木，禹粮、泽泻为土，芒硝、厚朴为金，硝石、葶苈为水。味甘皆属土，赤石脂、人参为主，云母、甘草为木，石英、大枣为火，石膏、麦冬为金，乳石、茯苓为水。味酸皆属金，白矾、五味子主，石绿、枳实为木，石胆、豉为火，硫磺、芍药为土，皂矾、薯蒉为水。味苦皆属水，滑石、地黄主，代赭石、黄芩为木，丹砂、黄连为火，雄黄、术为土，垩土、竹叶为金。硇砂、桂心为木，矾石、栝蒌为火，姜石、薤白为土，曾青、山茱萸为金，卤碱、龙胆为水。诸小泻散汤法：肝：硫磺、白矾、雄黄各三两。心：丹砂、代赭石、禹粮石各三两。脾：阳起石、雄黄、石膏各三两。肺：芒硝、禹粮石、白矾各三两。肾：乳石、石膏、代赭石各三两。诸大泻散汤法：肝：硫磺、白矾、凝水石各三两，硝石、垩土各一两。心：丹砂、代赭石、赤石脂各三两，石膏、雄黄各一两。脾：阳起石、黄土、石绿各三两，胆矾、硝石各一两。肺：芒硝、禹粮石、滑石各三两，垩土、石膏各一两。肾：乳石、石膏、琅玕各三两，伏龙肝、胆矾各一两。此篇所列大泻散汤法，上三味是本君臣，下二味是其所生之补方。此所谓邪实则正虚之义，泻实则补之也。诸小补散汤法：肝：琅玕、雄黄、石胆各三两，石英一两。心：凝水石、硝石、垩土各三两，皂矾一两。脾：云母、石英、雄黄各三两，黄土一两。肺：石绿、胆矾、硝石各三两，砒石一两。肾：滑石、垩土、石英各三两，磁石一两。诸大补散汤法：肝：琅玕、雄黄、石胆各三两，石英、芒硝、滑石、凝水石、硝石各二两。心：凝水石、硝石、垩土各三两，皂矾、石脂、滑石、云母、石英各二两。脾：云母、石英、雄黄各三两，黄土、硫黄、凝水石、石绿、胆矾各二两。肺：石绿、胆矾、硝石各三两，砒石、丹砂、云母、滑石、垩土各二两。肾：滑石、垩土、石英各三两，磁石、阳起石、石绿、琅玕、龙胆各二两。此篇所列大补散汤法，即小补散汤加益其所生、制其所克、助以母气者。

脾：阳起石　雄黄　石膏各三两　赭石　禹粮　白矾各一两
肺：芒硝　禹粮　白矾各三两　雄黄　石膏　赭石各一两
肾：乳石　石膏　赭石各三两　禹粮　白矾　雄黄各一两

有治五劳五方：
肝劳：雄黄　白矾　丹砂各三两　羊肉六两
心劳：禹粮　滑石　石英各三两　马肉六两
脾劳：石膏　琅玕　硫黄各三两　牛肉六两
肺劳：硫黄　垩土　赭石各三两　狗肉六两
肾劳：阳起石　雄黄　石膏各三两　猪肉六两

陶隐居曰：此图乃《汤液经法》尽要之妙，学者能谙于此，
医道毕矣。

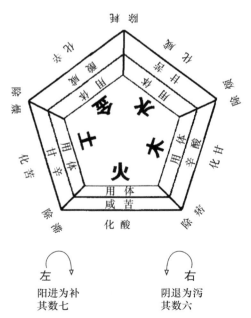

弘景曰：外感天行，经方之治，有二旦、六神大小等汤。昔南阳张机，依此诸方，撰为《伤寒论》一部，疗治明悉，后学咸尊奉之。山林僻居，仓卒难防，外感之疾，日数传变，生死往往在三五日间，岂可疏。今亦录之。

小阳旦汤：治天行，发热，自汗出而恶风，鼻鸣干呕者。

桂枝　芍药各三两　甘草二两　生姜二两切　大枣十二枚

以水七升，煮取三升，温服一升。即啜热粥饭一器，以助药力。稍令汗出，不可大汗，汗出则病不除也。取瘥止。日三服。若加饴一升，为正阳旦汤。

小阴旦汤：治天行，身热，汗出，头目痛，腹中痛，干呕，下利者。

黄芩　芍药各三两　甘草二两炙　生姜二两切　大枣十二枚

以水七升，煮取三升，温服一升，日三服。

大阳旦汤：治凡病汗出不止，气息惙惙，身力怯，恶风凉，腹中拘急，不饮食，皆宜此方。

黄芪五两　人参　桂枝　生姜各三两　甘草炙二两　芍药六两　大枣十二枚　饴一升

以水一斗，煮取四升，去滓。内饴，更上火，令烊已。每服一升，日三夜一服。

大阴旦汤：治凡病头目眩，咽干，干呕，食不下，心中烦满，胸胁支满，往来寒热者。

柴胡八两　黄芩　生姜　人参各三两　甘草炙二两　半夏一升洗　芍药四两　大枣十二枚

以水一斗二升，煮取六升，去滓。重上火缓煎之，取得三升，温服一升，日三服。

小青龙汤：治天行，发热恶寒，汗不出而喘，身疼痛，脉紧者。

麻黄三两　杏仁半升　桂枝二两　甘草一两半

以水七升，先煮麻黄，减二升，掠上沫。内诸药，煮取三升，去滓，温服八合。必令汗出彻身，不然恐邪不尽散也。

大青龙汤：治天行，表不解，心下有水气，干呕，发热而喘咳不已者。

麻黄去节　细辛　芍药　甘草炙　桂枝各三两　五味子半升　半夏半升

以水一斗，先煮麻黄，减二升，掠去上沫。内诸药，煮取三升，去滓，温服一升。

小白虎汤：治天行热病，大汗出不止，口舌干燥，饮水数升不已，脉洪大者。

石膏如鸡子大　知母六两　甘草炙二两　粳米六合

以水一斗，先煮粳熟讫去米。内诸药，煮取六升，温服二升，日三服。

大白虎汤：治天行热病，心中烦热，时自汗出，舌干，渴欲饮水，时呷嗽不已，久不解者。

石膏如鸡子大打　麦门冬半升　半夏半升　甘草炙二两　粳米六合①　竹叶三大握　生姜二两，切

以水一斗二升，先煮粳米，米熟讫去米。内诸药，煮取六升，去滓，温服二升，日三服。

小朱鸟汤：治天行热病，心气不足，内生烦热，坐卧不安，时下利纯血如鸡鸭肝者。

鸡子黄二枚　阿胶三锭　黄连四两　黄芩　芍药各二两

以水六升，先煮三物，取三升，去滓。内胶，令烊尽。下鸡子黄，搅令相得。温服七合，日三服。

大朱鸟汤：治天行恶毒，痢下纯血，日数十行，羸瘦如柴，心中不安，腹痛如刀刺者。

---

① 六合：底本原作"180克"，换算后约为"六两"，或是笔误，据它本改。

鸡子黄二枚　阿胶三锭　黄连四两　黄芩　芍药各二两　人参三两　干姜二两

以水一斗，先煮五物，取六升，内醇苦酒二升，煮取四升。次内胶及鸡子黄，搅令相得。温服七合，日三服。

小玄武汤：治天行病，肾气不足，内生虚寒，小便不利，腹中痛，四肢冷者。

茯苓　芍药各三两　白术二两　干姜三两　附子一枚炮

以水八升，煮取三升，去滓，温服七合，日三服。

大玄武汤：治肾气虚疲，少腹中冷，腰背沉重，四肢冷，小便不利，大便鸭溏，日十余行，气惙力弱者。

茯苓三两　附子一枚炮　白术　芍药　干姜　人参　甘草炙，各二两

以水一斗，煮取四升，温服一升，日三夜一服。

弘景曰：阳旦者，升阳之方，以黄芪为主；阴旦者，扶阴之方，以柴胡为主；青龙者，宣发之方，麻黄为主；白虎者，收重之方，石膏为主；朱鸟者，清滋之方，鸡子为主；玄武者，温渗之方，附子为主。此六方者，乃六合之正精，升降阴阳，交互金木，既济水火，乃神之剂也。张机撰《伤寒论》，避道家之称，故其方皆非正名也，但以某药名之，以推主为识耳。

神仙开五窍以救卒死中恶之方录：

点眼方：治跌仆，臀腰，气滞作痛，不可欠伸方。

矾石烧赤，取凉冷，研为细粉。每用少许以酢蘸目大眦，痛在左则点右眦，痛在右则点左眦，当大痒，螫泪大出则愈。

吹鼻方：吹鼻以通气，诸凡卒死，息不通者，皆可用之。

皂角刮去皮丝，用净肉，火上炙燥，如杏核大一块，细辛根等份，共为极细末。每用苇管吹鼻少许，得嚏则活也。

着舌方：治中恶，心痛，顷刻杀人。看其人唇紫者及指甲青

冷者是。

硝石五钱匕　雄黄一钱匕

共为极细末，着舌下，少许即定。随涎咽下必愈。

启喉方：治误食诸毒及生冷硬物，宿积不消，心中疼痛方。

赤小豆、瓜蒂各等份。为散讫，加盐豉少许，共捣为丸。以竹筷启齿，温水送入喉中，得大吐即愈。

熨耳方：救饮水过，小便闭塞，涓滴不通方。

烧汤一斗，入盐豉一升，葱白十五茎，莫令葱太熟。勺汤指试不太热，即灌耳中。令病者侧卧，下以一盆着汤，承耳下薰之，少时小便通，立愈。

上五方，乃神仙救急之道。若六畜病者，可倍用之。

二、张师家传抄本《刘芷田·药性四言韵语》

（一）序

夫药性之书多矣，历家本草所记品种，指毛难数。斯六洲大地一草一木，曷尔非药！谁为耆婆，殆识与否尔。然此茫茫者，矧能尽识。盖哲人格物以致知，穷理以尽性，尽其性而识其理，识其理而致其用，返博为约，去糟存萃，举经以法万世，立言而垂千古，学致斯而至矣焉。经者，历验之谓也，确而弗移，征之愈实。若夫书城环居，身化蠹鱼，饭来碗里，水从天上，认指为月，学而何用？此无术之痴耳。设足行万里，胼胝禹步，海产陆生，泾渭不辨，矩凿不适，识而何益？此无学之盲耳。学术并优之才，则如麟角凤羽也欤。余先外曾祖父芷田刘公，清咸、道间厕身御苑，为太医使，忤及阉竖，谪归林下，仁术泽及百里，晚年多有著作，悉家藏未行于世。余继舅氏承其业，为整订者数种，《药性四言韵语》者，乃其一也。余生也晚，未得亲聆外公风范，而仅见其遗著，闻其遗传而已。然才薄力弱，不足以整订之任，而外家后裔皆未业医，亦不能任其事，传而不习，君子之过，况余为其承者乎。勉为斯事，不得已而已焉。赵璧连城，隋珠倾国，其韵云："我作此韵，味数无多，要在实效，方堪除疴。"一粒而足生白骨，一言而足存危邦，多言数穷，曷用多为。1958 年春，张大昌谨识于沾沾堂。

（二）原文

欲辨药性，告君四旨，味气形色，必当精识。谨述经义，类别为式，要道不繁，免尔迷痴。

味厚为阴，薄则为阳，味厚则泄，薄则通畅。气厚为阳，薄则为阴，气薄发散，气厚热熏。阳发腠理，四肢躯干，阴走躯内，脏腑之漫。五味者何？酸苦辛咸，加以甘淡，五味则全。酸收苦坚，辛散咸软，甘味中和，其性徐缓。所谓五气，臊焦香腥，腐臭五者，多具特功，开闭激引，效力颇充。色彩谓何？调神力丰，青色升生，辟邪赤红，白主肃洁，黑主静宁，黄色性和，保神守中，色彩谓妙，口难形容。形质谓何？轻重滑涩，松韧居中，五内调从。轻升重降，滑利涩著，松韧冲和，以除拘虐。

外感风寒，首重解表，营卫通畅，邪实可了。

麻黄苦温，发汗第一，解表止喘，开散肺郁。桂枝辛温，通十二经，寒痹凉痼，虚汗贼风。防风甘柔，性力和缓，通达内外，诸风皆散。葛根味甘，妙解痉挛，疫邪病毒，服之可痊。浮萍泛水，其体最轻，大去风湿，发表有功。苍子通鼻，头风可攻。荆芥及穗，善疗痉风。羌活独活，其性辛温，发太阳汗，二种不分。

有宣郁药，气多芳香，以行著滞，功在通畅。

生姜脾菜，除哕止呕。葱白通肝，行脉最优。橘皮苦芬，善利水谷，积热逆气，服之可除。白芷香草，善疗头痛。木香苦芳，胃肠气亨。细辛芳烈，可通脉络，痰闭头痛，用之无错。苏叶温芬，散风行气，宽中消痰，鳞毒可既。柴胡苦平，半表里间，胸胁苦满，寒热往还。连翘性凉，畅通诸经，血气郁结，诸肿疮痈。贝母微苦，胸胁痰郁，咳嗽痰核，服之可除。豆豉淡者，特去懊忱，邪热内郁，心脑悉行。茵陈芳苦，三焦溽邪，黄疸专药，功效堪夸。

清热存阴，事在平火，黄色味苦，诸药尽妥。

黄连心君，去烦泻心，苦胜多坚，泄利可尊。黄芩平肝，血热冲愆，呕吐下利，明少悉免。栀子性凉，胞脾烦热，黄疸血毒，导利清彻。苦参极苦，苦可胜湿，寒可祛热，蛔虫求之。龙胆草苦，热在血中，能祛伏火，肝胆有功。竹茹竹叶，淡苦性和，惊悸烦呕，虚热可夺。黄柏腻寒，下焦结热，肠澼带下，淋沥脓血。败酱之功，血分滞热，化淤破痈，疮疡可赖。木通腻苦，其体轻松，消热利尿，排脓通经。瓜蒂大苦，能吐痰涎，搐鼻取黄，顷刻立验。

滋谓润枯，阴液太虚，脏真损耗，索子鲍鱼。

滋药之中，地黄最良，益阴之君，烦热得康。甘草清滋，并可通脉，号称国老，调缓可赖。元参黑甘，滋阴良佳，滋而不腻，内外和谐。麦门冬者，清补肺君，令肃气降，烦渴尽退。花粉苦甘，虚热烦渴，燥能致痉，挛急亦得。饴糖温和，建中之需，谷精甘滑，能缓里急。大枣脾果，益土制水，阴虚挟痰，唯枣堪毗，知母凉肺，可消烦热，消中饮水，白虎之列。百合象肺，其性甘凉，药名命病，蕴热可当。麻仁多油，润肠颇良，仲景复脉，岂但一长。

泻可去实，乃气有余，通剂去壅，内滞沮洳，二义相近，药机无殊，轻重之分，斟酌良图。

大黄咸寒，阳实结毒，痞满闷结，瘀血可除。芒硝咸苦，能软诸坚，肠虫燥粪，服之能遣。巴豆辛烈，号称走马，寒冷宿食，顷刻可下。葶苈辛苦，泻肺之尊，炒黑捣泥，积水悉奔。甘遂苦辛，大腹积水。大戟亦然，中焦是理。芫花行上，咳嚏可施。商陆有毒，峻下之剂。蜀漆常山，痰疟所资。射干辛寒，老血顽痰，喉痹疟母，皆可消痊。厚朴辛温，治胸胁满，排下痰水，上实可免。枳实苦酸，胁下结实，腹中胀满，诸聚水食。杏仁止咳，胸中停水，外溢形肿，表里相依。紫菀平凉，咳喘血痰。冬花性温，喘逆老寒。栝蒌甘寒，胸痹痰饮，背痛彻心，服之可稳。薤白心菜，胸痹咳唾，止内衄血，毒痢苦疴。桑根白皮，亦利水气，其性柔和，咳家所贵。半夏辛敛，胃饮呕吐，心痛逆满，肠鸣咻咻。桔梗微辛，名列泻白，脓唾咽肿，气痛刀刺。覆花咸降，胸膈是责，咽中介介，解除呃逆。硝石火硝，上行而下，大消积滞，五石能化。

所谓重药，质多坚实，或其气降，功在镇谧。

丹砂汞化，安心第一，二气之精，水火既济。代赭石功，血中伏热，补血祛痰，一物三绝。镇静之药，经频牡蛎，祛饮潜冲，惊狂可制。磁石吸铁，引阳下潜，摄无根火，神功立现。铅丹化药，颇能敛阴，善除痰热，疮家亦钦。有二石英，镇奠胞宫，相火可消，喜占彤弓。

收可止耗，营卫散失，脱汗亡阳，莫待时日。

石膏甘寒，口舌干渴，大热汗出，白虎当遏。有麻黄根，功捷非浅。浮麦及麸，及时可选。酸枣根仁，游魂失眠，卫阳驰外，枕席虚旋。五味敛肺，止嗽宁气，伴佐桂甘，可抑冲逆。萸肉味酸，肝肾是收，遗精失尿，功章最优。乌梅酸烈，久痢肠澼，杀虫除积，并有妙机。

温热诸药，暖中祛寒，气机有障，用需识源。

附子天雄，性恶力烈，绝阳复起，从中达外。干姜脾药，五菜为充，崇土制水，寒饮有功。椒味辛芬，风寒湿痹，暖中下气,蛔痛可觅。吴萸椒类,味苦而辛,饮逆呕冒,巅厥可伸。乌头亦附,多用醉人,大寒急痛,但可为臣。雄黄性温,特辟阴毒,杀虫除腐,石药力笃。

渗利之品,利湿引阳,诸肿溺艰,一应堪尝。

二术辛苦,燥脾利温,骨痛湿痹,便泄频即。泽泻微苦,三焦停水,启肾致新,眩冒可医。猪苓性冷,能去湿热,热而口渴,小便屑屑。茯苓甘利,五水主药,动悸冒呕,皆是水虐。防己去水,蓄脏膜外,金匮四方,尽随君制。泽漆佳品,四季生死,利水益阴,积毒悉去。海藻咸寒,瘿瘤结气,解凝利尿,本是海味,木通味苦,清热利尿,通经排脓,功效可靠。滑石通便,顺消诸淋,颇利署气,六一是问。

塞多质涩,以固水谷,久利不禁,形气曷复。

赤石脂者,味淡色鲜,利在下焦,呕饮亦痊。禹粮石者,能疗肠澼,兼医肿胀,公孙方喜。诃子利气,善消水谷,但谓涩肠,弹雀以珠。秦皮苦清,椿樗类耶,坚中除热,泻利最佳。龙骨化石,涩肠升阳,经配牡蛎,平调无方。

诸补药者,可以去弱,五脏司官,岂尽一度。

人参味甘,统补五脏,实为脾君,四脏仰望,汗吐下后,必有失丧,疲倦痞痿,怯弱皆尝。山药甘美,大益脾肺,虚热遗失,健忘堪忆。黄芪甘温,虚劳自汗,腠行元真,败疮毋惮。玉竹葳蕤,其味极甘,大补肾阴,仙经有谈。

麦为心谷,黍脾稻肺,肾菽肝麻,五养正溉。五畜为益,羊肝马心,犬肺豕肾,黄牛应脾。杀生益生,仁人特忌。

有血分药,何以别出?鉴在妇人,金创跌仆。

牡丹皮者,血药第一,血内伏热,脉蒸可医。芎䓖芳辛,行血中气,当归温补,二味相济。土瓜根者,壅肿留血,妇人带污,误服堕胎。桃仁苦甘,血瘀神品,内外经络,察之悉审。虻虫水蛭,土元三虫,大除死瘀,药力甚雄。蛴螬除瘀,血滞胁下。干漆勿生，其毒甚大。芍药敛阴，活血除挛，三妙具备，庸医谓寒。茜草通经。蒲黄入胞。王不留行，顾名即晓。勿谓物贱，及用为宝。蒲公英草，血热蕴毒，内外疮疡，如风吹烛。地榆为药，仙人化石，血结阻脉，孰不用之。地锦血愁，止血甚良。或君或臣，各擅妙方。鲮甲穿石，大开经瘀，外科攻托，痈疽必乞。鳖甲破积，诸癖可抉。虫介角甲，并除大热。血为热体，热为血用，热通寒凝，阴阳相并。活血之剂，必加气药，气畅血行，芬温是靠。清火之法，妙在滋血，阴虚阳亢，妙义可抉。利尿兴阳，通便生阴。体斯诠属，疏药通神。

我作此韵，味数无多，要在实效，方堪除疴。

三、周师家传抄本《温大明·海上仙方》

1. 伤寒咳嗽夜无眠，半夏橘红用姜煎，研烂白矾蜜调下，咽喉数服无黏涎。

2. 急伤寒气听人言，此病难医同志传，半夏酒煎姜共处，时间服了便安然。

3. 乍寒乍热最淹延，此病方知吾道传，道上喜蛛寻数个，将来系在门脉边。

4. 伤寒忽觉甚，半两好茱萸，煎水空心服，所患当时除。

5. 多时血瘀莫留延，湿纸包盐火内燃，研碎分为三处用，白调粥饮即时安。

6. 七个乌梅七个枣，七个粟壳七寸草，更加灯芯酒共煎，赤白痢疾登时好。

7. 会闻水泻将何治，焦炒车前子最良，细末一钱调米饮，只消七剂应时康。

8. 若人多忘事，远志与菖蒲，每日煎汤服，心通万卷书。

9. 五果味冷热，心向火边寒，朴硝用一两，一泻日安然。

10. 妇人月水不能通，鼠粪烧来立见功，热酒调时逢扁鹊，只消一服见神功。

11. 妇人崩漏血来多，贯众相同米炒和，每服二钱醋调下，应知证候自消磨。

12. 阿胶灰炒成珠颗，研为细末酒调和，月信不调何需怕，管叫手下除沉疴。

13. 妇人五心发热病，水仙荷叶赤芍药，等分细研白汤下，二钱多服手拈著。

14. 奶疮肿疼叫声连，炒焦芝麻细细研，灯盏油调上面涂，除脓消肿便复原。

15. 麝香红花各半两，肉桂天水合为丸，牛膝煎汤来送下，永无生产绝根源。

16. 妇人胎前遇疟疾，此病寒热不能治，急取夜明砂三钱，空心为末茶调吃。

17. 安胎紫苏陈艾叶，砂仁为末酒煎同，胎气不和奏心下，腹胀痛疼有神功。

18. 妇人产难生出难，觅取真方似隔山，寻取道旁草鞋鼻，烧灰酒下便安然。

19. 小儿倒生时，浑家尽惊疑，伏龙肝酒服，顿下免灾危。

20. 妇人紧产日，日夕坐悽惶，铁槌淬酒下，即报产安康。

21. 远年咳嗽久难痊，休要求神枉使钱，但用款冬花作末，烧香口吸便安然。

22. 咳嗽如不止，需用干浮萍，捣和煎服吃，所患立时宁。

23. 消渴有药疗，黄姜瓜取根，无时煎汤吃，其验效如神。

24. 头风头痛两太阳，芎芷石膏三味强，细末三钱热茶下，当时吃了便安康。

25. 破伤风动莫迟延，脱壳秋蝉二三钱，紧了牙关难治疗，烧酒送下便依然。

26. 迎风冷泪听根源，腊月寻桑不等闲，觅取枝头不落叶，煎汤洗了自安然。

27. 眼睛内障泪涟涟，好把细心检药篇，但把鲤鱼寻胆脑，和调相伴贴安然。

28. 赤眼开不得，宣川好黄连，驴如淹来贴，其法不虚传。

29. 眼中生膜翳，肝经蕴热虚，兰香七个子，煎服自然除。

30. 心头痛发不堪言，急看孙仙海上方，扁竹（射干）醋煎连连服，教人服了便安然。

31. 忽然患吃噎，川椒生面丸，醋汤吞十粒，仙方不要传。

32. 狐臭　身边狐臭听根源，说破真方用小便，夜静频频承热洗，子孙后世免流传。

33. 如人口气臭，白矾与麝香，相和搽齿上，谈笑即无妨。

34. 蛔虫与寸白，成病损其身，蜂窝酒调服，不验我非真。

35. 辟虱　木鳖川芎二味停，雄黄减半共调匀，用蜜为丸烧一粒，自然蚊虱不相侵。

36. 蝇子入肠　忽遭蝇子入咽喉，苦恼心肠不自由，寻取世间虾蟆眼，烂研咽下解君愁。

37. 蛇伤　若人苦被毒蛇伤，独蒜原来力甚良，切做片儿遮患处，艾烧七壮便安康。

38. 蛇伤犬咬　细辛荜茇及雄黄，用酒研入好麝香，不差蛇伤并犬咬，当时吃了便安康。

39. 鼠咬　忽然被鼠咬，毒气肿难当，猫粪填咬处，即得不成疮。

40. 蜈蚣诸伤　蜈蚣蛇蝎伤，须用真雄黄，生姜汁调贴，此病自安康。

41. 犬伤　犬伤何必苦忧煎，我有仙方只口传，刮取砖青（青苔）和牛粪，抹为伤处即时痊。

42. 犬咬伤人痛可怜，去壳蓖麻五十圆，研膏将来痛处贴，又方虎骨可流传。

43. 癞犬所伤人叫苦，雄黄五钱麝五钱，酒调二钱作二服，不吃鼻中可灌之。

44. 疔疮　疔疮神效豨莶草，五月五日午时讨，细末酒调服半两，通身汗出真个好。

45. 脱肛不正久难安，此个仙方遇有缘，寻取蜘蛛烧得烂，抹为肛上应时痊。

46. 痔漏脱肛人受苦，疼痛叫人叫苦天，急取川椒口内目，空心水送服二钱。

47. 痔漏　蚕蛾半张纸，碗内烧成灰，好酒调来吃，服了自然除。

48. 痔病胡荽子，半碗研熬强，每服三钱重，酒下最宜良。

49. 刀伤出血不能停，下子秋蛾也不难，研碎烧灰伤处贴，时间止定似神仙。

50. 忽初刀斧伤，黄丹共白矾，生肌兼住痛，不好点三番。

51. 刺毒肿痛叫声冤，无血无脓不得眠，研烂松脂为细末，帛封其上免灾愆。

52. 头骨打碎最艰难，寻破山鞋莫等闲，火里烧灰油和贴，管叫哭脸变笑颜。

53. 丁巨大虾蟆，生研似泥搽，劈竹裹缚了，骨节自然瘥（接骨）。

54. 鱼脐疮要疗医难，火内飞矾地上摊，寒食面糊敷贴了，除脓消肿便安然。

55. 里外臁疮久不痊，令人行动痛如煎，若均会取牛蹄甲，油拌烧灰敷患边。

56. 臁疮黄柏轻粉末，猪胆调成如膏药，敷贴疮上紧紧缠，一日再换手拈著。

57. 一切恶疮癣，驴烘烧灰搽，频频掺疮口，方效不思议。

58. 汤火烧时不可当，肉皮破烂痛心肋，鸡清如酒来淋洗，拭了安然住苦酸。

59. 汤火烧时痛可怜，杨梅皮末酒调敷，好酒将来调淋洗，不过日下就安然。

60. 悬梁自缢听根源，急急扶来地上眠，皂角细辛吹鼻内，须臾魂魄自归源。

61. 胎衣如不下，气闷痛其身，急取灶心土，酒调便安神。

62. 但用蓖麻子，白面共调和，足心并脑顶，一贴免灾魔（治同上）。

63. 阴脱子肠不能收，要好急取鲫鱼头，头上焙干成细末，半搽半服自然收。

64. 乳少且听言，穿山甲五钱，研碎米泔饮，乳流似甘泉。

65. 妇人吹奶最难当，要用男梳百齿霜，取下饭丸桐子大，三丸酒下便安康。

66. 妇人吹奶意如何，皂角烧灰蛤粉和，好酒将来调八字，立定时刻笑哈哈。

67. 产后无乳汁，莴苣三五枚，一味煎汤服，乳汁自淋漓。

68. 产后咽喉干，咳嗽又不安，猪脂胡粉断，热水嗽根源。

69. 产后心气痛，不假慢恓惶，鸡蛋酒调下，痛止即安康。

70. 产后血不住，无如百草霜，好酒来调服，即得报安康。

71. 小儿重舌最难当，锈锁寻来是圣方，火内烧红打细末，水调吃下便安康。

72. 小儿吐泻久不止，硫黄滑石为粉末，每服一钱饮酒下，仙方妙药不虚传。

73. 小儿多咳嗽，石膏火内飞，研来为细末，蜜调功最奇。

74. 小儿抱疟子，乌猫粪最灵，桃仁用七个，煎服立时平。

75. 泻痢脱肛病，槐花为细末，米饮调末服，吃后即安乐。

76. 小儿急慢风，夺命有神功，青礞磨水下，风痰时刻通。

77. 小儿夜哭最可怜，彻夜无眠苦迫煎，牛蹄甲末脐上贴，清清悄悄自安然。

78. 小儿夜啼哭，灯花二四枚，灯芯汤化下，一夜免悲哀。

79. 小儿骨痛不能言，出血流脓实可怜，寻取水蛇皮两个，烧灰油拌敷疼边。

四、周师家传抄本《经验神效良方》

1. 保产万应方，治难产或惯滑胎，或偶动胎气，有胎腰痛腹痛，或见血不止，势欲小产。如有胎七八个月，每月 2 剂，临产母子平安。

全归（酒洗）、川芎、菟丝子（酒洗）各 5 克，白芍（酒炒），川贝（去心）3 克，嫩芪（蜜炙），荆芥穗 2.5 克，蕲艾（酒洗）2 克，厚朴（姜汁炒）2 克，羌活 1.5 克，枳壳（炒）1.8 克，甘草 1.5 克，水 3 盅，姜 3 片，煎 2.5 克温服。渣照前预服者，空心温服。临产安胎者，随时热服，人行五里即下。

2. 加味芎归汤，临产用治交骨不开，产门不闭活胎及生死胎即下。

当归 30 克，川芎 21 克，龟板（醋炙，研碎）手大 1 个，妇人发（瓦上焙存性）如鸡子大 1 团，水二碗，煎 1 碗服。

3. 佛手散，治胎六七个月，因事跌磕伤胎或子死腹中，疼痛不已，口噤昏迷，或心腹饱闷，血上冲心者，服之生胎即安，死胎即下；又治横生倒产，发热头痛，逐败血，生新血诸病。

当归 15 克，川芎 10 克，水 7 分，酒 3 分，如横生倒产，子死腹中，加马料豆 500 克炒焦，热淬入水中，加童便半盅，煎服，再服。

4. 生化汤，治产后儿枕痛，恶露不行，血气暴虚，保产之对剂，产后连服 3 剂，永杜产生百病，如口渴加麦冬五味子，伤食加山楂麦芽。

川芎 3 克，当归 15 克，炙草 1.5 克，炒干姜冬 1.2 克，桃仁（滚水泡去皮，研碎）10 粒，加陈酒 1 盅，水 2 碗，煎 1 碗，未产时预煎，俟产下 1 刻空心作 2 次温服。

5. 当归补血汤，治小产后身热面赤，眼红口渴等症，大补气血，退虚发热如神。

当归 10 克，黄芪（蜜炙）30 克，水 2 碗，煎 1 碗，温服。

6. 通脉汤，治产后乳少或无乳

黄芪 30 克，当归 15 克，白芷 15 克，7 孔猪蹄 1 对，将蹄煮汤吹去浮油，煎药 1 大碗服之，覆面睡即有乳；未效，再 1 服，无不通矣。新产，不用猪蹄者，水酒煎服；体壮者加红花 1.5 克，以消恶露。

7. 神效达生散，治久惯小产，孕至 3 月后常服之，临产前 1 日加秋葵子 2 克炒，临盆时加秋葵子 3 克，催生如神，可免住产诸证。

苏梗 5 克，当归 3 克（酒洗），白芍 6 克（酒炒），甘草 1 克，川芎 3 克（酒炒），大腹皮 3 克（黑豆汁洗），枳壳 3 克（面炒），白术 1 克（土炒），陈皮 2.5 克，川贝 6 克（去心），葱头 2 个，长流水煎服。

8. 秘传神效小儿惊风散，婴儿出胎开乳之前，先服，永无惊风之患，痧痘亦轻微。

甘草 0.6 克，朱砂 0.3 克，生大黄 1 克，为细末，用黑沙糖 5 克，将开水化调药茶匙，徐徐匀两次，温温灌下，如未服此，忽发惊风者，服此方 1 剂即愈，屡试屡验。

9. 稀豆汤，治未出痘疹，预为服之，胎毒重者则出数粒，胎毒轻者则终身不出矣。

马料豆、绿豆、赤豆各 500 克（生用），甘草 100 克（切），将豆淘净，同甘草，雪水或长流水煮豆熟为度，去甘草，将豆晒干，又入汁再浸再晒，汁尽为度，逐日取豆任意与小儿常常食之。

10. 解毒胶，治小儿痘疹后余毒结成痈疽，连珠不已，兼治年久恶症，并头上毒疮。

马齿苋（捣汁）、猪油、白蜜各 3 克，熬膏涂之即效。

11. 痘疳丹，治痘疹余毒，牙龈破烂出血，或成走马牙疳，无不应效。

人中白（即尿中之白垢，刮下，煅红，冷定取出，每用 3 克），铜绿 1 克，麝香 0.3 克，共研细末，茶水洗口牙令净，以搽牙即愈。

12. 接骨神方，治跌伤骨，痛不可忍。

硼砂、水粉、当归各 10 克，服 6 克。

13. 接骨又方，治骡踢马踏，伤损骨碎者。

生半夏、黄柏各 6 克，生捣敷 7 日愈。

14. 接骨简效方，治骨断损伤。

蟹壳炙灰存性，酒调服，尽醉，其骨自合。

15. 中砒毒

鸡蛋 3 个打碎，入明矾 10 克灌之，吐尽便愈；倘毒服入腹，用铅四两，磨汁，旋磨旋灌，再灌铅水方愈。

16. 疯狗咬方，如 3 日内咬伤，可保不死。

斑蝥 7 个（去翅足，同糯米同浸 1 夜，炒干，去米，此米埋盖土中），大黄 10 克，黑豆 5 克，尖槟 3 克，共为细末，面糊为丸，桐子大，每服 3 克，空心酒下后，等小便痛，小狗从小便去（原文如此），再服更妙；如腹痛，小便不通，再加飞潜 20 克，麝香 0.3 克，和前药为丸，水调服。

17. 治绞肠痧

明矾 10 克，滚水调匀，服之即愈；未服药前，先将两臂抹下，以针刺十指甲 0.5 厘米处，出血即安。

18. 胃气神方，心胃疼痛立效。

香附 125 克（醋洗 7 次，焙，研），良姜 125 克（酒洗 7 次，焙，研），共为细末，每服 10 克，姜 10 克，盐少许，冲汤空心调服。

19. 疟疾第一方，三方次第用之，其效甚速也。

陈皮、茯苓、灵仙、茅术（炒）、厚朴（姜汁炒）、柴胡各 3 克，黄芩、青皮、尖槟各 2 克，甘草 1 克，姜 3 片，枣 2 枚，井河水煎 40 毫升，空心服；头痛加白芷 3 克，无汗加麻黄 2.5 克，一服去之；重 5 帖，少 3 帖。

20. 疟疾主方第二

生首乌 10 克，陈皮、茯苓、柴胡、黄芩、白术（土炒）、当归、灵仙各 3 克，知母、鳖甲（醋炙）研末各 6 克，炙甘草 1 克，生姜 6 克，黑枣 2 枚，井河水各 100 毫升，煎 50 毫升，入陈酒 1 盅，空心服；久疟加蓬术醋炒 3 克。

21. 久疟调理方

人参 3 克，黄芪、当归各 45 克，白术 32 克（土炒），陈皮 2.5 克，炙甘草 1 克，柴胡 2.1 克，升麻 12 克，生首乌 6 克，知母、青蒿子、麦芽各 3 克，姜 3 片，枣 2 枚，水 150 毫升，煎 40 毫升，空心服用 3~5 剂。

22. 久疟全消

灵仙、蓬术、三棱（醋炒）、麦芽（炒）各 3 克，生首乌 3 克，金毛狗脊 100 克（酒泡），共为细末，以山药粉、饧糖各 30 克，水 40 毫升，为糊捣丸，绿豆大，每服 10 克，姜汤下；小儿加鸡黄皮炙末 15 克，每服 5 克；疟，每服 1 料，永不再发。

23. 治痢疾第一方，不论红白，脓血，身热，里急后重，其效如神。

川连、黄芩、白芍、楂肉各 4 克，枳壳（生炒）、厚朴（姜汁炒）、尖槟榔、青皮各 2.5 克，当归、甘草、地榆各 1.5 克，红花（酒洗）1克，桃仁（去皮尖，研成泥）3克，冲水3杯，煎1杯服；如涩滞甚者，加酒炒大黄10克，服2剂仍去之；单白痢，去地榆、桃仁，加橘红1克，广木香1克；10日内，其效若半，再用后方。

24. 治痢疾第二方

酒炒川连2克，生黄连1.2克，酒炒黄芩1.2克，生黄芩1.2克，酒炒白芍2.5克，生白芍1.2克，楂肉3克，青皮、厚朴（姜汁炒）、橘红、尖槟各1.5克，炙草1克，生草0.6克，当归1.5克，地榆1.2克，红花（酒洗）1克，桃仁泥2克，水煎如前，入木香末0.6克，若延至月余，脾胃虚滑者，须用后方。

25. 治痢疾第三方

人参1.5克，黄芩（酒洗）、白芍（酒炒）、橘红、厚朴各1克，地榆（醋炒）1.2克，红花（酒洗）0.6克，白术、当归、炙草各1.5克，水如前，入木香0.6克，有胎去桃仁、红花、槟榔。

26. 治疔毒，疔毒乃外科旦夕之险症。

雄黄、大黄、巴豆去壳心皮各生用1克，共捣如泥，以飞面陈醋煮糊为丸如凤仙子大，症重者33丸，轻者21丸，于舌上热水送下，服后打嚏则愈，如渴更妙，俟3～4次，即以新汲水饮即止；如重不醒人事，将23丸用滚水化开从口角边灌入，服后扶坐两刻便醒，忌鸡、鱼、葱、蒜、牛马肉、辛、炙、饮、酒、行房，7日好。

27. 神效汤，治一切无名肿毒。

当归重者250克、轻者60克，白芷重者120克、轻者60克，夏枯草重者60克，僵蚕30克、轻者8克，颈以上加川芎，膝以下加牛膝，中不加，水酒各半煎服，其验如神。

28. 无名肿毒方

大黄、黄芩、黄柏各100克，陈小粉60克（炒黑），共研，醋调敷。

29. 治痒疮方

大枫肉、皮硝、樟冰各 10 克，银硝 0.3 克，油核桃 5 个，共末，布包搽。

30. 吐血不止方

全当归 40 克，陈白酒 500 毫升，煎 1 碗，加黑豆汁 1 杯，童便 1 杯冲服，重者 3 服。

31. 伤肺吐血，并治呕血咯血。

白及为末，每服 6 克，陈酒调服。

32. 小便不通

小麦秸 1 杯，煎汤饮之立愈。

33. 妇人小便不通

杏仁 7 粒去皮尖、面炒黄，细研末，调服之立通。

34. 小便下血立效方

旱莲草、车前子，取汁，每日空心温服一杯。

35. 小便出血痛不可忍

淡豆豉 30 克，煎汤服之，立效。

36. 膈气方

大黄 60 克（酒制），上沉香末 20 克，桃仁去皮尖 20 克，乌药 30 克，硼砂 6 克，共研细末，每服 2 克。

37. 黄病方

马鞭草煎汤常饮自愈。

38. 治头痛

川芎 30 克，茶叶 6 克，水煎服。

39. 偏头痛

萝卜汁，昂头灌入鼻中，左痛灌右，右痛灌左，即愈。

40. 解毒喉风丹

雄黄 15 克，川郁金 10 克，巴豆 12 克，醋糊为丸绿豆大，茶下 2 丸，吐去痰涎即愈。

41. 避瘟丹

乳香、苍术、细辛、甘草、川芎各 3 克，降香、檀香末各10 克，红枣为丸如弹子大（未载用法，原文如此）。

42. 治疫气传染，染此病者，汗气入鼻至脑即散布经络；初觉头疼，即用此方。

芥菜子末，水调填脐，以热物隔衣一层熨之，汗出即愈。又方，疫气流气，水缸内加黑豆一撮，全家无恙。

43. 避瘟丸，遇瘟疫时服之可避邪气。

雄黄 30 克，鬼箭羽、丹参、赤小豆各 60 克，为末，蜜丸桐子大，每 5 丸，空心温水送服。

44. 诸鱼骨鲠

鲤鱼骨灰，沙糖汤下；又方，橄榄汁噙下。

45. 误吞铜钱

胡桃肉 125 克，荸荠 500 克，共捣汁，冲酒服。

46. 噤口痢

丁香 5 粒，巴霜 0.3 克，杏仁 5 粒，没药 0.06 克，红枣 1枚（去核），同捣，分 2 丸，1 丸贴在脐上即愈。

47. 治乳岩方

枸橘李切片，炙研，每日酒调 6 克，服半月愈。

48. 急治喉方

皂角末 3 克，鸡子清调如胶，咽下吐痰愈。

49. 湿痰流注

刚炭灰 125 克，火硝 30 克，白碱 15 克，共为细末，冷水调敷患处即消，春秋敷 3 寸香，夏敷 3 寸香，冬 8 寸香，完即将药洗去。

50. 耳聋神方

巴豆 1 粒，斑蝥 3 个，冰片、麝香各少许，共为末，以葱蜜和研如麦形，新绵裹（葱蜜勿同食，能杀人，性反故）塞入耳中，响音如雷，勿得惊骇，3 周取出。

51. 治羊癫风，小儿惊风

皂矾 500 克，灌入陈尿壶内，盐泥封口，炭 5000 克围绕尿壶，冷定取出，研为细末，加鱼胶 250 克醋 500 克化烊，火上和药为丸，每服 1.5 克，服半料即愈。

52. 六脏丹，治发背搭手

自死龟 1 个，蜂房 60 克，共入麻油内煮黄不可焦，冷研末，麻油调涂；若皮腐者，将药末以麻油调摊青布上贴。

53. 治鳝贡头

胞衣、石灰、蜜陀僧等分，为末，先用花椒汤洗净，香油调敷，听其自落，即愈矣。

54. 胞衣不下

芒硝 6 克，牛膝 10 克，黄酒煎，童便半盅，冲服立下。

55. 产后血升

韭菜，切，入有嘴瓶内，煎滚醋 3 碗，倒入瓶内，将瓶嘴塞产妇鼻孔即活，救人无算。

56. 鼻血神方

胎发、龙骨等分，焙成灰，同乌梅（炙脆，研）吹入鼻。

57. 产后损尿胞

白牡丹根 3 克，黄绢 1 尺，白及 3 克，浓煎半碗，徐徐服下，服后忌言语。

58. 小儿无乳，将成疳疾

鸡冠（不落水）1 对，冰糖 125 克，干葡萄 500 克，为末，随时食之。

59. 火烫神方

用扁柏叶 250 克，麻油 500 克，煎枯去渣，待半冷，入黄白蜡各 30 克，捣匀，入土埋盖好；必先预办，愈久愈好，取出涂之，止痛立效。

60. **火烫烧方**

黄连、花粉、元参各6克，陈皮、桔梗、山栀各5克，淡竹叶20片，水煎服；若遍身溃烂者，先吃童便或萝卜汁3碗以护其心；外涂蚌壳灰，鸡子清调搽，又，白矾末和麻油涂亦愈；经霜叶烧灰，香油调涂亦愈。

61. **药茶方**，此方居家必备，治四时感冒风寒，头疼肚痛，胸膈不宽，咳嗽吐痰，痢泻症。

新会皮（炒）、青皮（炒）、柴胡、槟榔、厚朴（面炒）、麦芽（炒）、葛根、秦艽、白芷、甘草、枳壳、薄荷各15克，神曲、苍术（炒）各20克，半夏曲25克，山楂30克，莱菔子（炒）、紫苏、独活、羌活各22克，升麻8克，麻黄10克，川芎6克，先用湘潭茶1000克，姜汁200毫升拌透，晒干，再入前药和炒，收贮；每用6克，小儿减半，煎汤或加炒糖冰糖化服。

62. **治痧胀方**，或初起宿疾，兼治感寒水泻。

白胡椒3克，麝香0.3克，共研为末，入脐少许，膏药封之甚效。

63. **治痧胀方**

葱白3枚，焦盐细嚼咽下即愈。

64. **治咽喉红肿难进饮食**

蚯蚓1条，捣烂，以滚水泡，去泥，待冷，饮之，避风，忌鸡肉数日。

65. **疳积效方**，治肉脱发落，完谷不化，目翳者。

赤石脂、牡蛎、海螵蛸、飞滑石各55克，黄丹33克，朱砂12克，各为细末，水飞晒干；每服1克，用雄猪肝1片，竹刀破开，掺药入内，米汤煮熟，食肝并汤。

66. **急慢惊风，吊目撮口，搐搦不定**

代赭石，醋煅10次，每服3克，水飞晒干，轻者1.5克，真金煎汤连进 3 服，儿脚胫上有赤斑即病出保安然也，无斑不治。

67. 龟蜡丹，治一切无名肿毒，对口疔疮，发背流注，勿论初起，疮症将溃已溃皆有效。

血龟板 1 大个，白蜡 30 克，将血板上炉烘热，将蜡渐渐掺完，板自炙枯，退火气，研为细末，每服 10 克，日进 3 次，黄酒调服，以醉为度。服后必卧，大汗一身，其病必愈，其验如神效。

68. 拔疔神方

蚰蜒 15 克，银朱 3 克，雄黄 2.5 克，冰片 0.3 克，共捣烂搽患处立消，内服菊叶捣汁饮 1 盅。

69. 发背神方

哺胎鸡子 1 枚（将出未出之际者，未完全加 1 枚，炙枯），生半夏 30 克，大酒药 1 元（糟坊中有），生南星 30 克，共末，和糯米饮打烂，调敷即有热气，干即易之，重者 1 昼夜换 10 余次，渐渐收小即愈。

70. 杨梅疮酒

用无灰酒 1 大盅，小磨麻油 1 茶杯，每日清晨服下，7 日即效。

71. 痧药方

净茅术、生半夏、生南星、雄黄、朱砂、蟾酥各 6 克，北辛、牙皂各 3 克，麝香 1 克，共研末，搐鼻中。

72. 红霞鹤顶丹，治痈疽、发背、搭手、对口、肿毒。

上血竭、儿茶、乳香、没药（同上去油）、银珠、铅粉各 6 克，研细末收贮；临用麻油调摊油纸，以针刺孔，放疮上，以此贴之，外加膏药围之神效。

73. 菩提丸方，治夏日起居中暑风寒，饮食疟疾，痰症发热，胸膈不宽，遍身疼痛。

广藿香、薄荷、半夏（姜汁拌）、山楂、砂仁、香附、神曲、苏叶、麦芽、陈皮、扁豆、黄芩、茅术、厚朴、甘草各 30 克，共为细末，荷叶煎汤为丸，每丸弹子大，重 10 克；寒证，姜汤下；暑证，用藿香汤下；疟疾，姜汁汤下；咳嗽，百部汤下；泄泻，姜汤下；红白痢，车前子汤下；霍乱吐泻，胡椒 7 粒、绿豆 30 克，煎汤下。

74. 牙疼方

姜黄、白芷、细辛各 1.5 克，为末擦患处，须臾以盐水漱口；如遇面赤肿，加姜汤加川芎。

75. 打伤眼睛，如突出即揉进。

生猪肉一片，用当归赤石脂末掺肉上贴之。

76. 杖伤，杖后即饮童便一杯，免热血冲心，再用热豆腐敷伤处，其热如蒸，其腐即紫，复易之，转淡为度。

内服白及 6 克，为末，米汤送下。

77. 夹棍伤，即用热童便一盆浸足（烧红砖浸之即热），童便上白油浮起，则其伤尽出；再用肥皂捣烂加鸡子清和匀照患处，以草纸裸丝扎紧，一夜不可动。

内服末药：人中白（煅）30 克，乳香、没药各 6 克（灯草炒去油），牛膝 10 克，木耳灰（存性）15 克，共为末，牛膝 6 克煎酒调服 15 克，连服 3 次。

78. 翻胃初起

用紫砂糖 500 克，生姜 500 克，共捣烂，入腐乳瓶埋土内，7 日取出，每早晚 1 调羹冲汤服。

79. 干血痨奇方

白鸽子 1 只，去肠，入上血竭 1 年 30 克、2 年 60 克、3 年 90 克，以线缝住，无灰酒煮数沸，服之瘀血必行，如心中慌乱即食白煮 1 块则止。

80. 鸡眼方

荞麦面 3 克，荸荠 1 个，共捣，照鸡眼大小贴上，1 日 1

夜，连根齐落。

81. 急慢惊风

以白颈蚯蚓，刀截两段（跳急者治急惊，慢者治慢惊），加麝香 0.3 克，捣匀，贴脐外，膏药盖之。

82. 治小肠气痛，连肠冲心。

连蒂老丝瓜，烧灰存性，为末，热酒调服 10 克，重者 2 服。

83. 久痢噤口，病势欲绝。

金色鲤鱼 1 尾，重 1500 克（去肠杂），用盐、酱、葱加入胡椒末 1.2 克钱煮熟，置病人前嗅之，欲吃随意，连汤食，一饱即愈，屡效。又方，大蒜捣烂贴足心脐中。又方，五谷虫焙为末，每服一二匙，米饮汤加砂糖调服，便思饮食。

84. 妇人白带丸方

红枣 500 克（去皮核），棉子仁 500 克（去油），白果 500 克（去壳心，煮），郁李仁 125 克（去油），共打为丸，每服 10 克，陈酒下。

85. 急治喉风

皂角末 3 克，鸡子清调如胶，缓缓噙咽，出痰涎即愈。

86. 治肝气方

赤芍 20 克，乌药 10 克，水 2 碗，煎 1 碗服。

87. 胃脘痛方

五灵脂 30 克（去砂，水飞），母丁香 10 克，巴豆霜 10 克，麝香 0.6 克，端午日用神曲糊同米醋为丸绿豆大，每服 3 丸，含之将化，开水送下，重得 5 丸。

88. 小儿爱食泥土、炭、茶、生米等类。

炒芝麻 10 克，拌雄黄末 0.6 克，白水送下；3 日后与芝麻食，久服自愈。

89. 赘瘤方

生马前子，以荸荠汁磨涂患处，晨晚各 1 次，软者不周月愈。

90. 秃疮方

独核肥皂 1 荚,将沙糖填满,入巴豆两粒,扎好,盐泥煨煅存性,为末,加槟榔末 3 克、轻粉 15 克研匀,香油调敷（剃头后,煎汤洗过,温水再洗,拭干乃搽）。

91. 虫积肚痛

葱汁半盅,菜油半杯,调和服,虫化为水矣。

92. 手足冻疮

蟹壳烧灰,麻油调搽（先以萝卜根橘皮煎汤熏洗）。

93. 杨梅疮传验秘方

杨梅核（清水粪缸内浸一个月,漂,晒干,研末）、青果核（晒干,研末）、茶叶末、朱砂、斑蝥 2 两只、水银 24 枚文,以上各味配齐和匀,装在旱烟管内,当烟吃完,痰涎唾出,内毒可解;下用老鸦蒜青叶煎洗患处,再搽后药。

金黄散、生肌散,此二散药店中有卖,干用麻油调搽,湿用棉扑药粉于患处;其疮若开天门,用竹撑蜈蚣一条连药用煤头纸包卷,再用火点着,吹熄在开口处,熏 1 日,熏完痊愈。又男妇内痔亦可照熏有效,真灵方也,然斑蝥水银均系毒药,不可误服为嘱。

94. 喉生盘蛇传验秘方

蚯蚓（用磁片利出泥肠漂净）、饮锅腻、锅底灰,以上 3 样捣匀,用蜜为丸如桐子大,开水吞服;倘喉痛不能吞丸,即觅克蛇乌龟 1 只,引龟头入口,自能吸尽脓血而愈。

95. 喉生单双蛾传验秘方

桂圆核煅炭,研末,筛细粉,再研极细,置地一宿,退火存性,后加冰片少许,用麦草管吹入,喉蛾即清除;去冰片,可敷刀伤,极验。

96. 难产保生验方

陈麦草（须要露天受地风霜雨雪者方效）,每用 30 克,洗去尘垢，剪寸段，煎汤服下即产。此方传于穷乡僻壤，医药不便之地，保全两命，阴功莫大焉。

97. 洗眼神方

山西太原府吴君年 70 有余，双目不见，有异人传一奇方，每用皮硝 6 克、乌梅 3 个，用水一盅煮成半盅，用青皮一小块洗眼 3 次，洗过后泼在房屋之上；勿论瞽目昏花火眼，多洗痊愈，此方传世数十年，洗好者不计其数，真神方也。

洗眼日期：正月初七、二月初一、三月初四、五月初六、六月初四、七月初三、八月初一、九月十三、十月十二、十一月廿六、十二月初四。

以上各方，均系传验秘方，家藏传人，屡获奇效。

第四章　个人经验体会

一、运用"鼻灵散"治疗慢性鼻窦炎的经验、体会与认识

我治疗慢性顽固性鼻窦炎，继承师（张大昌）传验方，进一步结合自己的临床经验，组方"鼻灵散"，十几年来，治愈病例不胜枚举，取得了可重复性的治疗效果，自以为值得一述，以求高明指正。

尝闻师（刘振怀）言："如果抛开人体经验的事实，去求取理论研究的完备，那么文学家也能够写出中医学名著。中医药学，非单纯的理论所能够解决，重要的是需求之于实践经验"。所以已故名医岳美中先生称赞仲景的医著："言症状而不谈病理，出方剂而不说药性，其客观质朴之学说，真乃祛疾之利器。"

所以，我这里不打算引经据典、寻章摘句的讨论"鼻灵散"方剂的有关理论，以免流于牵强附会或者推理想象，只从临证实际病例谈起，指出"鼻灵散"的适应症状、治疗效果以及自己的体会与认识，故今述其病例数则以为其证。

病例一：罗某，男，40岁，河北省威县罗安陵村人。自少年时代因感冒继发急性鼻窦炎，没有得到适当治疗，迁延日久，致成慢性全鼻窦炎。几十年来，遍治家乡、邢台、石家庄、济南、北京等地，服用过种种药物，求治于气功师、巫医等，都没有疗效。曾经接受穿刺、冲洗、注入抗生素治疗10余次，术后症状一时性缓解，但时间不长即复发，后来因为这种疗法效果越来越不明显，且施术时痛苦难忍，患者拒绝继续受术。其间还曾

用过塑料插管留置灌洗鼻腔，同样无效。病情逐年加重。1985年，某医院医师建议患者施行手术治疗，然因患者曾目睹过一例鼻窦炎患者施行手术后，不但病未得愈，而反致涕液日夜往口腔、咽喉中流，因而拒绝施术。1991年，患者求治于我所。刻诊，精神不振，记忆力减退，头昏沉闷痛，低头时尤重，鼻流黏液性脓性浊涕，每晨起吐黄黏痰，量多，经常性鼻塞，睡觉时口呼吸，嗅觉基本丧失，脉滑。曾到医院多次做鼻腔检查，结论：鼻甲肿大，黏膜充血，中鼻道、嗅裂、鼻咽部蓄脓。对此，给予"鼻灵散"，每饭后服用6克，每日服3次。服用10日，症状减轻，服用20日一切症状消失。去医院做鼻腔检查，结果：鼻甲肿大、黏膜充血，鼻腔各部位蓄脓均消失。寻访5年未复发。

病例二：郭某，男，29岁，河北省威县郭庄人。5年前由地区（现已改为市）医院检查诊断为慢性鼻窦炎，治疗无效。后来求医于很多地方，同样无效。1992年初冬，找我治疗。症状：鼻流脓涕，头痛，自目至颊疼痛尤甚，间歇性鼻塞，鼻塞期长，嗅觉减退，脉伏。给予"鼻灵散"，服9日痊愈。录访至1997年，从未复发。

病例三：苏某，女，26岁，河北省威县吴王目村人。自10年前患慢性鼻窦炎以来从未间断治疗，但不愈。因为不能低头，不能用脑，记忆力不好，影响学习，在中学时代辍学。1994年夏季找我治疗。症状：头痛、眼内痛、额痛，低头痛甚，精神萎靡，经常性鼻塞，鼻流脓涕，嗅觉减退，晨起吐黄黏痰，脉微。给予"鼻灵散"，服用8日即愈，寻访2年余未复发。对这样迅速、可靠、彻底的疗效，患者十分感激。又，其姨母张某亦患慢性鼻窦炎，数十年来曾多方求治不愈，经苏某介绍找我诊治，给予"鼻灵散"，服13日彻底治愈。

病例四：宋某，男，24岁，河北威县辛庄人。10年前由省医院诊断为慢性鼻窦炎，服各种药物无效，穿刺冲洗4次不愈。

今找我诊治。症状：头部闷痛，额痛，时鼻塞，鼻流脓性涕，有时流黏液性涕，脉沉实，给予"鼻灵散"，服用10日愈，寻访数年未复发。

病例五：李某，男，19岁，河北威县张庄人。慢性鼻窦炎史7年，求治多方不愈。找我诊治。症状：额痛，间歇性鼻塞，鼻流脓涕，嗅觉障碍，低头时头痛。脉弦滑，胸胁苦满。对此，给予"鼻灵散"，10日愈。寻访年余未复发。

病例六：丘某，女，15岁，河北威县丘禾寨村人。慢性鼻窦炎史2年，额痛，鼻塞，时流脓涕，脉细。与"鼻灵散"，服用3日愈，寻访年余未复发。疗效之速，医患俱叹出乎意表。

病例七：庞某，男，18岁，河北威县李寨村人。3年前由县医院诊断为慢性鼻窦炎，平时头、额疼痛，鼻流脓涕，鼻塞，感冒时病尤重，种种治疗不愈。刻诊，脉滑盛，与"鼻灵散"服用10日愈，寻访年余未复发。

病例八：孔某，女，42岁，河北省广宗县南塘町村人。慢性鼻窦炎史5年。经常性鼻塞，嗅觉减退，时流脓涕，额部疼痛，靠喝药打针度日。曾穿刺冲洗1次，无效。现痛苦难忍，某外科医师建议施行手术治疗，因畏惧而未接受，经人介绍来我所诊治。脉洪数，胸胁苦满，给予"鼻灵散"3日额痛止，鼻气通，脓涕消失，又服3日症状尽消，续服7日以巩固疗效。寻访年余，再没有复发。

我自从运用"鼻灵散"治疗慢性顽固性鼻窦炎以来，治例千余人，积累了经验，也产生了点体会与认识，所以总结于下。

A. "鼻灵散"之主治、适应症状：慢性鼻窦炎，头痛（包括额、眼等部位疼痛），鼻流脓性涕、黏液性涕，鼻塞。我在临床上称之曰"鼻灵散证"。

B. 治疗效果：凡"鼻灵散证"，给予"鼻灵散"治疗，有效率100%。实践经验证明如此，虽涉激言，亦如实说。如果以后确有"鼻灵散证"患者，服用"鼻灵散"而未愈，则后当对此文予以修改，不过迄今尚无未愈之例。

C. 附言：临床运用"鼻灵散"治疗急性鼻窦炎疗效迅速，但因此篇主述慢性、顽固性鼻窦炎的治疗，故于其他方面未予述及。

D. 体会与认识：著名医学家杨麦青先生著论说："论治则以方印证，丝丝入扣，寓有科学内涵。""某病、某证，便必定具某些症状，概念确切，不容含混。""有是证便用是方，方证反馈，易于规范。""故以方名证，方证反馈，更为实用。""不应主观推理，随意组方，侈谈灵活性，而失去具有客观规律药证效应的可重复性。"此之论述，可谓把握了中医药学术的客观规律，亦即把握了中医药学术的本相，把握了中医药学术的诊疗实质。医学作为一门应用技术科学，其基本条件是将对某一特殊对象实践过程中积累的经验加以分析、归纳，从中揭示出一定的客观规律，并且依之行事，任何人都能够得到相同效果。所以本文力图找出"鼻灵散"的适应症状，即"鼻灵散证"，以确实有裨于临床诊疗的实际运用。

"鼻灵散"之方剂组成与配制、服用方法等见下一篇。

二、"鼻灵散"治疗慢性鼻窦炎 1000 例疗效观察

这里所说的慢性鼻窦炎，是指曾经过市级以上医院确诊的，曾经运用过中西药物、穿刺冲洗、导管冲洗、负压置换等种种疗法，经过长期地或反复的治疗而久治不愈的鼻窦炎病例。

鼻灵散一方，是我依据业师张大昌先生治疗鼻窦炎的经验，进而结合自己的实践经验拟订的治疗慢性鼻窦炎的方剂。

方剂组成：辛夷、桔梗、柴胡各一份，葶苈子三份。

制剂方法：粉碎成细末状。

服用方法：每饭后口服 6g，日 3 次。

拟方理论依据：《内经》云："肺气通于鼻，肺和则鼻能知香臭矣。"又曰："鼻者，肺之官也。"又曰："胆移热于脑，则辛频鼻渊。鼻渊者，浊涕下不止也。"又曰："足太阳实则鼻窒。"《证治准绳》谓："此证多由酒醴肥甘，或久用热物，或火由寒郁，以致湿热上熏，津汁溶溢。"通过上述经论可知，现代医学上的鼻窦炎一病，在中医学称之为鼻渊，其病因病机为肺开窍于鼻，肺气郁热则肃降失司。朱丹溪说："上窍闭而下窍不利。"所以足太阳膀胱经气化不行，如此则上之肺热不得宣散，下之膀胱湿热无以渗下，则鼻塞时作。复加湿热内蕴，所以胸闷腹胀，胃肠道不适，胆移热于脑，所以头痛、额痛、项痛。湿热熏蒸于上，久则鼻液化为脓，于是浊涕不止。今方中柴胡，桔梗，葶苈子宣散肺郁，清肺凉胆，桔梗排脓，辛夷通鼻窍且镇头面之痛疼，葶苈子通利湿热。诸药相伍成方，服之可使鼻窦炎的病灶消散，于是病的症状随之消失，所谓治本而标自去。

现将近 20 年来运用鼻灵散治疗慢性顽固性鼻窦炎 1000 例的疗效观察总结如下：

（一）诊断标准

1. 鼻时塞，甚至嗅觉丧失；

2. 鼻流黏液性，脓性涕；

3. 头痛，额痛，眼周围痛，后头痛，颈项痛；

4. 晨醒后吐唾臭痰；

5. 胸胁满，胃肠道不适；

6. 精神萎顿，易倦，头昏，记忆力减退，注意力不能够集中；

7. 不能够久低头；

8. 咽喉不利，或痛；

9. 鼻镜检查可见鼻黏膜充血、肿胀、肥厚，中鼻甲肥大，中鼻道狭窄，黏膜水肿，蓄有黏稠脓液，嗅裂有脓液，下流积于鼻腔后段并进而流入鼻咽部；

10. X线鼻窦拍片及断层拍片，可见窦腔模糊、混浊，密度增厚，有时可见液平面或息肉阴影；

11. CT扫描，可见窦壁受损，窦腔黏膜肿胀，肥厚；

12. A型超声波检查可见窦内积液。

（二）疗效标准

治愈：症状体征全部消失，各项客观检查值正常。

（三）病程、服鼻灵散时间和疗效

时　　间		1 年	2 年	3 年	4 年	5 年	6 年以上	10 年以上	20 年以上
例数	男	73	67	65	60	71	70	30	2
	女	99	94	87	85	87	87	81	14
服药平均日数		30	30	30	27	29	31	60	100
疗　效		治愈	治愈	治愈	治愈	治愈	治愈	治愈	治愈

（四）病案举例

1. 王某，男，河北省威县人，政府干部，57岁，鼻窦炎病史10年以上。X线拍片、扫描、超声波、穿刺确诊。头昏，额痛，时鼻塞，鼻流脓性浊涕，嗅觉丧失，晨醒后吐白痰，右胁下压痛，易倦，记忆力减退，不能久低头工作，食欲不振。曾服用过各种中、西药物，穿刺冲洗数次，不愈，而且病情与日加重。给于鼻灵散，服用13日见效，共服60日，症状体症消失，客观检查值恢复正常。

2. 王某，河北省威县纪检书记，其孙患鼻窦炎，病史2年。鼻镜检查，鼻黏膜充血、肿胀，嗅裂、鼻腔后段蓄积脓液，中鼻甲肥大，中鼻道蓄积脓液，头痛，鼻流黏液性、脓性涕，影响学习。服用过很多药物无效。与鼻灵散，3 日见效，共服 20 日，症状消失，鼻镜检查客观值恢复正常。

三、运用"特效散"一、二、三号论治风湿、类风湿性关节炎

我通过治疗风湿症的临证观察认为：现代医学上的风湿、类风湿性关节炎，包括在中医学上论述的"痹"、"历节"、"痛风"等范畴。《素问·痹论》云："所谓痹者，各以其时，重感于风寒湿三气也。""风寒湿三气杂至，合而为痹也。"并且进一步指出："脉痹不已，复感于邪，内舍于心。"谓风湿症治疗不愈，进一步发展可导致风湿性心脏病。这里，《内经》论及到风湿症中的"风寒湿痹"型。已故名医赵锡武先生在《关节炎的治疗》一文中说："历节就是关节有所漏沥之意，可见病之严重，而非单纯之一般小疾。""类风湿性关节炎，即历节，亦称肾痹（骨骼变型）。"这里，论及到风湿症中的"历节（肾痹）"型。《内经》："痹，或痛，或不仁，或寒，或热……其热者，阳气多阴气少，病气胜，阳遭阴，故为痹热。"《类证治裁·痛风》篇云："寒湿风郁痹阴分，久则化热攻痛。"这样，风湿症的"热痹"型，在古代的医论中已露端倪，于是到当代的《中医学·痹论》门中即有了专门论治。中医学对风湿症的论述可谓充实、完备。至于中医学对风湿症病因病理的论述，大约不出以下范畴：其一者认为，由体虚受外邪所致论，如《济生方·痹》谓："皆因体虚，膜理空疏，受风寒湿气而成痹也。"其二者认为，外邪直接侵袭所致论，如《素问·痹论》："风寒湿三气杂至合而为痹也。"《儒门事亲》曰："触冒风雨，寝处浸湿，痹从外入。"其三者认为，由素体阳气偏盛，或阴虚阳亢之体，感受外邪论，如《内经》：

"阳气多阴气少，病气胜，阳遭阴，故为痹热。"再如《中医学·痹论》篇中所谈。其四者认为，痹久化热论，如《类证治裁·痛风》谓"寒湿风郁痹阴分，久则化热攻痛"。而我通过治疗实践认为：两骨之端为节，节与节交会之处曰关，关为精气渗灌注入肢节之处，肾主骨，生精，骨藏髓，髓赖肾之精气充养，首先是人体肾中精气的衰乏，导致骨髓失养，于是风寒暑湿燥火六淫乘虚而入，正如《内经》所说："邪之所凑，其气必虚。"而首当其冲者则是精气渗灌注入肢节之处——关节。此时受风寒湿邪的侵袭，则表现为"风寒湿痹"，受暑、火、燥邪以及风寒湿邪久蕴化热的影响而表现为"热痹"，其精气虚甚而受邪者则表现为"历节（肾痹）"。痹久不愈，"内舍于心"，则表现为"心痹"，即风湿性心脏病。

总之，历代中医书籍对风湿症的记载与论述，有种种病名病因病理，彼此牵涉，错综复杂。不过我就临证实践认为：古人云："非博览不能广见，非返约不能成就。"风湿病在论治上分为"风寒湿痹"、"历节（肾痹）"、"热痹"三型足矣，而三型久不愈，皆可致"心痹"，故"心痹"之治亦包含于三痹之中，万变不离其宗。所以相应地辨证运用特效散一、二、三号治疗风湿症，往往妙手回春。特效药一、二、三号，是我依据 11 位老师治疗"痹"证的经验，进而结合自己治疗风湿症的经验，融会贯通，而组成的系列方剂。

A. "风寒湿痹"型

症状：关节疼痛，遇风寒湿则疼痛甚，或关节肿胀，但只累及四肢肘、膝大关节。脉沉、伏、涩。

治则：强肾补精，养髓壮骨，祛风寒湿。

方剂：特效散一号：熟地黄、乌头、苍术、杜仲、蜈蚣、甜瓜子各 100 克，甘草 50 克，砂仁 20 克，制为末状，每次服 1.5克，日服 3 次。

　　方解：地黄补肾精以填骨髓，杜仲益精气而强筋骨，甜瓜子健骨，蜈蚣透风搜骨，除四肢拘挛，治屈伸不利。乌头回阳，逐风寒湿痹，镇关节疼痛。集养精填髓之品以滋补，有砂仁运化水谷，则可免胃肠之饱闷。聚毒药峻物以攻疾，假甘草缓急解毒，则复有何虞！

　　疗效：治疗近千例，一般用药后 3～5 日见效，15～60 日内治愈。

　　典型病例：①谷某，女，30 岁，河北省威县李寨村人。两膝疼痛，遇寒痛甚。到市医院诊断为风湿性关节炎，给口服激素、镇痛消炎剂，服后见效，但月后复发，再服无效。找我，辨证与特效散一号，服后当天见效，3 天治愈，寻访 3 年未发。②梁某，女，21 岁，河北省威县贺营村人。两膝两肘疼痛，遇阴天、冬季则痛甚，邢台地区（今改为市）人民医院诊断为风湿性关节炎，迄今已 7 年。曾服用各种中西药无效，病痛与日加重。于1994 年冬来我所诊治，辨证与特效散一号，服药 5 天关节疼痛停止，服药 15 日治愈，随访至 1996 年未发。③胡青海，男，70岁，河北省威县大宁乡胡庄村人。两膝浮肿疼痛，遇冷更重，由县医院诊断为风湿性关节炎，病已数年。找我诊治，辨证与特效散一号，服 7 日愈，寻访 3 年未复发。

　　B. "热痹"型

　　症状：关节疼痛或红肿疼痛，或浮肿而不红，但触之灼热。脉洪、滑数。

　　治则：强肾补精，养髓壮骨，祛除湿热。

　　方剂：特效散二号：薏仁 500 克，臭梧桐 500 克，豨莶草500 克，甜瓜子 250 克，生地黄 250 克，苍术 250 克，甘草 25克，砂仁 15 克，制成末状，每次服 100 克，日服 3 次。水煎服亦佳。

　　方解：臭梧桐、豨莶草乃治热之良品，得苍术则除湿而清热。薏仁利水消肿，除风湿热痹，舒骨节之拘挛。生地黄清热凉血，养阴生精，填骨髓。甜瓜子强筋壮骨。砂仁行湿利气，复防地黄之滋腻。甘草坚筋骨，长肌肉，更调合诸药。湿热清而骨节舒，精髓充而筋骨坚，则药到病除，高枕无忧矣！

疗效：治疗近千例，一般用药后，当日见效，15日内治愈。

典型病例：①郭某，男，55岁，河北省威县后戈寨村人。两膝关节浮肿疼痛，触之灼热。在当地医院穿刺抽液数次，屡抽屡发，服各种中西药物无效。到市医院诊断为风湿性关节炎，经治疗无效。找我，辨证与特效散二号，服后当天见效，2天治愈。寻访1年未复发。②郭某，男，30岁，河北省威县后戈寨村人。自少年患类风湿性关节炎，曾求治全国各地，不愈。找我诊治，寻其病史，平时遇寒即重，表现为"肾痹"，今两手脉洪、数，两膝关节浮肿，触之灼热，表现为"热痹"，辨证与特效散二号，3日，膝浮肿、疼痛、灼热尽消，脉洪数转为沉迟，复现固有之"肾痹"症，乃转与特效散三号治疗。

C."历节（肾痹）"型：

症状：关节疼痛、肿胀、扭曲、骨骼变型，累及四肢大关节以及指、趾小关节，遇风寒湿即重。脉沉、涩、伏、细、小。

治则：大补肾精，填髓壮骨，祛风寒湿。

方剂：特效散三号：鹿茸、龟板、杜仲、熟地黄、甜瓜子、乌头、苍术、蜈蚣各100克，甘草50克，砂仁20克，制成末状，每次服1.5克，日服3次。

方解：在特效散一号方的基础上，针对历节虚笃之特征，加补肾阳之鹿茸和滋肾阴之龟板，以血肉有情之品强补肾精，力生骨髓，则克沉痼，起虚赢，救夭折，回新生，信可期也。

疗效：治疗百余例，一般用药后10日内见效，3～12月内治愈。

典型病例：1. 余某，女，42岁，河北省威县胡屯人。2年前由市医院诊断为类风湿性关节炎，风湿性心脏病。平时，四肢关节疼痛，手指关节肿胀、扭曲、变形，心悸，遇冷即重，曾在当地诊所、医院、邢台市人民医院、石家庄市某医院求治不愈，疗效也不明显。1994 年 3 月找我诊治，辨证给予特效散三号，服药后 10 日疼痛止，15 日扭曲、肿粗、变形的关节恢复如同正常人，心悸也不再发作，续服 8 个月，类风湿性关节炎与风心病一并治愈。

2. 李某，男，30 岁，河北省邢台市人。自幼患类风湿性关节炎，四肢大小关节疼痛，足骨骼变形，恶寒。20 余年来求治于全国各地，都没有明显疗效。1994 年冬找我治疗，辨证与特效散三号，10 日疼止，不再恶寒，变形的足骨骼渐渐复常，共服药半年得愈。

3. 胡某，62 岁，男，河北省临西县李楼寨村人。18 年前患类风湿关节炎，下肢及趾关节疼痛、肿胀、扭曲。数年后，睡卧时下肢丧失伸展能力。1993 年秋找我诊治时，行走维艰，遇风寒湿尤重，腿部肌肉萎缩，两膝肿粗，辨证给予特效散三号，服 3 个月治愈。寻访 3 年未复发。